·개정판·

터치
·
치유와 성장을 부르는 촉각의 과학

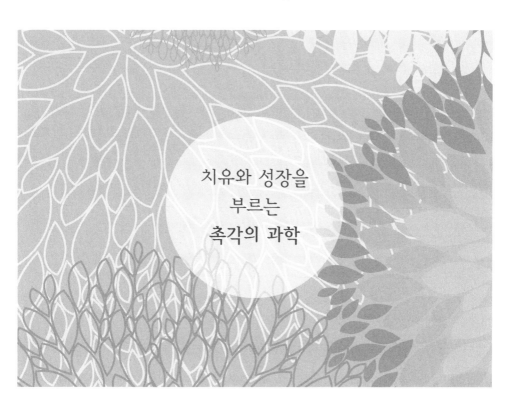

치유와 성장을
부르는
촉각의 과학

터치 개정판

티파니 필드 지음 | 한정라 옮김

이 도서의 국립중앙도서관 출판예정도서목록(CIP)은 서지정보유통지원시스템 홈페이지(http://seoji.nl.go.
kr)와 국가자료공동목록시스템(http://www.nl.go.kr/kolisnet)에서 이용하실 수 있습니다.
CIP제어번호 : CIP2019017116(양장) CIP2019017117(무선)

_____서문

연구 research 는 자기 탐구 me-search 라고 누군가가 말했듯이 우리는 자
신에게 의미 있는 문제를 연구한다. 내 경우도 그렇다. 여러 해 전에
딸이 조산아로 태어났을 때 나는 조산아 문제에 관심을 두게 되었고
동시에 심리학과 대학원생이던 나의 첫 업무가 조산아 연구였다. 나는
이 연구를 계속하고 있다. 지금 딸은 나보다 크고 똑똑한데, 아마 우리
부부가 마사지를 해준 게 어느 정도 이유가 되었을 것이다.

오늘날 신생아 집중 치료실에서 치료받던 조산아는 의학적 위험 상
태에서 벗어나면 성장실로 옮겨지고, 거기에서 퇴원할 수 있을 정도로
충분히 자라면 부모가 집으로 데려간다. 조산아가 튜브로 영양을 공급
받는 동안 우리는 우선 조산아가 고무젖꼭지를 빨게 해서 성장하도록
해보았다. 그 결과, 튜브로 영양을 공급받는 동안 고무젖꼭지를 빨았
던 조산아들이 그렇지 않은 조산아들보다 몸무게가 더 늘었고, 튜브를
통한 영양 공급도 더 일찍 끝났으며, 신생아 행동과 신경학적 검사의
점수도 더 높았고, 더 일찍 퇴원해 병원비도 훨씬 적게 들었다.[1]

고무젖꼭지가 어떻게 작용했는지는 모르지만 일단 어떤 작용을 한 것이다. 그래서 우리는 여러 신체 부위를 자극하면 조산아의 몸무게가 더 늘어날 것이라고 추리했다. 이전에도 몇몇 사람이 아기들에게 터치 치료를 추가로 시도했지만 아기들의 몸무게는 전혀 증가하지 않았다. 이는 아마도 연구원이 마치 간지럽히듯 너무 가볍게 터치했기 때문일 것이다. 그 후 우리는 적당한 압력으로 해주는 마사지가 마사지 효과의 핵심임을 발견했다.[2] 우리는 가슴과 복부를 빼고 아기의 머리부터 발끝까지 전부 마사지했다. 가슴과 복부를 제외한 것은 모든 튜브가 아기의 가슴과 복부로 삽입되기 때문에 아기가 그 부분의 터치를 원하지 않을 것이라고 생각해서다. 마사지를 받은 아기들은 마사지를 받지 않은 아기들보다 몸무게가 47퍼센트나 더 늘었다. 이는 아주 의미 있는 변화다.[3]

우리가 조산아들을 마사지하고 있을 때 공동 연구자인 듀크대학교 의과대학 솔 섄버그Saul Schanberg 박사는 어미 쥐와 새끼 쥐에 관해 연구하고 있었다. 그는 어미 쥐의 핥기가 결핍되면 새끼 쥐는 자라지 못하고 결국 죽는다는 사실을 알아냈다. 핥아주기는 어미 쥐가 새끼 쥐를 터치하는 가장 기본적인 방법이다.[4] 또 다른 동료인 지니 브룩스건 Jeannie Brooks-Gunn 박사는 아기 마사지에 관한 우리의 획기적인 발견을 존슨앤드존슨Johnson & Johnson의 최고 경영자 짐 버크Jim Burke에게 알렸다. 그리고 버크는 이 발견을 회사 직원들과 공유하기 위해 우리를 초

청했다. 부모에게 자신의 아기를 마사지하도록 권장하는 엄마-아기 사랑 캠페인이 돛을 올린 것이다. 버크는 치유하는 터치의 힘을 이해했으며, 사랑의 터치가 질병은 물론 전쟁으로부터 세상을 구할 수 있으리라 믿는다고 말했다. 짐 디트레Jim Dettre를 포함한 존슨앤드존슨 사람들은 그의 비전을 공유했다. 디트레는 터치 연구에 필요한 기초 작업 대부분을 해주었다.

피부가 몸에서 가장 광범위한 기관이기 때문에 촉각은 사실상 가장 광범위한 감각기관인데도 연구 노력에 관한 한 가장 당연시되면서도 가장 간과된다. 시각, 청각, 후각, 미각을 연구하는 연구소는 여러 곳이 있었지만 '촉각'을 연구하는 연구소는 없었다. 마침내 1992년 버크가 후원한 연구비가 씨앗이 되어 존슨앤드존슨의 줄리아 프리드먼Julia Freedman의 후속 보조금과 다른 사설 기업들, 미국국립보건원National Institutes of Health의 후원에 힘입어 마이애미대학교 의과대학에 터치 연구소Touch Research Institute를 세웠다. 이 연구소는 현재까지 터치와 터치 치료에 관해 100건 이상의 연구를 했다.

터치의 많은 치료 효과가 점점 분명해지는데도 미국에서 터치는 여전히 금기시되고 있다. 터치 치료의 효과로는 스트레스, 불안 같은 상태들의 행동적·생화학적 표출의 감소를 들 수 있으며, 성장, 뇌파, 호흡, 심박수, 면역 체계에도 긍정적인 면이 있다. 우리가 유아원에서 행한 터치 연구에서는 모범 유아원에서조차 다섯 살 이하의 어린이들이 터치되는 시간이 전체 시간의 12퍼센트 미만임이 밝혀졌다.[5] 우리의 연구에서 나타나듯이 터치가 성장, 발달, 건강에 결정적인 요소로 작용한다면 우리 사회는 서로 더 많이 터치할 필요가 있다. 이 책은 우리의 건강, 발달, 안녕을 위해, 또 우리 문화에 도움이 되기 위해 터치와 터치 치료가 지닌 중요성에 관해 다뤘으며, 그러한 목적을 위한 우리의 기여다. 이 책의 1~3장은 터치의 사회학과 인류학, 그리고 터치의 기본적인 정신물리학적 특성에 초점을 맞춘다. 4~8장은 천식이나 자폐증이 있는 어린이부터 암 환자와 식이 장애를 겪는 사람까지 누구나 경험할 수 있는 터치 치료의 효과에 대한 최근 연구를 서술한다.

터치 연구소에서 행한 터치와 터치 치료의 효과에 관한 연구가 이 책을 펴내는 추진력이 되었다. 이 책의 목적은 터치가 우리 삶에서 차지하는 중요한 역할에 대해 직접 체험한 지식을 공유하고 터치의 다양한 효과를 충분히 경험하지 못하게 하는 '최소한의 터치 문제'를 반전시키는 것이다.

임상의들은 마사지 치료 효과가 얼마나 오래가는지 자주 묻는다. 우리는 다이어트를 중단하면 다이어트의 장기적 효과를 기대할 수 없는 것과 마찬가지로 마사지를 중단하면 마사지의 장기적 효과도 기대할 수 없다고 대답한다. 다이어트나 운동과 마찬가지로 사람에게는 하루 동안 필요한 터치의 양이 있다.

애슐리 몬터규Ashley Montagu는 촉각이 "전혀 연구되지 않은 감각"이라고 말했다.[6] 그는 자신의 독창적인 저서 『터칭Touching』에서 의사소통과 문화 전반에 걸친 터치의 역할에 많은 질문을 제기했다. 나는 이 책의 초판에서 몬터규가 제기한 의문들의 일부를 다루었다.[7] 개정판인 이 책은 대부분 초판과 같은 자료로 이루어져 있으며, 2001년 이후에 발표된 터치 연구들을 검토하고 있다. 터치 결핍과 터치 회피를 포함해 초기 발달 과정에서의 터치의 역할에 관한 연구, 터치로 읽는 감정 및 터치로 촉진되는 인간관계를 포함한 의사소통에서의 터치에 관한 연구, 터치가 영향을 미치는 뇌 영역을 포함한 터치의 생리적·생화학적 효과에 관한 연구, 나아가 조산·주의력·우울·통증·자가면역 및 면역 질환을 포함한 여러 질환에 대한 마사지 치료 효과 연구들을 간단히 정리했다.

의료 시술과 스포츠에서의 터치뿐만 아니라 각기 다른 상태에 적합한 터치 효과와 가상현실 터치에 관한 새로운 연구도 검토했다. 또한 애정 어린 정서적 터치를 하는 동안 안와 전두 피질the orbitofrontal cortex 과 미상 피질the caudate cortex 의 활성화를 보여주는 자기공명영상MRI 정보를 검토했다. 그리고 터치와 마사지 치료의 생리적·생화학적 효과들을 검토하는데, 여기에는 심박수, 혈압, 코르티솔의 감소와 옥시토신oxyto-cin 의 증가가 포함된다. 이뿐만 아니라 가능한 기저 메커니즘도 탐구했는데, 적당한 압력 마사지로 압력수용기를 자극하면 미주신경 활동이 증진된다는 점이 포함된다. 증가한 세로토닌serotonin, 다시 말해 물질 P

의 감소는 터치의 통증 완화 효과로 이어질 것이다. 적당한 압력 마사지도 전두 뇌전도에서의 긍적적 변화, 우울 감소, 바이러스성·박테리아성·암세포와 싸우는 자연살생세포natural killer cells의 증가를 포함하는 면역 기능의 향상으로 이어진다. 이는 마사지가 효과적인 치료법임을 시사한다.

터치에 관한 최근 연구는 일반적으로 ① 터치의 다른 형태들에 대한 지각(가벼운 압력의 터치와 적당한 압력의 터치) ② 시각과 공감각(터치받는 사람을 보면서 터치를 느낌)에 의한 촉각 증진 등 다른 감각들의 통합 ③ 터치를 통한 감정 읽기, 모성적·낭만적 관계 증진, 농구와 축구 실력 향상 같은 의사소통에서의 터치라는 세 가지 범주에 속한다. 기능적 자기공명영상fMRI과 생화학적 분석의 쓰임이 늘어나면서 터치를 경험할 때 켜지는 뇌의 여러 부위와 방출되는 신경호르몬에 관한 우리의 지식은 늘어났다. 그리고 이러한 새로운 지식 덕분에 터치가 우리의 건강과 안녕에 얼마나 중요한지가 밝혀졌다.

차례

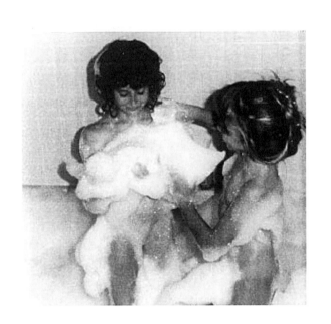

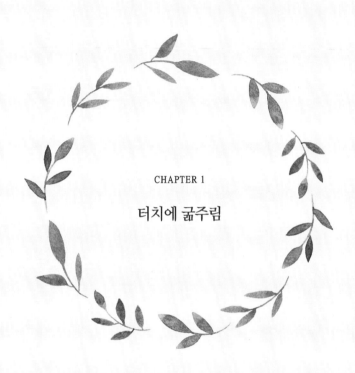

CHAPTER 1

터치에 굶주림

타나는 루마니아의 한 보육원에서 자랐다. 구호 활동가들이 발견했을 때 타나는 일곱 살이었고 뼈와 살가죽만 남아 있었으며, 키는 또래의 절반밖에 되지 않았다.[1] 보육원에 있던 다른 아이들과 타나의 곤궁한 처지를 본 구호 활동가들은 어린 생존자들에게 가해진 잔혹한 농담을 목격했다고 느낄 수밖에 없었다. 보육원에는 아이는 너무 많았고 인력은 매우 부족했다. 그래서 타나와 다른 아이들은 대부분의 시간을 유아용 침대에서 보내며 이따금 있는 돌봄 활동 시간에만 터치되고 품에 안겼다. 막대기 같은 다리로 거의 걸을 수조차 없는 아이들은 최근 찾아온 마사지 치료사들을 뚫어지게 바라보면서 그들의 터치에 움찔댔다. 이후 몇 달 동안 정기적인 영양 공급과 마사지 치료를 하자 이제 타나는 해골처럼 말라빠진 아이로 보이지 않게 되었다. 타나의 다리는 충분히 강해져서 넘어지지 않고도 달릴 수 있었고, 같이 치료를 받은 다른 아이들도 마찬가지였다.

∞ 터치에 대한 금기

놀랍게도, 미국의 시청자들이 루마니아 보육원 아이들을 보고 당혹스러워하던 바로 그 시간에 미국의 교사들은 성적 학대 소송이 발생하지 않도록 학생을 터치하지 말라는 지시를 받고 있었다. 이제 교사들은 초등학생들이 수업 중에 잘한다고 해서 그들을 포옹해서는 안 되며, 놀이터에서 넘어진 유치원생들도 일으켜 세우면 안 된다. 심지어 다른 유치원의 '모범'이 되는 마이애미대학교의 유치원에서도 교사들이 한 살 된 아기들을 터치해주는 시간이 전체 시간의 12퍼센트 미만으로 밝혀졌다.[2]

미국 공영 라디오 방송 NPR의 아침 뉴스는 어떻게 하면 어린이집에서 직원들이 아이들을 터치하지 못하도록 제약할 수 있는지를 이야기하는 특별 프로그램을 진행했다. 한 어린이집 책임자는, "아이들을 일으켜 세우는 것은 우리 정책에 어긋납니다. 들어서 무릎에 앉히는 것도 안 됩니다. '노 터치no-touch' 정책은 어린이보다 어린이집을 더 보호합니다. 순수한 포옹이나 신나는 어부바도 너무 쉽게 오해받을 수 있습니다"라고 말했다.[3]

1995년 4월 3일 ABC에서 방송된 오프라 윈프리 쇼도 교사가 아이를 터치하는 문제에 초점을 맞췄다. 여기에서 미국 전국교육연합 회장은 "우리의 구호는 '터치하지 말고, 가르쳐라'이다Our slogan is to teach, not touch"라고 말했다. 이 대담에 출연한 교사들 가운데 한 명은 음악 교사였다. 대담이 시작되기 전 대기실에서 그녀는 자신도 당연히 아이들을 터치해야만 한다며, 예컨대 아이들에게 바이올린을 가르칠 때 그렇다고 말했다. 그러나 그녀는 방송에서 "나의 교실에서 우리는 눈으로 포옹합니다"라고 말했다. 그러자 오프라 윈프리는 그녀에게 다가가서 "내가 방금 당신에게 보낸 그 포옹을 받았나요?"라고 물었다.

학교에서 성적 학대가 자주 일어나지 않는데도 학교는 터치금지법을 주요 목표로 삼기 시작했다. 교사가 학생을 터치하는 것이 불법이 되는 주가 점점 늘었고, 학교에서 터치하는 것이 위법이 아닌 주에서조차 교사가 학생을 터치하는 것은 점점 더 위험한 일이 되었다. 마찬가지로 윤리 강령에서도 심리 치료사나 상담사가 의뢰인을 터치하지 못하도록 규정했다.

터치에 관한 법들은 학생과 교사 모두에게 해당된다. 이전에 단순한 놀림으로 여겼던 행동은 이제 성희롱으로sexual harassment 재분류된다. 나아가 학교가 성희롱에 관해 가르쳐야 한다는 것을 법률이 필수적으로 요구하지 않더라도 여섯 살 어린이부터는 성희롱에 대해 법적으로 책임질 수 있어야 한다. 사우스웨스트 초등학교에서는 1학년인 여섯 살배기 조너선 프레벳에게 성희롱 혐의로 하루 동안 수업을 금지했다. 조나단의 '성희롱'은 학우의 뺨에 키스한 것이었다.

십 대 학생들도 학교에서 어른들의 터치를 받지 못해 괴로워한다.

학생들은 다양한 활동을 하면서 코치들에게서 다정한 격려의 포옹이나 차가운 근육을 풀어주는 마사지를 받지 못한다. 십 대 학생이 학교복도에서 또래와 포옹하거나 교실에서 교실로 이동할 때 잡을 수 있는 것이라면 뭐든 움켜잡는 모습이 더 자주 보이는 이유가 여기에 있을 수 있다. 또한 성적 문란과 십 대의 임신이 증가하는 이유일 수 있으며, 식이 장애와 중독 행동의 발생 증가에 대한 설명이 될 수도 있을 것이다. 더구나 '노 터치' 명령이 아동 학대를 줄이는 것 같지도 않다.

∞ 터치의 결정적 중요성

"오늘 당신의 자녀를 안아주었나요?"라고 묻는 범퍼 스티커는 부모가 자신의 아이를 터치하는 행동을 경계하게 되면서 사라지고 있다. 이 현상은 좋지 않다. 아이들은 생존을 위해 터치가 필요하기 때문이다. 아이들은 터치를 받으며 성장하고 발달한다.

터치와 가족의 유대는 몇몇 사회에 여전히 존재한다(〈사진 1-1〉). 우간다에서 선 자세로 업혀 다니는 아기들은 더 일찍 걷고 더 빨리 발달한다(〈사진 1-2〉). 선 자세는 등 근육과 목 근육 발달을 도우면서 아기의 시각적 민첩성을 높인다. 그리고 이런 아기들은 자주 업히지 못한 아기들보다 덜 운다. 이런 친밀감은 상당히 많은 다른 나라에서도 눈에 띈다. 인도에서는 온 가족이 좁은 방 하나에서 바닥에 커다란 야자

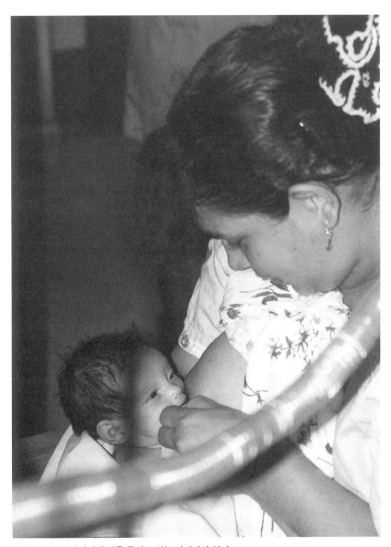

| 사진 1-1 | 아기에게 젖을 물리고 있는 파나마인 엄마

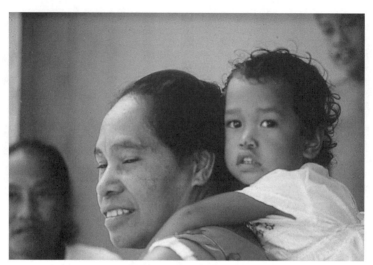

| 사진 1-2 | **아이를 업고 있는 아프리카인 엄마**

나무 매트나 깔개 몇 장을 깔고 같이 잔다. 일본에서는 부모와 아기들
이 같은 이부자리를 쓴다.

　이들 나라에서는 마사지도 일상적인 양육 방식으로 쓰인다. 마사지
는 아기를 양육하는 만큼, 아니 그 이상으로 부모를 성숙해지도록 하
는 듯하다. 아기를 마사지하는 일은 엄마와 아빠 모두 자신의 아이에
게 더 깊은 친밀감을 느끼도록 돕는다.

∞ 일상 활동에서의 터치

촉각은 맨 처음 발달하는 감각이며, 말년에 시각이나 청각이 희미해지기 시작했을 때도 기능한다.[4] 아기와 어린아이들은 터치에 의존해 세상을 배워간다. 생애 첫 일 년 동안에는 모든 것을 입으로 가져가고 입의 촉감을 통해 배운다.[5] 어린아이는 터치로 물리적 세계를 탐험하며 탄성, 복원력, 형태, 날카로움, 부드러움, 온도와 질감을 비롯해 터치가 전달할 수 있는 많은 양상을 배운다. 또한 아이들은 동상, 뜨거운 난로, 유해 물질과 송곳 같은 것들을 어떻게 피해야 하는지 등 안전과 자기보존도 배운다.

같은 이유로 터치는 어른에게도 대단히 중요하다. 우리 딸아이가 나와 남편 사이에 누워 있던 어느 날 밤 전기담요에 불이 붙었을 때 그 불길을 느낄 수 있었다는 사실에 내가 얼마나 감사했는지 잊지 못할 것이다. 터치는 사람이 하는 일 대부분에도 필수적이다. 터치가 없는 컴퓨터 세계나 터치 없이 도예가나 내과 의사, 화가나 어부가 되는 것을 상상해보라. 세계적으로 유명한 첼리스트 자클린 뒤 프레 Jacqueline Du Pré는 어느 날 밤 연주 도중 손의 감각을 전부 잃어 눈으로 손가락의 방향을 잡으며 연주를 해나가야 했다. 그녀는 나중에 다발성 경화증으로 사망했는데, 그 병은 진행성 질병으로 대부분의 환자가 여성이며 환자의 촉각을 앗아간다. 촉각은 다른 감각이 기능하지 못할 때 훨씬 더 중요해진다. 예를 들어 청각 장애 아동은 터치로 듣기 위해 촉각 보코더 tactile vocoder를 사용한다. 진동하는 촉각 언어는 시각 장애 성인이 손가락으로 글을 읽을 수 있도록 개발되었다. 터치는 성장과 발달, 의사소통과 학습에서 핵심적일 뿐만 아니라 안락함과 안도감을 주며 자아존중감을 북돋운다. 그리고 아이의 맨 처음 정서적 유대감은 신체 접촉으로 형성되며, 이런 유대감은 뒤따르는 정서적·지적 발달의 기초가 된다.

터치가 지닌 결정적으로 중요한 기능이 많은데도 불구하고, 적어도 미국에서는 어린이의 대부분이 아주 어린 나이에 자신의 터치 행위를 제한하도록 사회화된다. 아이들은 자신의 신체 부위를 만지면 꾸지람을 들으며, 다른 사람의 몸을 만지면 안 된다고 배운다. 주변의 많은 물건에 대해서도 마찬가지다. 청소년기에 이르면 그들은 육체적 친밀감을 조심해야 한다고 배우며, 터치보다는 얼굴 표정이나 말로 자신을 표현해야 한다고 배운다. 그렇지만 이상하게도 어른으로서 우리는 상당히 개인적이고 감상적인 방식으로 터치에 대해 말한다. "네 말이 나를 깊게 터치했어", "그녀는 친절해", "그는 약간 민감해"라고 말하는 것이다. 그리고 "손을 뻗어 누군가를 터치하라"(AT&T), "그들의 오늘을 터치하라. 그들의 내일을 터치하라"(Johnson & Johnson) 같은 광고 구호들에서 우리는 터치를 꽤 자유롭게 사용한다. 그러나 이런 호소 문구들은 좀처럼 행동으로 바뀌지 않는다.

미국인은 터치 행위의 대상을 가족과 성적으로 친밀한 친구로 제한한다. 이것을 염두에 두고 당신의 손을 잡아줄 가족 한 명 없이 홀로 병원에 있다고 상상해보라. '터치 없이 지낸 병원에서의 15일'이 최근에 어떤 지역 병원에서 한 환자가 병원 손목 밴드를 낀 채 파자마 차림으로 병원을 탈주해 집까지 걸어간 이유다. 또는 요양원 침대에 누워 장기 요양을 해야만 하는 노인, 특히 무척 늙었는데도 말이나 생각을 또렷하게 표현할 수 있는 남성 노인이 되었다고 상상해보라. 요양원에서 늙은 남성은 늙은 여성보다 터치를 훨씬 적게 받는다.[6] 어떤 사람들은 이는 남성이 그들 자신을 터치하지 못하도록 하기 때문이라고 말했다. 즉, 남성은 자신보다 열등한 사람이 자신을 터치하는 행위에 익숙하지 않은데, 그들은 간병인을 자신보다 열등한 존재로 여긴다는 것이다.[7] 애완동물을 기르는 노인들은 사정이 훨씬 낫다. 그들이 그리워하는 쓰다듬기와 안아주기를 애완동물에게 할 수 있기 때문이다. 애완동물을 기르는 노인들은 심혈관 질환에 덜 걸렸고 애완동물을 기르지 않은 노인들보다 오래 살았다.[8]

우리 몸에는 18제곱피트[약 1.7제곱미터_옮긴이]의 피부가 있고, 이는 피부를 우리 몸의 가장 광범위한 감각기관으로 만든다. 피부는 눈을 감거나 귀를 막을 수 없기 때문에 항상 메시지를 받아들일 준비가 되어 있다. 즉, 항상 대기 중이다. 우리 삶에서 최초의 감각적 입력은 태아일 때 자궁에서 잠잠하게 있는 동안의 촉감에서 비롯된다. 그리고

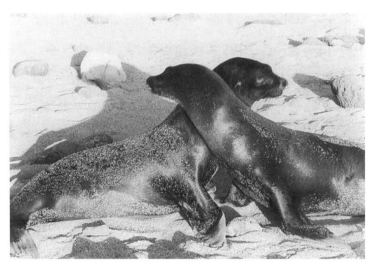

| 사진 1-3 | **몸을 비비며 놀고 있는 갈라파고스 바다사자**

터치는 유아기 내내 세상을 경험하는 주된 수단이며 아동기에 들어서
도 그렇고 나이가 들면서도 마찬가지다.

∞ 여러 문화와 종에서의 터치

여러 문화와 종에 걸쳐 촉각은 다른 어떤 감각보다 훨씬 더 보편적
이다. 동물들 대부분은 터치가 생명에 매우 중요하다는 것을 알고 있
다(〈사진 1-3〉). 새끼 쥐는 어미 쥐가 혀로 핥아주는 터치가 없으면 살
아남지 못한다.[9] 원숭이들은 터치가 부족할 때 구석에 옹송그리며 모

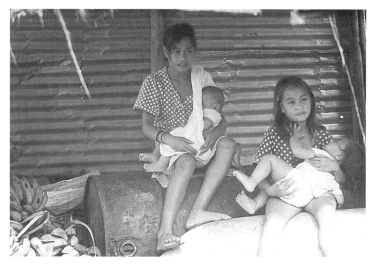

| 사진 1-4 | **형제자매를 껴안고 있는 아프리카 아이들**

인다. 쥐나 원숭이 같은 동물들이 성장과 발달을 위해 부모의 터치에 의존하는 것은 사람과 무척 닮았다. 그러나 터치의 부정적 측면도 있다. 어미 염소는 다른 동물이나 사람이 자기 새끼를 터치하면 새끼를 버린다.

인간의 여러 문화도 터치의 주된 가치를 알고 있다. 예를 들어 어떤 원시 문화의 사람들은 사실상 모두와 살과 살을 맞대고 살아간다(〈사진 1-4〉). 그들은 아주 일찍부터 자신들의 아기를 서로에게 건네기 시작한다. 건네받는 사람의 나이는 문제가 되지 않는다.[10] 어떤 문화에서는 다른 문화에서보다 더 자주 터치한다. 예를 들어, 프랑스인은 미

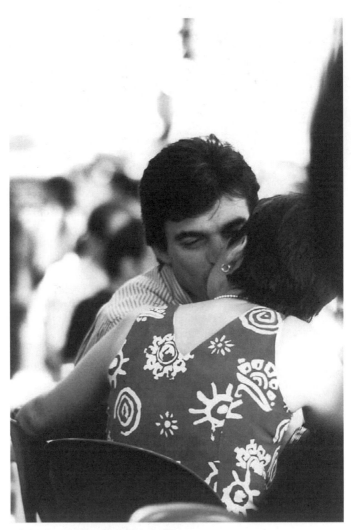

| 사진 1-5 | **키스하고 있는 프랑스인 커플**

터치 • 치유와 성장을 부르는 촉각의 과학

국인이나 영국인보다 더 자주 터치한다.[11] 프랑스인은 애정 행위에 그다지 거리낌이 없다. 나는 그 사실을 최근 룩셈부르크의 공원을 걸으며 알게 되었다(〈사진 1-5〉). 배를 타기 위해 공원 연못으로 놀러온 수많은 아빠와 아이가 있는 일요일 대낮에 의자 하나에 끼어 앉은 젊은 커플은 미국인이라면 매우 사적인 공간에서만 했을 행위를 하고 있었다. 프랑스인은 아주 어린, 취학 전 연령부터 많이 터치된다. 우리의 한 연구에 따르면, 파리의 맥도널드에서 관찰한 프랑스 엄마들은 마이애미의 맥도널드에 있는 미국 엄마들보다 그들의 취학 전 아이들을 더 많이 터치한다(〈그림 1-1〉). 프랑스 아이들이 또래의 미국 아이들보다

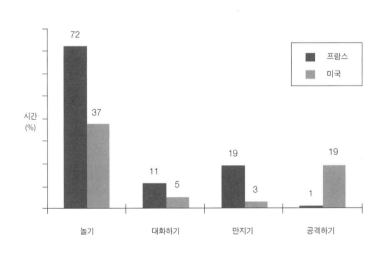

| 그림 1-1 | **파리와 마이애미에서의 터치 행위 비교(부모와 함께 있는 취학 전 아동 대상)**

운동장에서 다른 아이에게 공격적인 행동을 덜 보이는 것은 이와 관련이 있을 가능성이 크다.[12] 그리고 파리의 맥도널드에서 십 대는 서로 주고받는 터치가 많은 반면에 마이애미의 맥도널드에 있는 십 대는 팔짱을 끼고 자신을 껴안거나 자신의 머리카락을 만지작거리며 노는 식의 자기 터치가 더 많다. 또한 프랑스의 십 대는 서로에게 덜 공격적이기도 하다.[13]

손을 얹어 터치하는 안수는 역사시대 이전부터 행해진 오랜 전통이 있으며, 많은 문화에서 힘의 상징이었다. 기원전 1553년으로 거슬러 올라가면 치병 의서인 『에버스 파피루스the Ebers Papyrus』에서는 터치로 하는 치유의 초기 시술을 보여준다.[14] 고대 그리스에서 치유의 신은 아폴론의 아들인 아스클레피오스Asclepius인데, 신화에 따르면 그가 단지 터치만 해도 사람들이 치유되었다. 기원전 400년경 히포크라테스 시대의 그리스에는 손으로 병을 고치는 케이루르고스kheirourgos라는 치유사들이 있었다. 그들은 오늘날 내과의와 유사하다. 비록 케이루르고스는 외과적 방법보다는 손바닥과 손가락으로 치유했지만 오늘날 외과의를 뜻하는 서전surgeon이라는 단어는 케이루르고스에서 기원했다. 기원후 130년경 가장 유명한 로마의 치유사 가운데 한 명인 갈렌Galen은 마사지를 이용해 의학적 치료를 했다.

복음서에서 안수는 한센병을 비롯해 여러 질병으로 고통받는 사람과 어린이에게 널리 행해졌다. 이런 관행은 17세기에 들어 교회에서

점차 사라졌지만 왕실에서 그 관습을 사용하면서 계속되었다. 프랑스와 영국의 거의 모든 군주는 여러 질병을 치료하기 위해 로열 터치the royal touch라는 이름으로 왕이 직접 터치하는 안수를 행했다.[15] 이 관행은 현대까지 이어져 1825년 프랑스에서는 샤를 10세가 120~130명을 터치했다.

그렇다면 터치 치유는 왜 인기가 떨어졌을까? 터치 연구원들은 성에 대한 금기와 의학 분야를 급격히 변화시킨 약물·치료 기술의 발달을 비롯해 몇 가지 가능한 이유를 제시한다. 줄스 올더Jules Older는 그의 저서 『터치는 치유다Touch is Healing』에서 "터치가 금기가 된 것이 의학 전공 서적이나 교육과정에서 터치가 사라진 이유다"라고 주장한다. 올더는 정신의학의 한 사례를 통해 이 점을 상세하게 설명한다.[16] 세계적으로 유명한 정신분석학자 가운데 한 명인 칼 메닝거Karl Menninger는 정신분석가는 자신의 환자와 악수하면 안 된다고 건의했다. 아주 최근에야 의사들은 자신의 환자들을 더욱 기꺼이 터치하려 한다. 듀크대학교나 하버드대학교 같은 몇몇 의과대학들은 터칭touching을 정식 교육과정의 일부로 포함했다. 마사지 치료와 침술 같은 대안 치료도 터치 치료가 의학으로 복귀하는 것을 돕고 있다. 선사시대부터 터치 치료는 가장 주요한 치료 형태로 당당하게 군림했다.

약물의 출현도 터치 치유에 부정적인 영향을 미쳤다. 프랑스의 계몽 사상가 볼테르Voltaire는 "의사들은 자신이 뭔지도 모르는 약물로 자신이 더 뭔지도 모르는 병을 치료한다며 약물을 자신이 전혀 알지 못하는 인간에게 퍼붓는다"라고 말했다.[17] 약물은 터치 감수성을 고양할 수도, 터치 감각을 죽일 수도 있다. 암페타민, 코카인, 카페인을 비롯한 각성제는 흥분을 증가시켜 심장박동, 혈압, 각성도와 자신감을 증가시킨다. 또한 혈액순환을 저해해 추위를 느끼게 하고 터치에 예민하게 만든다. 바비 튜레이트계 향정신성의약품·마약류·신경안정제를 포함하는 억제제는 터치 감각을 둔화시키며, 근육 이완제·신경안정제·퀘일루드 같은 수면 유도제는 호흡을 곤란하게 만든다. 그리고 알코올과 마찬가지로 감각 시스템과 터치 감수성을 저하시킬 수 있다. 터치 감각을 강화한다고 보이는 억제제는 오직 마리화나뿐인데, 고양된 터치 감수성은 그 사람이 마리화나를 사용하기 이전의 마음 상태에 의존한다. 그 밖에 춥거나 무더운 날씨는 터치하기에 부정적인 환경이다. 반면에 따뜻한 욕조와 물침대는 터치 감수성을 증진할 수 있다.

비평가 대부분이 시사하듯이 의료계의 초점은 예방보다 처방에 맞춰져 있다.[18] 의사의 수련은 일반적으로 약물 치료를 통한 질병의 처치에 초점을 두며, 건강 유지에는 거의 무게를 두지 않는다. 노먼 커즌스Norman Cousins는 "의사들은 컴퓨터 단층촬영CT을 찬양하고, 환자들은 의사들이 내밀어 주는 손을 찬양한다"라고 쓰기도 했다.[19]

터치는 효과적인 치유법인데도 신경과 전문의부터 사회복지사에 이르기까지 치유사들 사이에서 별로 사용되지 않으며, 또한 제도권에서 대체적으로 무시되고 연구자들에게 외면당해왔다.[20] 올더의 자료는 다음과 같이 제시한다.

> 진료실로 걸어 들어가는 환자 100명 가운데 50명만이 식별 가능한 신체적 질병이 있으며, 이 50명 가운데 35명의 병은 자가 치유 질환a self-limiting disorder일 것이다. 즉, 의사의 치료가 있든 없든 그 사람의 질환이나 상처는 저절로 치유된다. 병원 문턱을 넘은 나머지 50명은 병리학적 증거가 없는 사람들이다. 5명은 보험 청구나 장애 증명 발급 같은 행정적 이유로, 10명은 백신, 피임, 다이어트 상담 같은 예방적 조치를 위해 왔을 것이다. 나머지 35명은 대개 감정 및 정서와 관련된 삶의 문제에 대해 도움을 구한다.[21]

올더는 환자 대부분이 접촉을 원하며 의사가 보살펴주는 터치로 조금이나마 안도감을 얻으려 한다는 점을 강조했다. 마이애미대학교 린 카마이클Lynn Carmichael 박사는 "좋은 의사는 손질을 잘해주는 사람a good groomer이다"라고 말한다. 같은 대학의 동료 연구원인 존 카마이클Joan Carmichael의 생각도 일치한다. "손을 얹는 안수는 단순히 민속이나 신비주의가 아니다. 등 마사지를 병원의 표준 절차로 복원하면 컴퓨터 X선 체축 단층촬영CAT의 도입과 균형을 맞출 수 있을 것이다."[22]

올더는 환자를 진찰하면서 노인 환자의 엄지발가락을 장난스럽게 꼬집는 정골 요법osteopathy을 수행한 의사의 재미있는 일화를 들려준다. 어느 날 노인 환자가 말했다. "내가 당신 덕에 여태껏 살아 있다는 말을 하려고 당신을 얼마나 기다렸는지 모른다오." 이에 의사가 "무슨 말씀을 하시는지요?"라고 묻자 노인은 "글쎄, 매일 아침 당신이 내 발가락을 꼬집지 않았소. 다른 사람들은 나에게 관심도 없던 때에 말이오"라고 대답한다. 당황한 의사가 다시 묻는다. "네, 그런데 그게 무슨 상관이 있다는 말씀이신지 ……." 그 노인 환자는 이렇게 해석한다. "아무도 죽어가는 노인의 발가락을 가지고 놀지는 않소. 당신이 내 발가락을 꼬집는 걸 보면서 내가 죽는 건 아니라고 확신했다오."[23] 정골요법 의사의 터치는 노인에게 그가 아직 살아갈 수 있는 인간임을 깨닫게 해준 것이다.

터치는 촉각 수용기와 압력수용기라는 신경세포에 영향을 미쳐 중추신경계를 자극함으로써 우리를 이완 상태로 이끈다. 그러면 행동적으로나 생화학적으로 불안과 스트레스 수준이 감소되어 일반적으로 긴장이 풀리고 더 주의 깊은 상태가 된다. 더 구체적인 효과도 있다. 관절염을 앓는 사람은 통증이 줄고 천식을 앓는 사람은 최대호기유량이 증가한다. 인간 면역 결핍 바이러스HIV 감염 환자의 경우 관련 바이러스 세포들을 적극적으로 막아내는 자연살생세포의 활동이 증가한다.[24] 이 책에서 자세하게 설명할 터치의 효과 및 그 밖의 수많은 긍정적 효과에 관한 일화와 연구는 터치가 얼마나 필수적이며, 또한 우리 삶에 얼마나 필요한지를 깨닫게 해줄 것이다.

∞ 사회 매체에 빼앗긴 어린이와 청소년의 터치

미국 프로 농구 선수인 르브론 제임스LeBron James가 마이애미 히트 소속 선수로 뛸 때 'Go Heat'를 외치던 세대보다 더 젊은 세대는 태블릿 컴퓨터와 휴대전화를 거의 끊임없이 만지작거린다. 여기에는 내가 공항에서 본 유모차에 탄 두 살배기 아기도 포함된다. 그들이 엄지로 키패드를 누를 때 의도하지 않은 키를 건드리는 일은 거의 없다. 이는 스마트폰 엄지 증후군을 야기하는데, 현재 이 증상은 손목터널증후군보다 더 흔하다. 아이들이 몰두하게 되는 이런 기기가 일종의 베이비시터 역할을 할 정도가 되었다. 보통 이런 젊은이들은 소셜 미디어 기기에 정신이 팔려 있는 동안 어떤 종류의 신체적 접촉도 하지 않는다.

≪마이애미 헤럴드Miami Herald≫는 최근 몇몇 미디어 조사를 소개했다. 예를 들어 카이저 패밀리 재단the Kaiser Family Foundation의 조사에 따르면, 어린이는 10시간 분량 이상의 콘텐츠를 하루 7시간 안에 모두 본다. 조사 대상 어린이의 30퍼센트 정도는 학교 숙제를 하는 중에도 문자를 주고받고 텔레비전을 보며 음악이나 다른 것들을 듣는다고 말했다. 캘리포니아 주립대학교의 한 연구에 따르면, 중·고등학생과 대학생은 공부 모임을 할 때 6분마다 기술적인 오락으로 기분 전환을 한다. 게다가 하버드대학교에서 행한 또 다른 연구에 따르면, 수업 중이거나 학교 숙제를 하는 동안에 문자를 주고받거나 페이스북을 사용하

는 것은 대학생의 평균 학점과 부정적 상관관계가 있었다.[25]

알려진 것처럼 청소년은 전자 기기를 지나치게 많이 사용한다. 청소년들은 인스턴트 메시지, 이메일, 문자 메시지는 물론이고 블로그와 사회적 네트워킹을 비롯한 인터넷 사이트, 사진과 동영상을 공유하는 사이트를 통해 친구나 연인과의 관계를 강화한다.[26] 소년들보다는 소녀들이 더 자주 친구와 일상적으로 문자를 주고받고 휴대전화를 통해 통화하는 것으로 나타난다.[27] 또 다른 연구는 소녀들이 소년들보다 더 자주 문자를 주고받으며 모든 형태의 사회적 인터넷 기술에 편안해한다고 보고한다.[28]

진행 중인 한 종적 연구에서 연구원들은 10학년 학생들에게 서비스 이용 요금을 미리 지불한 블랙베리BlackBerry 휴대전화를 제공하고 참가자들의 문자 메시지 이용 실태를 조사했다.[29] 휴대전화는 모든 문자, 이메일, 인스턴트 메시지를 모두 안전한 서버에 보관할 수 있도록 설정되었다. 보관되는 정보는 온라인 아카이브에서 낱말 수를 세는 프로그램이 분석할 수 있도록 정리된다. 학생들은 블랙베리를 '대부분의 시간에' 혹은 '항상' 사용했다고 보고했다. 구체적으로 학생 개개인은 하루에 메시지를 127개 가까이 주고받았다고 보고했다. 그 메시지의 7퍼센트가 성적인 주제를 담고 있었다. 욕설을 담은 메시지도 7퍼센트를 차지했다. 연구원들은 "청소년은 부모나 또래에게 형편없을 정도로 상스럽거나 놀랄 만큼 친밀한 문자 메시지를 보내면서 서로를 대단하게 격려한다"라고 언급했다. 3개월의 연구 기간에 소녀들은 메시지를 하루 평균 54개 보내고 57개 받았으며, 소년들은 51개를 주고받았다. 이 결과는 성별에 따른 격차가 없다는 점에서 이전 연구와 상반되는데, 이는 성별에 따른 격차가 고등학교 시절에 증가할 수도 있음을 시사한다.

온라인 커뮤니케이션에 관한 주요한 관심사 중 하나인 외로움과 관련해서 온라인 채팅 사용자와 비사용자를 비교했다.[30] 이 연구는 온라인 채팅에 관여했던 대학생들이 그렇지 않은 학생들보다 가족 간의 관계에서 외로움을 더 많이 느꼈다고 보고했다. 온라인 채팅으로 시간을 보내면서 가족과 지내는 시간이 줄었기 때문이다.

∞온라인 커뮤니케이션과 청소년의 관계

청소년들은 인스턴트 및 문자 메시지, 이메일 같은 전자 커뮤니케이션 형태와 블로그, 소셜 네트워킹, 사진과 동영상을 보여주는 소셜 미디어에 열광한 나머지 서로를 점점 덜 터치하고 있다.[31] 이 점을 밝힌 연구는 청소년들이 친구, 연인, 모르는 사람, 가족과 맺은 관계를 온라인 커뮤니케이션의 맥락에서 조사했다. 청소년들은 자신의 친구나 연인과의 관계를 강화하기 위해 이런 커뮤니케이션 도구들을 사용하고 있다고 주장했다. 그러나 연구원들은 청소년들이 이런 사이트에서 유용한 정보를 얻고 격려를 받기도 하지만 혐오 메시지 역시 접한다고 염려한다. 또한 전자 커뮤니케이션은 청소년의 또래 간 소통은 강화할지 모르지만 부모와의 소통을 희생시킬 수 있다고 걱정한다. 분명 이런 커뮤니케이션 형태들은 언어적 소통을 강화하지만, 친밀한 관계에서 똑같이 중요한 역할을 하는 신체 접촉을 제한하고 있을 것이다.

퓨 인터넷과 아메리칸 라이프 프로젝트는 청소년의 휴대전화 문자 메시지 이용 실태에 관한 대대적인 조사를 시행했다. 그 결과, 12~17세 청소년의 75퍼센트가 휴대전화를 지녔고, 휴대전화 사용자의 88퍼센트에 해당하는 전체 청소년의 72퍼센트가 정기적으로 문자를 주고받았다. 휴대전화를 가진 청소년의 75퍼센트가 무제한 문자 서비스 플랜을 사용하며, 54퍼센트가 매일 친구들과 문자를 주고받으면서 연락한다.[32] 이런 수치는 확실히 지난 몇 년 동안 상당히 증가했다. 이 연구에서 청소년은 친구와 얼굴을 맞대고 소통하기보다 문자를 통해 더 자주 소통했다. 14~17세 청소년은 하루에 메시지를 60개 정도 주고받는다. 문자 메시지를 이용하는 젊은이들의 15퍼센트가 하루에 200개 이상, 한 달에 3천 개 이상의 문자 메시지를 보냈다. 54퍼센트의 소녀와 40퍼센트의 소년은 "문자 메시지를 사용할 수 없다면 우리의 사회생활은 끝이 나거나 엄청 나빠질 것이다"라고 말했다.

조사 결과, 소년들은 하루에 텍스트 30개를 보내는 데 비해 소녀들은 텍스트 80개를 보냈다. 소년들의 64퍼센트가 하루에 몇 번씩 친구들에게 문자를 보내는 데 비해 그러한 소녀들은 86퍼센트나 되었다. 그리고 친밀하고 개인적인 문제에 관해 매우 긴 문자를 주고받는 비율은 소년들이 67퍼센트인 데 비해 소녀들은 84퍼센트였다.[33] 앞서 말했듯이, 친구와의 온라인상 관계는 또래 간 의사소통은 강화할지 몰라도 부모와의 의사소통은 희생시킬 수 있다.[34] 우리는 고등학생들을 대상으로 한 연구에서 인터넷을 빈번하게 이용하는 사람들에 비해 인터넷을 덜 이용하는 사람들이 그들의 어머니나 친구들과 더 좋은 관계를 맺고 있음을 확인했다.[35]

캘리포니아대학교 로스앤젤레스캠퍼스의 외로움 척도the UCLA Loneliness scale를 사용해서 조사한 바에 따르면, 10~16세 학생들 중 외롭다고 보고한 학생들이 그렇지 않다고 한 학생들보다 개인적이고 친밀한 주제에 관해 심각할 정도로 더 빈번하게 온라인으로 연락을 주고받았다.[36] 이 같은 사실을 밝힌 연구원들은 온라인 통신을 더 자주 했던 아이와 청소년이 그 통신에만 몰두함으로써 새로운 사람을 만나는 데 필요한 사회적 기술을 잃었다는 데 주목했다. 또 다른 연구에서는 온라인 관계를 자신이 곤경에 처했을 때 변할 수 있는 관계라고 생각한 청소년들이 더욱 외로워했다.[37]

온라인 데이트는 관계에서 신체적 접촉이 빠진 또 다른 관행이다. 한 내러티브 연구에서 연구원들은 "왜 몸이 점점 하찮은 대상이 되고 있는가?"라는 질문을 제기했다.[38] 더 나아가 그들은 인터넷 관계와 비인터넷 관계는 엄청나게 다르다고 주장했다. "인터넷이 하는 필터링은 마법의 거울에 비친 이미지를 보여주는 반면에 비인터넷 관계는 눈, 터치, 대화, 실제 몸의 현상학을 보여준다." 그들은 이렇게 주장하기도 한다. "서양 문화가 '생생한' 체현보다 과학기술을 선호하는 것은 플라톤적인 기독교가 해오던 육체와 열정적 애정에 대한 경멸을 반복하는 것이다. '근대와 탈근대가 만나는 뾰족점에 있는 우리 문화는 안전과 보안, 그리고 과도함의 조정이라는 강박적인 염려로 인해 육체에 대한 두려움을 드러낸다.'"[39]

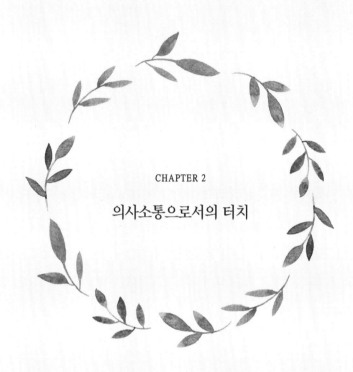

CHAPTER 2

의사소통으로서의 터치

터치, 즉 촉각은 최고의 사회적 감각이다. 시각, 청각, 후각, 미각이 보통 단독으로 느껴지는 것과 달리 촉각은 전형적으로 타인과의 상호 작용을 포함한다. 이처럼 터치가 사회적 상호작용에서 매우 중요함에 도 터치라는 용어는 의사소통 기술에 관한 책에서 거의 사용되지 않는 다. 그렇지만 의사소통으로서의 터치에 관한 많은 조사 연구는 터치가 성별, 나이, 계급, 문화에 따라 얼마나 광범위하게 달라지는지에 초점 을 맞춘다.

∞ 서로 다른 감정을 표현하는 터치 행위

표정과 음성이 서로 다른 감정을 전달하는 방식과 마찬가지로 터치 역시 서로 다른 감정을 신뢰할 수 있게 전한다.[1] 당신은 어떤 암시를 받지 않고도 당신의 팔을 터치하는 낯선 사람에게서 오는 감정을 정확 하게 확인할 수 있다.[2] 한 터치 연구에서 발신인 역할을 배정받은 참여자들에게 수신인의 팔뚝을 터치하면서 감정을 표현하라고 요청했다. 그리고 발신인에게는 행복, 슬픔, 놀람, 혐오감, 분노, 두려움, 공감, 사랑, 자부심, 부러움, 고마움 등의 감정 목록을 주었다. 먼저 수신인이 어떤 다른 암시도 받지 못하도록 커튼을 친다. 그리고 수신인은 발신인에게서 받은 감정을 선택해야 한다. 실험 결과는 수신인이 정확하게 감정을 확인할 수 있다는 것을 보여주었다. 정확도는 48~98퍼센트 범위였는데, 이는 얼굴과 음성에서 감정을 읽는 정확도와 비슷하다.[3] 감정을 전달하는 터치 행위에서는 밀기, 들어 올리기, 톡톡 두드리기로 혐오감을 표현하고 때리기, 꽉 쥐기, 크게 흔들기로 분노를 표현했다.

같은 그룹을 대상으로 한 다음 연구에서는 발신인에게 수신인의 신체 어느 부분이든 만져서 감정을 표현하도록 했다.[4] 이 방법은 정확도가 더 높았으며, 수신인으로 하여금 기쁨과 슬픔을 포함해 더 많은 감정을 읽을 수 있게 했다. 같은 데이터베이스를 다시 분석해보니 분노는 적어도 한 쌍의 의사소통 멤버 중 한 명이 남성이었을 때만 아주 뜻밖의 높은 수준으로 소통되었다.[5] 공감은 적어도 한 쌍의 의사소통 멤버 중 한 명이 여성이었을 때만 뜻밖의 높은 수준으로 소통되었다. 마지막으로, 행복은 오직 한 쌍의 멤버가 모두 여성일 때만 소통되었다. 이런 자료는 사람들 사이에서 터치로 뚜렷한 감정을 소통할 때의 정확도에는 성별 비대칭성이 있음을 시사한다. 그렇지만 이런 연구에서 사람들이 낯선 관계일 때는 당혹감, 부러움, 자부심 같은 자기초점적인 감정 또는 보편적인 놀람의 감정을 소통할 수 없었다. 또 다른 그룹은 연인들과 서로 낯선 관계인 사람들을 대상으로 터치만을 통한 감정 소통 능력을 비교했다.[6] 연구 결과, 서로 낯선 관계인 사람들과 연인들 모두 보편적이며 친사회적인 감정을 소통할 수 있었고, 그중 연인들만이 부러움과 자부심 같은 자기초점적인 감정을 소통할 수 있었다. 이런 결과는 터치로 감정을 표현할 수 있다는 점을 시사하기도 하지만 터치 금기 때문에 터치가 드문 문화에서는 터치로는 감정이 좀처럼 표현되지 않을 것이라는 점도 시사한다. 『초기 발달에서의 터치Touch in Early Development』에서 샌버그는 다음과 같이 서술했다. "터치는 언어적 또는 감정적 접촉보다 열 배나 더 강하며, 우리가 하는 거의 모든 것에 영향을 준다. 어떤 다른 감각도 터치처럼 당신을 각성시킬 수 없다. 우리는 터치가 인류에게 근본적일 뿐만 아니라 핵심적임을 잊고 있다."[7]

∞ 문화 차이

터치 행위의 문화적 차이는 널리 알려져 있다.[8] 우리는 놀이터에서 부모, 또래와 함께 놀고 있는 프랑스와 미국 어린이들의 차이점을 관찰했다.[9] 미국 부모는 프랑스 부모보다 자기 아이를 덜 바라보고 덜 터치한다. 미국 어린이는 프랑스 어린이보다 부모와 덜 놀고 말과 터치를 덜 주고받으며 부모에 대해 더 공격적이다. 미국 어린이는 또래와 상호작용을 하는 동안에도 또래를 덜 터치했지만 장난감은 더 자주 움켜잡았고 또래에게 더 공격적이었으며 더욱 호들갑을 떨었다.

또 다른 연구에서 우리는 파리와 마이애미에 있는 맥도널드 가게에서 청소년들을 관찰하면서 그들이 또래와 상호작용을 하는 동안 일어나는 터치 행위와 공격의 양을 평가했다.[10] 미국 청소년은 프랑스의 또래들보다 서로 기대거나, 쓰다듬거나, 키스하거나, 껴안는 데 시간을 덜 썼다. 그 대신 그들은 스스로를 터치하고 공격적으로 말하고 행동하는 모습을 더 자주 표출했다. 이러한 차이점 가운데 몇 가지는 발달 초기의 터치에 노출된 환경의 차이와 관련될 것이다. 미국 어린이는 더욱 활동적이고 말이 많아질 수 있으며, 일본 어린이는 더욱 수동적이고 조용해질 수 있다. 왜냐하면 그들이 경험한 부모의 터치가 서로 다른 유형이기 때문이다.

아이들이 태어나면서부터 받는 터치의 유형이 그 아이들이 훗날 보이는 행동의 몇몇 차이점을 설명할 수 있을 것이다. 일본 아기는 진정시키고 달래주고 쓰다듬는 터치를 받으며, 미국 아기는 더욱 단절되고, 자극적이며, 두드리고 찌르는 터치를 받는다.[11] 예를 들어, 일본 어린이는 자신의 부모와 지속적인 신체 접촉을 하는데, 이 관계를 때때로 '스킨십'이라고 부른다. 이 경우 엄마에 대한 부단한 의존 때문에 아이는 독립적인 개인이라기보다는 그룹의 멤버로 인식되곤 한다.

우리가 이런 차이를 제대로 이해하고 잘못 해석하지 않으려면 서로 다른 문화와 한 문화에 대한 연구를 더 많이 할 필요가 있다. 예를 들어, 우리는 쿠바와 푸에르토리코의 엄마와 아기의 상호 관계를 비교했다. 그 결과 쿠바보다 푸에르토리코의 엄마들이 아기를 콕콕 찌르는 행동을 더 적게 하는 것을 발견했으며, 두 나라의 아기들 모두 콕콕 찌르는 것을 덜 좋아했다.[12] 즉, 터치의 양뿐만 아니라 터치의 질도 문화마다 차이가 있었다.

터치가 활발한 문화에서는 어른의 공격성이 낮지만 터치가 제한적인 문화에서는 어른의 공격성이 높다는 점도 흥미롭다.[13] 이와 관련해서 뉴기니의 아라페시 부족the Arapesh과 문두가무르 부족the Mundugamoor에 관한 마거릿 미드Margaret Mead의 연구에 고전적인 사례가 있다.[14] 아라페시 부족의 아기들은 엄마 품에서 작은 그물 망태기에 담겨 다니기 때문에 끊임없이 신체 접촉을 경험하며 원하면 언제든지 모유를 먹을 수 있다. 아라페시 부족의 어른은 덜 공격적이며 온화하고 전쟁을 하지 않는다. 이와 달리 같은 나라의 문두가무르 부족은 비교적 공격적이고 서로 적대적이다. 문두가무르 부족의 아기들은 엄마의 이마에 묶은 바구니에 담겨 다니기 때문에 엄마와 신체 접촉이 이루어지지 않는다. 아라페시 부족처럼 아프리카 칼라하리 사막의 쿵족the Kung 아기들은 지속적으로 엄마의 피부와 자신의 피부를 맞대는 접촉을 한다. 쿵족 아기들은 엄마가 옆으로 맨 부드러운 가죽 포대에 안겨 다니면서 큰 아이들의 어루만짐과 뽀뽀를 듬뿍 받는다. 그리고 이 아기들은 매우 평화로운 사람으로 자라난다.[15] 원숭이들 역시 합성 유리벽으로 동료들과 물리적으로 분리될 때 이전에 또래의 터치를 적게 경험한 원숭이들은 더욱 공격적이 된다.[16] 이와 관련해 대인 관계에서 터치의 기능은 발달 과정과 서로 다른 문화에 걸쳐 더 많은 연구가 필요하다.

어릴 적 터치 경험은 여러 문화의 인사 행동에도 영향을 미친다. 아기와 더욱 많이 접촉하는 사람이 인사하는 동안에도 더 많이 접촉한다. 몬터규가 작성한 인사의 긴 목록에는 코 비비기, 포옹, 키스, 볼 당기기, 머리카락 헝클기, 등 두드리기까지 들어 있다.[17] 호주 친구들은 서로 키스하고 악수하며 심지어 가끔은 울기도 한다.[18] 모로코인은 빠른 동작으로 서로의 손을 잡은 다음 즉시 손을 떼고 자기 손에 키스한다. 벵골만의 안다만제도 주민들은 거의 정기적으로 서로의 목을 팔로 감고 상대의 무릎에 앉아 지칠 때까지 2~3분 동안 통곡하며 인사한다.[19] 형제들, 아빠와 아들, 엄마와 아들, 엄마와 딸은 물론 남편과 아내까지도 이런 방식으로 인사하는데, 이때 남편이 아내의 무릎 위에 앉는다. 안다만제도에서 친구들이 서로 헤어질 때는 남자이건 여자이건 간에 상대의 손을 들어 자신의 입에 대고 부드럽게 입김을 분다. 프랑스인, 적어도 파리에 사는 프랑스인은 서로 뺨에 키스하면서 인사를 나누곤 했다. 지금 그들은 번갈아가며 뺨에 세 번 키스하며, 더욱 친한 사람에게는 네 번째 키스를 한다. 이와 같이 매우 신체적인 인사는 미국인의 전형적인 딱딱한 악수 인사와 극적으로 대비된다.

그렇지만 악수조차 사회적·문화적 차이의 영향을 받는다. 『터치의 마술The Magic of Touch』에서 셰리 코언Sherrie Cohen은 "악수는 동굴에 살던 원시인이 후손에게 물려준 유산이다. 그것은 접촉은 물론 계약으로서의 터치, 즉 우리는 이제 동등하며 서로 신임할 수 있다고 말하는 터치다"라고 말했다.[20] 코언은 '장갑 악수'를 비롯해 악수의 여러 다른 유형들을 설명했다. 장갑 악수는 정치인이 상대방의 손을 두 손으로 감싸며 악수하는 것으로 정치인의 악수라고도 한다. 또한 무법자처럼 '손마디를 분쇄할 듯이' 악수하는 사람도 있고, 상대와 거리를 두려는 듯이 '뻣뻣한 무사들처럼' 악수하는 사람도 있고, 힘자랑하듯이 '팔뚝을 움켜잡으며' 악수하는 사람도 있고, 왕족과 악수하듯이 '허리 굽혀' 악수하는 사람도 있다. 이 외에도 손끝만 살짝 잡는 '밥맛wet noodle' 악수로는 세상을 정복하지 못할 것이며, '손마디를 부술 듯한' 악수로는 친구를 얻지 못할 게 분명하다.

포옹도 마찬가지로 다양하다. 『아빠의 포옹The Daddy's Hug Book』이라는 책에는 상당히 많은 종류의 포옹 삽화가 실려 있는데, 그것들 대부분은 뻣뻣한 악수라고 할 수 있다. 'A 자' 포옹에서는 상대의 궁둥이가 문자 A의 형태로 튀어나왔고, '아기 트림' 포옹에서는 등 토닥임이 그렇게 다정해 보이지 않는다. 몇 년 전 세계에서 가장 많은 사람이 포옹하는 행사를 하기 위해 서던캘리포니아대학교 캠퍼스에 1만 5천 명이 모여 포옹할 때의 각양각색 자세를 생각해보라. 이런 관습이 어떻게 진화하는지는 분명하지 않지만 어린이들은 아주 어린 나이에 받은 특정 유형의 접촉에 익숙해진다. 예컨대 미국의 아기는 아이안전의자에 담겨 다니며 칼라하리사막의 아기는 몸에 걸치는 아기 포대에 담겨 다닌다.

플로리다대학교의 심리학자인 시드니 주러드Sidney Jourard는 세계 곳곳의 카페를 다니며, 커피를 마시고 있는 두 사람이 서로 터치하는 횟수를 기록했다.[21] 런던에서는 누적 기록이 0이었고, 플로리다 게인스빌에서는 2회, 파리에서는 110회, 푸에르토리코 산후안에서는 180회가 넘었다. 사회학자들 대부분은 스페인, 프랑스, 이탈리아, 그리스, 터키, 이집트 같은 지중해 국가의 사회는 접촉을 선호하는 반면에 네덜란드, 영국, 미국 같은 북쪽 국가의 사회는 그렇지 않다는 데 동의할 것이다.

어떤 이들은 일반적으로 접촉량은 종교적 실천과 관련이 있다고 제시한다. 예를 들어 영국인과 미국인은 그들의 청교도적인 개신교 배경 때문에 접촉을 덜 한다. 그러나 터치 행동은 그 나라에 널리 퍼진 정치적 또는 종교적 믿음을 엄격하게 따른다고 할 수는 없다. 만약 그렇다면 이탈리아나 그리스처럼 종교적인 나라의 사람들은 신체적으로 더욱 억제되어야 할 것이다. 그러나 그 반대라고 하는 것이 맞아 보인다. 왜냐하면 그리스나 이탈리아 사람들은 세상에서 터치를 가장 많이 하는 사람들에 속하기 때문이다. 그리스 가정을 방문하는 낯선 손님은 따뜻한 포옹과 뺨 키스로 환영받는다. 이탈리아인은 터치하는 사람들로 세계적으로 유명하다. 스웨덴인은 섹슈얼리티에 대해 자유분방한 태도를 지녀서 개신교적 제약을 거부하는 것처럼 보인다. 그러나 적어도 종교적 의미에서는 터치가 비교적 억제되며, 포옹이나 어깨동무를 하는 터치 동작은 흔하지 않다.

몬터규는 "영국은 특이한 사람들로 가득한 나라다. 어른들은 좀처럼 서로 터치하지 않는다. 자신의 아빠나 엄마를 우연히 터치해도 사과하는 사람들이다. 물론 이것은 아이 양육보다 말 양육에 더 많은 관심을 두는 것을 의미하는, 혈통 좋은 가족들의 규칙이었다"라고 밝혔다.[22]

심지어 내과의인 P. 헤일링스P. Heylings는 ≪영국의학저널British Medical Journal≫에 '노 터치 전염병: 영국병'이라는 제목으로 글을 기고하기도 했다.[23] 그가 서술한 증상들은 외로움과 고립감, 다른 사람의 충성심에 대한 의심, 불안감, 정서적 억제, 타인의 갑작스러운 터치나 타인을 갑자기 터치하는 것에 대한 유별난 반응, 가까이 서 있는 사람과의 의사소통 불가, 치료 형태로서의 마사지에 대한 반감이다.

∞ 성별 차이

성별 차이는 터치 연구에서 자주 등장한다. 어떤 병원에서 연구한

바에 따르면, 터치받은 환자들 중에서는 85퍼센트가, 터치받지 않은 환자들 중에서는 53퍼센트만이 병원과 병원 직원들에게 긍정적으로 반응했다. 더욱이 터치받은 환자들은 명백하게 더 빨리 회복되었다. 연구원 J. A. 피셔J. A. Fisher와 S. J. 갤런트S. J. Gallant가 더욱 신중하게 통제한 연구의 보고서에는 터치받은 사람들의 성별이 포함되었다.[24] 터치된 여성들은 그렇지 않은 여성들보다 수술 관련 불안감이 더 적다고 한 반면 터치된 남성들은 불안감이 더 많다고 했다. 또한 터치된 여성들이 손을 뻗어 간호사의 손을 터치하는 행동을 남성들보다 더 많이 했으며 혈압도 더 낮은 경향이 있었다. 연구원들은 터치가 남성을 더욱 취약하고 의존적인 느낌이 들게 만들 수 있다고 말했다.

남성과 여성은 다르게 사회화되었기 때문에 터치에 다르게 반응한다. 여성은 종종 남성보다 열등하다고 간주되고 취급받기 때문에 남성보다 더 자주 터치되는 것이라고 몬터규는 암시했다.[25] 주러드의 연구에서는 여자아이가 남자아이보다, 그리고 나중에는 딸이 아들보다 부모의 터치를 더 자주 받는다고 밝혔다.[26] 주러드와 루빈Rubin의 또 다른 연구에서는 부모 모두 딸을 터치할 때 아들을 터치할 때보다 더 많은 곳을 터치했고, 마찬가지로 아들보다는 딸이 부모 몸의 더 많은 곳을 터치했다.[27] 터치에 관한 성별 차이는 이런 초기의 터치 차이에서 비롯될 수 있음을 생각할 수 있다. 우리는 터치가 결핍된 동물들이 더욱 공격적이 된다는 것을 알고 있다. 그렇다면 소년들에게서 보이는 더 공격적인 행동은 소년들이 부모의 터치를 자주 받지 못한 데서 기인할 것이다.

성인들 사이에서는 성별에 따른 차이가 더 크게 나타났다. 연구원 낸시 헨리Nancy Henley의 연구들에서는 여성이 남성을 터치하는 것보다 남성이 여성을 터치하는 빈도가 더 높은 것으로 밝혀졌다. 남성이 여성보다 지위status가 더 높기 때문이라는 것이 가장 그럴듯한 이유다.[28] 이런 서열적 사고방식이 아마도 요양원에서 남성 노인이 여성 노인보다 적게 터치되는 이유일 것이다. 헨리는 또 여성의 신분이 남성보다 더 높을 때 여성이 터치 행위를 주도할 가능성이 더 크다고 밝혔다.

이런 차이들은 남성보다 여성이 여러 사람(엄마, 아빠, 동성 혹은 이성 친구들)에게서 더 자주 터치를 받는다는 점과도 관련이 있을 것이다. 또한 여성이 예컨대 산부인과 정기 검진 같은 의료적 상황에서 터치에 더 많이 노출된다는 점과도 관련이 있다. 일반적으로 남성은 특히 의료적 상황에서 터치를 더 적게 경험한다. 이런 이유로 터치는 여성 환자에게는 안도감을 줄 수 있어도 남성 환자에게는 지장을 초래할 수 있다. 또 다른 가능성은 병원의 간호사는 대부분 여성이므로 여성 환자는 동성 간호사에 의해 터치되는 반면, 남성 환자는 이성 간호사에 의해 터치된다는 점과 관련이 있다. 그 밖의 자료는 손과 어깨를 터치하는 것이 보통 성적 행동으로 해석되지 않는다는 점을 시사하지만, 이런 상황에서 남성은 터치를 성적인 것으로 오해할 수도 있다. 여전히 남은 또 다른 가능성은 남성이 여성 간호사를 지위가 낮다고 본다는 것이다. 앞에서 언급했듯이 지위가 높은 사람이 지위가 낮은 사람을 터치할 가능성이 더 많으며 반대의 경우는 드물다. 그리고 자신의 지위가 더 높다고 여기는 사람들은 지위가 낮은 사람이 자신을 터치하면 기분이 상할 수도 있다.

지위 가설the status hypothesis은 헨리가 행한 여러 연구에서 나왔다.[29] 쇼핑센터, 은행, 대학 캠퍼스와 같이 은밀하지 않은 공공장소에서는 여성이 남성을 터치하는 것보다 남성이 여성을 터치하는 경우가 더 많았다. 게다가 노인이 젊은이를 터치하는 것보다 젊은이가 노인을 더 자주 터치했다. 또한 고소득자가 저소득자에게 터치하는 경우가 그 반대 경우보다 더 빈번했다. 그러나 이런 사례들은 공공장소에서만 나타났다. 더욱 은밀한 상황에서는 터치가 성에 따라 다르게 나타나지 않는다. 브렌다 메이저Brenda Major는 공항에서와 같이 더욱 친밀하게 인사하거나 작별하는 상황에서는 성별에 따른 차이가 없다고 밝혔다.[30] 남성이 터치를 주도하고 여성은 받기만 할 가능성도 많지 않다. 이성 간의 터치는 동성 간의 터치보다 더 자주 일어났다. 여성끼리, 그리고 남성끼리의 터치는 거의 같았다. 같은 연구에서 어린이들이 관련된 터치를 관찰한 결과, 소년들보다는 소녀들이 터치를 더 많이 주도했으며 소년을 제외한 모든 이로부터 더 많이 터치받았다.

사람들이 서로 어디를 터치했는지 파악하기 위해 주러드는 앞과 뒤

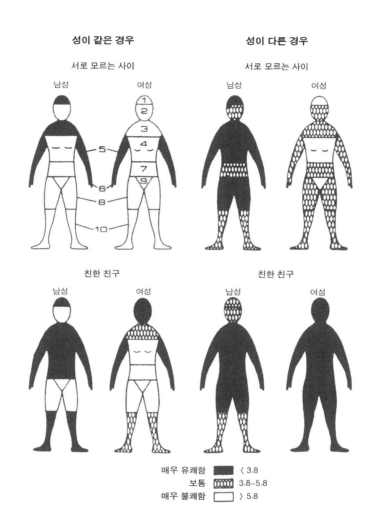

성이 같은 경우

서로 모르는 사이

남성   여성

친한 친구

남성   여성

성이 다른 경우

서로 모르는 사이

남성   여성

친한 친구

남성   여성

매우 유쾌함	■	〈 3.8
보통	▨	3.8~5.8
매우 불쾌함	☐	〉 5.8

| 그림 2-1 | **터치되는 신체 부분을 코드화한 시드니 주러드의 도해**

자료: Nguyen, T., Heslin, R., and Nguyen, M. L. 1975. "The Meanings of Touch: Sex Differences". *Journal of Communication* 25: 92-103 and *Nonverbal Communication, Sage's Annual Review of Communication*.

를 각각 11군데로 나눈 신체 그림을 사용해서 친구들이 어디를 터치하는지 관찰했다(〈그림 2-1〉).[31] 그 결과 손, 아래팔, 위팔, 어깨, 머리, 이마가 다른 신체 부위보다 터치를 더 많이 받았다. 그런데 여기에서도 성별에 따라 차이가 나타났다. 여성들은 넓적다리, 입술, 가슴에 대한 터치를 모두 성적으로 느낀 반면, 남성들은 그런 부위에 대한 터치를 우호적이고, 따스하고, 애정 어린 것으로 감지했다. 이렇게 남녀의 다른 해석은 병원이나 요양원 환경에서 어째서 남성이 여성 간호사에게 적게 터치되는지를 부분적으로 설명할 수 있을 것이다.

성별에 따른 차이는 취학 전 어린이들에게서는 나타나지 않는다. 우리는 마이애미대학교의 유치원에서 행한 연구에서 여아와 남아가 선생님과 다른 아이들에 의해 거의 똑같은 신체 부위를 터치받는다는 것을 주목했다. 주로 머리, 아래팔, 위팔, 어깨, 머리, 이마가 터치되었다.[32] 터치가 어린아이에게 미치는 영향력은 준 트리플렛June Triplett과 세라 아네슨Sarah Arneson이 수행한 연구에서 실증된다. 이 연구는 소아과 병동에 있는 취학 전 연령의 어린이들을 두 그룹으로 나누어 진행했다.[33] 아이들이 고통스러워할 때 한 그룹은 말로만 위로받았고, 다른 그룹은 말과 촉각으로 동시에 위로받았다. 촉각 위로에는 안아주기, 토닥여주기, 흔들어주기, 쓰다듬어주기 등이 있었으며 고무젖꼭지도 제공되었다. 그 결과 말로만 위로했을 때는 40회 가운데 7회만이 어린이를 진정시키는 데 성공했지만, 말과 촉각을 동시에 사용해 위로

했을 때는 60회 가운데 53회가 성공했다.

∞ 터치와 노화

몬터규는 터치와 노화에 대해 현명하게 서술했다.

> 누구나 오래 살기 원하지만 늙고 싶어 하는 사람은 아무도 없다. 누군가 적절히 표현했듯이 노인들에게 이 말은 불쾌한 말장난이다. 대답은 당연히 젊어서 죽는 것이다 — 최대한 늦게. 하지만 이는 대체로 정신의 문제에 해당한다. 대부분의 경우 몸은 우리가 육신을 떠날 준비를 하기 오래전에 이미 낡고 헌다. …… 세월이 흐르면서 피부는 칙칙해진다. 그러나 우리 안의 정신은 좋은 와인처럼 세월과 함께 숙성될 수 있다. …… 촉각적 욕구는 나이가 들어도 변하지 않고 오히려 더 증가하는 것 같다.[34]

사람들 사이의 터치는 건강에도 영향을 준다. 예를 들어 노인들은 터치받은 다음에는 단백질같이 더 건강에 좋은 음식을 더 많이 먹었다.[35]

역설적이게도 어떤 사람들은 나이가 들수록 더 많이 터치받기를 원한다. 하지만 많은 사람이 노인을 터치하는 것을 좋아하지 않기 때문에 노인이 친구나 가족에 의해 터치될 기회는 현저히 줄어든다. 예를 들어, 간호학과 학생들은 노인을 터치하는 행위를 상당히 불안해한 다.[36] 요양원에서 부부들은 종종 서로 떨어져서 생활하는데, 이 점이 터치를 어렵게 만든다. 침상이나 디자인이 형편없는 휠체어도 터치에 또 다른 장애가 된다. 이런 장애들은 요양원에 거주하는 노인들에게 특별한 터치 기회를 추가로 마련해야 할 필요성을 부각한다. 손에 쥘 만한 물건들, 그들이 터치해줄 수 있는 아이들과 애완동물, 다양한 마 사지, 신체적 접촉이 있는 춤추기를 통해 그런 기회를 만들 수 있다.

『즐거움을 위한 터치Touching for Pleasure』에서 아델 케네디Adele Kennedy 와 수전 딘Susan Dean은 요양원에서 저녁 식사 시간에 사라져버린 두 사 람과 관련된 사건을 밝혔다. 이 사건은 보호시설로 보내진 노인들이 지닌 터치 문제를 극적으로 보여준다.

비상경보가 요양원 전체에 재빨리 퍼지고 수색이 시작되었다. 모든 방과 침대는 비어 있었고 문밖 테라스에도 아무도 없었다. 어떤 간호사가 수납장에 서 약물이 없어졌는지를 확인하려고 문을 열다가 소리를 질렀다. 거기 한 남 성과 한 여성이 있었다. 그들은 침묵 속에서 껴안고 있었다. 간호사는 급히 경 비원을 불렀다. '성 범죄자' 두 명은 분리되어 사람들의 호위를 받으며 각자의 방으로 돌아갔다. 가족들이 불려오고, 회의가 열리고, 의사들이 그들과 상담 했다. 두 난잡한 범인은 이제 더 이상 접촉하면 안 된다고 의견이 모아졌다. 두 노인은 창피를 당해 어찌할 바를 모른 채 두려움과 죄책감에 시달리면서 친구들과 가족에게서 급격히 멀어지기 시작했다. 그 일이 일어난 지 몇 주 지나지 않아 두 노인 모두 세상을 떠났다.[37]

∞ 노인을 위한 터치 치료

연구원 P. M. 오닐P. M. O'Neil과 K. S. 캘훈K. S. Calhoun은 요양원에 있는 70세 이상 노인 42명을 대상으로 한 연구에서 '감각 결손'과 과민성, 건망증, 부주의한 차림새나 식습관 같은 노인성 특성들 사이의 상관관계를 발견했다.[38] 마사지와 빈번한 쓰다듬기, 포옹, 손과 팔 안마를 받은 요양원 노인들은 볼을 어루만져주는 것도 좋아했다. 또한 그들의 머리를 다정하게 터치해주곤 했더니 노인성 징후를 거의 보이지 않았다. 그들은 터치를 자주 받지 못한 요양원 노인들보다 더 기민해지고, 명랑해졌으며, 신체적으로 더 생기가 돌았다.

활기찬 노년 생활을 추구하는 단체인 세이지SAGE를 설립한 게이 루스Gay Luce는 마사지를 세이지에서 경험할 수 있는 것들the SAGE experiences 중 하나로 가르친다.[39] 루스는 먼저 남녀 노인에게 스스로 마사지하는 방법을 보여준 다음에 서로 어떻게 마사지를 해줘야 하는지 알려준다. 루스가 가르쳤던 80세 노인들 대부분은 서로를 마사지해주면 마음이 느긋해지고 위로가 된다고 생각했다. 그들 가운데는 몇 년 동안 터치 받지 못하거나 터치를 자신의 파트너에게만 연관시킨 사람들이 있었다. 또한 터치는 그들을 긴장시키고 향수에 젖게도 만들었다. 하지만 그들은 대부분 이런 종류의 터치를 위협적으로 보지 않았다. 이런 터치는 예측적이며 배우기가 매우 쉬웠기 때문이다. 루스는 또한 등 마사지를 해주는 것이 등 마사지를 받는 것만큼 때때로 만족스럽다는 점도 알아냈다.

또 다른 연구에서 J. 린치J. Lynch와 그의 동료들은 애완동물을 키웠던 노인이 키우지 않았던 노인보다 오래 살았다고 보고했다.[40] 애완동물을 쓰다듬을 때 사람들은 혈압이 낮아졌다. 이런 이유로 애완동물을 매개로 하는 치료는 굉장히 영리적인 사업이 되고 있다. 이제 애완동물은 복종 훈련만큼 치료 훈련도 빈번하게 받는다. 동물병원에서 안락사를 당할 뻔했던, 또는 '맹인 혹은 심신장애인을 위한 애완동물' 훈련을 완수하지 못한 많은 애완동물이 병원 시설, 주거 시설, 어린이 쉼터, 노인 요양원에 배치된다. 애완동물은 심리적 장애가 있는 어린이를 치료하는 데도 도움이 된다. 정신과 병동에 있는 어린이들은 애완동물과 놀았을 때 잠도 더 잘 자고 덜 우울해했다. 또한 암에 걸린 어린이들이 항암 화학요법을 받으러 갈 때 애완동물과 놀게 하면 늘 하던 예기성 구역질을 덜 하게 된다.

터치 연구소에서 우리는 애완동물 대신 신생아를 치료사로 설정해 노인을 위한 터치 연구를 수행했다.[41] 우리는 아기를 마사지하는 '조부모' 지원자들(〈사진 2-1〉)과 스스로를 마사지하는 '조부모' 지원자들을

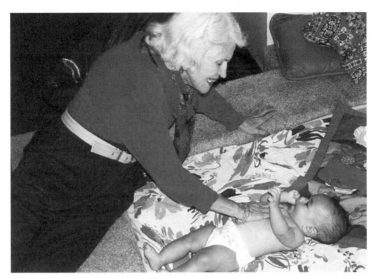

| 사진 2-1 | **아기를 마사지하는 '조부모' 지원자**

비교했다. 양쪽의 경험은 모두 생활방식을 변화시키는 긍정적인 결과를 불러왔다. 참가한 노인들은 사회적 접촉을 더 많이 하고, 커피도 덜 마시며, 의사의 진료실에도 훨씬 덜 들렀다. 나아가 양쪽 지원자들은 수면 패턴 향상, 우울증 감소, 스트레스 호르몬 감소와 더불어 자존감이 크게 향상되었다. 그런데 놀랍게도 이 효과는 조부모 지원자들이 스스로를 마사지했을 때보다 아기를 마사지했을 때 훨씬 더 컸다. 무엇보다 스트레스 호르몬이 훨씬 더 많이 감소했다.

조부모 지원자인 세라Sarah가 우리에게 말했다. "아기를 마사지하면 내가 살아 있는 느낌과 다시 젊어지는 느낌이 들어요." 은퇴한 소아과 간호사인 세라는 수년 전에 남편을 잃었다. 그렇지만 세라에게는 자녀와 손주들이 남아 있었다. 그러나 그들이 반대편 해안에 살고 있기 때문에 세라는 터치를 받지 못할뿐더러 손주들에게도 터치를 거의 해줄 수 없었다. 세라는 이전에 소아과 간호사로서 늘 해왔던, 아이들을 터치하는 일을 전혀 할 수 없었다. 어린 아기를 마사지하는 일은 그녀에게 터치 자극을 주었을 뿐만 아니라 손주 같은 아기들과 지내는 시간도 제공했다. 더구나 아이들을 다시 돌볼 수 있다는 사실이 그녀의 자존감 향상을 도왔다.

∞ 의미 있는 타인들이 해주는 터치

사회적 터치social touch도 상황에 따라 다르다. 예를 들어 카페보다는 공항의 출발·도착 라운지에서 더 많은 터치 행위가 일어난다. 예컨대 공항을 배경으로 한 연구의 경우 여행객의 60퍼센트가 사회적 터치를 보여주었다.[42] 터치가 공항에서 더 많이 일어나는 이유는 매우 가까운 사람들이 종종 그곳에서 헤어지기 때문이다.

터치는 연인들 사이에서 가장 높은 비율로 발생하며, 대체로 덜 친밀한 관계보다는 낭만적인 관계가 터치 행위와 더 많이 연관된다. 몬터규는 사랑과 터치는 '불가분'하다고 말했다.[43] 신체적 터치는 사랑의 다섯 가지 표현 중 하나다.[44] 손잡기, 포옹하기, 키스하기, 서로 끌어안기, 애무하기, 어루만지기가 낭만적 터치의 본보기다. 육체적인 애정 표현은 관계 만족도와 높은 관련성이 있으며, 심지어 터치가 부족하면 낭만적 관계가 바로 끝날 수도 있다.[45]

의미 있는 타인이 해주는 터치는 스트레스도 완화할 수 있다. 예를 들어, 부부에 대한 한 연구에서 여성들은 실험실 스트레스 요인에 노출되었다.[46] 참여자들은 각각 배우자와 상호작용이 전혀 없는 그룹, 말로 사회적 지지를 해주는 그룹, 신체적 접촉(신체적 접촉은 목과 어깨 마사지로 통일했다)을 하는 그룹으로 배정되었다. 그리고 스트레스에 노출되기 전에 배우자와 10분 동안 상호작용을 했다. 연구 결과, 스트레스에 노출되기 전에 배우자와 신체적 접촉을 한 여성들은 스트레스를 받은 뒤 플라스마 옥시토신plasma oxytocin('사랑' 호르몬) 수치에는 차이가 없었지만 스트레스성 물질인 코르티솔cortisol 수치 및 심박수 반응이 상당히 낮게 나왔다. 타액의 옥시토신salivary oxytocin이 증가했고 알파 아밀라아제alpha amylase(스트레스 호르몬)는 감소했으며, 남성들의 최대혈압은 더 낮아졌다. 또 다른 연구에서는 커플의 따뜻한 터치가 복합적인 스트레스 감응 시스템에 긍정적인 영향을 주었다. 즉, 타액의 옥시토신이 증가했고 알파 아밀라아제는 감소했다.[47] 남편들도 아내와 상호작용을 한 후에 최대혈압이 더 낮아졌다.

옥시토신은 따뜻한 사회적 접촉은 물론이고 스트레스에 반응할 때도 증가한다고 알려져 있다. 우울증은 강한 스트레스와 사회적 접촉에서 받은 보상이 적을 때와 관련해 생각해볼 수 있다. 따뜻한 터치를 받은 후 옥시토신이 증가했다고 보고했던 연구 그룹은 우울 증상이 옥시토신에 미치는 영향을 파트너의 '따뜻한 터치'가 줄일 수 있을지를 판단하기 위한 연구를 했다.[48] 실험 결과, 우울 증상 점수가 더 높은 실험 대상자들이 따뜻한 터치를 받기 전에 플라스마 옥시토신 수치가 더 높았다는 사실이 밝혀졌다. 또한 주관적으로 지각된 스트레스도 더 강한 우울 증상 및 플라스마 옥시토신과 연결되었다. 스트레스를 받기 전, 따뜻한 접촉 그룹은 10분 동안 손을 잡고 낭만적인 비디오를 본 다음 20초 동안 파트너와 포옹했다.[49] 스트레스를 유발하기 위해 제시한 대중 연설 과제에 대한 반응에서는 과제를 받기 전에 파트너로부터 밀도 높은 따뜻한 터치를 받은 사람들이 받지 못한 그룹에 비해 최대혈압과 최소혈압이 더 낮았고 심박수도 증가했다. 같은 연구 그룹의 또 다른 연구에서, 파트너의 따뜻한 접촉이라는 더 큰 격려는 더 높은 플라스마 옥시토신 수치와 연관성이 있었다.[50] 여성의 경우 더 큰 격려는 더 낮은 최대혈압과 관련이 있었고, 여성의 더 높은 옥시토신 수치는 기준보다 낮은 혈압 및 더 낮은 노르에피네프린norepinephrine과 연결되었다. 또한 교감신경 활동과 혈압에 대한 심장 보호 효과의 잠재력은 여성이 더 클 것으로 예상되었다.

배우자나 파트너들의 빈번한 포옹도 혈압을 낮추고 옥시토신 수치를 높이는 현성과 연관성이 있다.[51] 다른 그룹이 행한 연구에서, 옥시토신은 애인이 없는 사람보다 새로운 연애를 시작한 사람들에게서 상당히 높게 나타났다. 그들의 높은 옥시토신 수준은 여섯 달 후에도 줄지 않았으며, 개인적 안정성이 매우 높게 나타났다. 옥시토신은 사회적 초점, 긍정적 영향, 애정 어린 터치, 한 쌍의 동기화된 상태들을 포함한 커플의 상호적 호혜성과 연관되며, 파트너와의 관계에 대한 불안이나 걱정과도 관련이 있었다.[52]

루스 펠드먼Ruth Feldman은 옥시토신과 인간의 사회적 제휴에 관한 최근 리뷰에서 자신의 생애에 걸친 복합적 애착에 관한 연구들이 다음과 같은 주장을 증명한다고 결론지었다. 즉, 옥시토신 시스템은 부모, 이성, 자녀에 대한 인간의 애착에 필요한 신경호르몬 기질the neurohormonal substrate을 제공하고, 옥시토신은 개개인에게서는 시간이 흘러도 안정적이며 파트너들 사이에서는 서로 영향을 준다는 것이다.[53] R. I. M. 던바R. I. M. Dunbar는 옥시토신이 평안감과 자족감을 불러일으킨다고 시사했다. 또한 교합이나 출산 마사지 같은 기계적인 자극이 엔도르핀endorphine, 도파민dopamine, 세로토닌 분비를 증진할 수 있다고도 말했다.[54] 이러한 많은 연구에 의하면, 터치가 이루어지는 동안 시각적·청각적 자극도 일어나는데, 이것은 터치의 효과를 혼란스럽게 만든다. 그러나 이것이 실제 상황에 더 가깝다.

∞가상현실 터치 기기

터치 기기는 멀리 떨어져 사는, 이른바 주말부부를 위해 개발되었
다. 말 그대로 손 닿는 거리를 유지하자는 '킵 인 터치keep in touch' 직물
터치 스크린은 모니터에 씌운 특수 직물에 파트너의 흐릿한 이미지를
보여준다.[55] 파트너가 신체의 여기저기를 터치하는 데 따라 이미지의
초점이 맞춰진다. 또한 공기 주입식 조끼 같은 포옹 기계들도 만들어
졌다.[56] '포옹 셔츠hug shirt'는 포옹의 강도와 온기는 물론 포옹하는 사람
의 심장박동까지 감지할 수 있다. 그러나 이러한 기기들이 실제 터치
를 대체할 것 같지는 않다. 무엇보다 피부 자체가 사회적 터치에서 중
요한 역할을 하기 때문이다.[57]

적어도 한 연구에서 참여자들은 피부의 매끄러움과 부드러움이 기
분 좋다고 평가했고, 자신의 피부는 타인의 피부보다 덜 기분 좋다고
평가했다. 또한 피부의 매끄러움과 부드러움은 기분 좋다고 평가했고
끈적거림은 기분 나쁘다고 평가했다.[58] 비슷한 연구에서 질감의 차이
는 감정의 차이를 불러일으켰다. 데님, 왁스, 사포, 비단의 질감에서는
각각 우울함, 당혹감, 안도감, 만족감을 느꼈다.[59]

∞ 터치 행위와 협동

사람들은 여러 상황에서 터치에 긍정적으로 반응했다. 관찰 연구의 참여자들 혹은 고객들은 터치 행위가 수반될 경우 요구에 더욱 호응했다.[60] 예를 들어 버스에 무임승차하려는 승객이 운전기사를 터치할 경우 무임승차를 얻어낼 공산이 더 컸다.[61] 또 판매원의 터치를 받은 고객은 판매원을 더 긍정적으로 평가했다.[62] 교사가 학생에게 칠판에다 수학 문제를 풀어보라고 하면서 학생을 터치해주면 학생이 해답을 더 잘 구했다.[63]

뉴잉글랜드에서는 공적 행동에 미치는 터치 효과를 밝히기 위해 또 다른 관찰 연구들을 진행했다. 한 연구에서는 판매원이 맛보기 피자를 건네면서 쇼핑객을 터치했는데,[64] 터치받은 고객들은 그 판매원에게 더 많은 영향을 받았다. 그들은 그 판매원을 더 좋아했고, 상당수가 그 판매원이 자신을 더 좋아한다고 느꼈다. 마찬가지로, 한 음식점에서는 여성 종업원들에게 거스름돈을 건넬 때 손님들을 터치하도록 요구했다.[65] 그 결과 터치받은 손님이 더 많은 팁을 내놓았다. 그렇지만 음식이나 서비스의 질에 대한 그들의 평가는 터치되지 않은 사람들과 전혀 다르지 않았다. 또 다른 연구에서는 도서관 사서들에게 책을 대출하는 학생들의 손을 터치하는 행동과 터치하지 않는 행동을 번갈아가며 하도록 했다.[66] 터치는 순식간에 이루어졌으며 학생들 절반이 터치받은 사실을 기억조차 못했지만, 터치받은 학생들이 도서관에 대해 더 긍정적으로 느끼는 것으로 나타났다. 그렇지만 터치는 남학생과 여학생에게서 다른 효과를 보였다. 여학생이 터치에 우호적으로 반응한 데 비해 남학생은 상반된 감정이 병존했다. 남성 사서의 터치를 받은 남학생은 특히 부정적인 반응을 보였다.

터치의 양은 협동에 영향을 주었다. 두 번 터치하는 것이 한 번 터치하는 것보다 더 효과적이었다.[67] 이 연구에서 연구원들은 참가자들을 한 번이나 두 번 터치하거나 혹은 전혀 터치하지 않았다. 한 번도 터치하지 않았을 때보다 두 번 터치했을 때가 설문지를 완성하는 데 더욱 협조적이었다. 놀랍게도 여성 연구원이 남성 참가자를 터치했을 때 더욱 효과적이었다. 이전의 연구에서는 터치가 남성 환자들에 비해 여성 환자들에게 더욱 긍정적인 효과가 있는 것으로 밝혀졌다.[68] 연구자들은 더 잘 협력한다는 것은 터치에 자극받았을 것으로 보이는 자존감, 인기 수용성이 더 큰 것과 연관이 있다고 시사했다.

∞ 임상 환경에서의 터치

임상 환경에서 터치가 줄어들고 있다는 우려가 늘고 있다. 일부에서는 진단이나 전통적인 의료 교육이 컴퓨터 화면상의 데이터 분석으로 대치되고 있다.[69] 영상 시험, 실험실 시험, 활력징후, 처방은 환자와 대화하지도 않고 환자를 들여다보지도 않은 채 시행되고 있다. 즉, 환자는 화면 위의 아이콘이 되었다. 이제 그들은 사람도, 환자도, 고객도 아니다. 단지 '가상 환자ipatient, 가상 고객iclient, 가상 인물iperson'이다. 침상에 누운 환자를 둘러싸고 하던 의료 토론은 이제 컴퓨터 모니터에서 이루어진다.

원격 수술은 또 다른 사례다.[70] 최소한의 외과적 원격 수술을 위해 로봇으로 작동이 가능한 전기 피부를 고안한 것은 감지 메커니즘은 물론 피부의 기계적 성질도 복제하는 것을 의미했다. 예를 들어, 나노 기기는 인간의 손가락과 거의 비슷한 방법으로 터치를 감지하게끔 개발되었다.[71] 어느 유방암 회의에서는 실리콘 유방 모형을 놓고 검진을 하는데, 검진의 수행도는 이 감지 기반 기술로 포착된다.

최근의 한 연구에서는 의료 절차나 상담에서 터치가 중요하다는 의사와 환자의 인식이 인터뷰를 통해 확실해졌다.[72] 터치는 임상 업무 과정의 한 부분으로 혹은 이런 절차나 검사와 관계없는 표현으로 행해질 것이다. 일반의 대부분과 환자들 모두는 의미 있는 터치가 의사소통의 질을 높인다고 말한다. 일반의들은 노인 환자 혹은 가족과 사별한 사람, 그리고 자신과 동성인 환자에게 터치하는 치료가 괜찮다고 보고했다. 환자 응답자는 모두 손이나 팔뚝 터치가 적절하다고 느꼈다. 그러나 일반의들은 절차적 터치 외에는 어떤 터치도 좀처럼 하지 않았다고 말하면서 터치에 대한 제한을 표명했다. 이와 달리 환자 응답자들 대부분은 의미 있는 터치는 특히 우울한 상황에서 더욱 받아들일 만하다고 믿었다. 모든 일반의 응답자는 자신들의 터치가 오해받을 수 있다고 두려워했지만, 환자들은 이런 염려 때문에 의사들이 상담 중에 의미 있는 터치를 못 하게 되면 안 된다고 말했다.

터치는 또한 정골 요법 의사들에 의해 발전되었다. 그들은 근골격계 질환, 면역 상태, 신경 질환, 내분비 질환 치료를 위해 터치한다.[73] 이를 연구한 저자들은 정골 요법 의사들이 통상적으로 터치를 통해 환자를 진단하고 치료하는 이유를 제시했다. 간호사들은 '보자, 듣자, 느끼자'라는 구호로 동료 간호사들을 고무해 환자를 진단할 때 과학기술에 과도하게 의존하기보다는 자신들의 감각을 이용해 환자에 대한 경험을 증진했다.[74] 터치는 열을 재는 데 유용하며, 더욱이 열을 받기보다 차단하는 데 더욱 유용하다고 보고되었다.[75]

또 다른 문제는 환자의 욕구다. 설문지 연구에 참여한 사람들은 환자 개인의 욕구에 민감할 필요성과 개개인의 사적 공간과 문화적 배경을 존중할 필요성을 확인했다.[76] 이 연구에서 중요한 문제는 여성 고객을 터치하는 행위가 성적인 접근으로 오해받을지도 모른다는 남성 참여자들의 염려였다. 간호 케어에서는 터치가 중요한데도 남성의 간호 케어는 문제시되었는데, 이는 그 문헌이 여성의 터치를 케어 행동으로 표준화한 반면 남성의 터치는 성적으로 표현했기 때문이다.[77]

터치의 효능은 환자의 적극적인 수용에 달려 있다고 여겨진다.[78] 간호사의 성별 차이에 관한 또 다른 연구에서는 주로 간호사, 특히 남성 간호사의 친밀한 터치에 대한 일반인들의 태도를 조사했다.[79] 그들과의 인터뷰에서는 네 개의 주제('나와 소통하라', '나에게 선택권을 달라', '나에게 성별을 물어보라', '너무 빠르지도 너무 느리지도 않게 나를 전문적으로 터치하라')가 드러났다. 즉, 일반인들은 확고하지만 거칠지 않은 터치를 원한다고 말했다.

전통적인 언어 심리 치료에서 치료사들이 터치를 어떻게 사용했는지에 관해 문헌을 검토한 한 저자는 지그문트 프로이트Sigmund Freud가 금욕의 원리를 명시한 이래로, 치료에서의 터치가 논쟁적이 되었다고 말한다.[80] 심리 치료에서 신체적 접촉은 웰빙well-being과 치료적 관계를 증진한다고 밝혀졌다. 그러나 대다수 치료사들은 전혀 혹은 거의 터치를 하지 않는다.[81]

터치의 임상적 이점은 여러 환경과 나라에서 밝혀졌다. 터치는 불안을 상당히 낮은 수준으로 낮추었지만,[82] 연구 첫째 날부터 여섯째 날까지 옥시토신 수준에서 어떤 의미 있는 변화가 발견되지는 않았다.[83] 촉각적 개입과 비촉각적 개입을 비교했던 연구에서 촉각적으로 개입한 의사는 실험 대상자들의 팔, 다리, 손을 터치했으며, 비촉각적으로 개입한 의사는 임상 기록을 읽는 척했다.[84] 그 결과 촉각적으로 개입한 경우에서 실험 대상자들의 심박수가 줄어들었다.

임상 케어에서 이루어지는 사람들 사이의 터치와 그것의 심리적 효과에 관한 최근 검토에서, 사람들의 터치가 지닌 의미심장한 효과는 더 낮은 최대혈압과 더 낮은 최소혈압, 호흡 속도 및 수면 증진, 통증 감소를 포함했다.[85] 위독하지 않은 사람들에게서 얻은 반복 가능한 결과들은 비뇨기관 도파민과 세로토닌의 상승, 자연살생세포의 독성과 타액의 크로모그라닌 상승을 포함했다. 도파민과 세로토닌은 사람을 더욱 활동적이게 하고 더욱 긍정적으로 느끼게 만드는 신경전달물질이다. 그리고 타액의 크로모그라닌 상승은 증진된 면역 기능을 나타낸다. 플라스마 코르티솔과 면역세포들에 대한 효과는 터치 압력의 양, 신체 부위, 지속 기간, 시기에 따라 다양하게 나타났다. 적당한 압력의 터치는 부교감신경의 반응을 유도해낼 수도 있다. 이것은 교감신경의 반응을 유도할 수도 있는 가벼운 터치와 대조적이다.

터치는 또한 남녀 환자 모두에게서 약물 복용 이행을 증진시켰는데 남성 환자들에게서 더 큰 증가를 보였다.[86] 또한 터치 상태에 있는 환자들은 의사들이 자신에게 더 많은 관심을 두고 있다고 여겼다.

간호사들은 자신들도 '터치'를 한다고 주장한다. 단지 피부와 직접 접촉하지는 않기 때문에 그들의 터치는 전자 에너지로 전달된다는 것이다. 이런 형태의 터치를 '치료적 터치'나 '힐링 터치'라고 부른다. 치료적 터치를 행한 어떤 연구에서는 통증 강도, 우울 지수, 수면의 질 지수가 상당히 감소했다.[87] 보도에 따르면 치료적 터치는 배양 중에 있는 조골세포와 힘줄세포의 상당한 증식으로도 이어졌다. 즉, 뼈와 힘줄에 긍정적인 효과를 가져온다.[88] 유도된 심상과 함께 하는 힐링 터치도 외상후스트레스장애PTSD 증상과 우울증 감소 그리고 정신적인 삶의 질을 상당히 개선했다고 평가받는다.[89] 또한 힐링 터치를 받은 사람들은 치료 과정 동안 자연살생세포의 세포독성이 아주 조금 감소했지만, 이완 치료와 표준 치료를 받은 환자들의 세포독성은 방사선 요법 동안에 현저하게 줄었다.[90] 나아가 힐링 터치는 이완 치료와 표준 치료를 받은 사람들과 비교했을 때 우울감을 감소했다. 그럼에도 많은 과학자는 이런 자료들을 별 볼일 없다고 여긴다. 몇몇의 힐링 터치 연구들이 잘 통제되지 못했으며, 힐링 터치 임상의가 일반적으로 사용하는 전자기장도 신체에서 4인치 떨어지지 않고 신체의 1/4인치까지 확장했다고 생각하기 때문이다.

∞ 터치와 운동 수행 능력

터치는 운동 수행 능력도 증진할 수 있다. 터치가 운동 수행 능력에 미치는 효과를 평가하기 위해 2008~2009년 정규 시즌 동안 전미 농구협회NBA 출신 선수들의 터치 행동을 코드화했다.[91] 시즌 초반기의 터치는 시즌 후반기에 팀은 물론 개인들이 더 큰 성과를 낼 것이라고 예측할 수 있게 했다. 게다가 선수의 상태와 시즌 전 예상, 그리고 시즌 초반의 수행도를 모두 고려한 다음에도 수행도가 향상될 것이라고 예측했다. 저자들은 팀 동료들의 협동적인 행동들이 터치와 팀 수행도 사이의 연관성을 설명한다고 시사했다. 터치를 가장 많이 한 팀은 보스턴 셀틱스와 LA 레이커스였으며, 터치를 가장 많이 한 선수는 보스턴 셀틱스의 스타 선수인 케빈 가넷Kevin Garnett이었다. 연구 결과에 따르면 "가넷은 자유투를 던지는 600밀리세컨드millisecond에 손을 뻗어 네 명의 선수를 터치했다"고 한다.

연구원들은 우수한 팀들이 이기고 있기 때문에 터치를 더 자주 한다는 가능성을 바로잡기 위해 새롭게 수행도를 평가했다. 점수나 승리에 근거하지 않고, 선수나 팀이 공을 어떻게 효과적으로 관리하는지를 정밀하게 측정한 것이다. 예를 들면, 득점할 수 있는 좋은 위치에 있는 선수에게 공을 보내는 어시스트와 팀의 실수로 공의 소유를 잃는 기브어웨이 비율the ratio of assists to giveaways 같은 것이다. 더 재능 있는 팀을 둘러싼 높은 기대치가 고려된 후에도 상관관계는 지속되었다. 팀 동료들과 가장 일관되고 길게 접촉했던 선수들이 수행평가에서 가장 높은 점수를 받는 경향이 있었다. 그리고 그런 선수가 속한 팀이 팀의 재능을 최대한 발휘하는 듯이 보였다.

만약 하이파이브a high five나 이에 상응하는 것이 실제로 경기장이나 사무실에서의 수행도를 증진할 수 있다면, 그것은 아마도 이런 터치가 스트레스를 줄이는 데 도움이 되기 때문일 것이라고 연구원들은 보고했다. 더 나아가 따뜻한 터치가 신뢰감이 생기도록 도와주는 호르몬인 옥시토신을 방출시키고 스트레스 호르몬인 코르티솔의 수준을 낮춘다고도 말한다. 그러나 그들은 이런 호르몬 변화에 대한 자료를 가지고 있지 않다.

≪월 스트리트 저널Wall Street Journal≫ 기자들이 수행한 또 다른 연구가 있다. '단체 포옹: 터치를 가장 많이 한 자에게 돌아가는 금메달은 어떤 올림픽 스포츠가 가져갈까?'라는 연구였다.[92] 미국과 중국의 올림픽 여성 배구 시합에서 첫 25명의 선수들을 살펴보니 코트에서 뛰는 6명의 미국 선수들이 단체 포옹을 25번 나누었다. 그 포옹들은 그들이 포옹 대신 로우파이브low fives를 교환했던 한 경기를 뺀 모든 경기에서 한 것이다. 나아가 하이파이브 6번, 더블 하이파이브 10번, 로우파이브 29번, 더블 로우파이브 2번, 엉덩이 톡톡 치기 12번이 있었다. 이는 전체적으로 83번의 터치이며, 경기가 중단될 때마다 매번 공개적 애정 표시를 평균 3번 한 것에 해당한다.

악수는 엉덩이 치기, 주먹 부딪치기, 가슴 부딪치기 등 여러 종류로 다양하게 진화했다. 더 최근의 변형 중 하나는 덜 친밀한 유형의 '브로허그bro hug'로서, 원래의 악수 방식에서 한 팔이 변형된 것이다. 브로허그는 한 손으로는 악수를 다른 한 손으로는 상대를 감싼다. 연구원들은 "마이애미대학교 의과대학에 있는 터치 연구소 소장 티파니 필드는 스포츠에서의 터치가 마사지 치료와 비슷하다고 믿는다. 즉, 운동선수의 압력수용기가 자극받을 때 주의력은 증가하지만 각성도 수준,

혈압과 스트레스 호르몬들은 낮아진다는 것이다. 필드는 여성 배구팀이 하는 단체 포옹이 일리가 있다고 말한다. '당신에게 더 많은 손이 얹히기 때문에 단체 포옹이 더 영향력 있을 것이다'라고 필드는 말했다"라며 나의 말을 인용했다. 미국 올림픽 배구 팀의 코비 브라이언트 Kobe Bryant와 르브론 제임스 그리고 팀원들은 하이파이브를 45번 주고받았다. 이는 미국 팀들 가운데 두 번째로 많이 한 것이다.

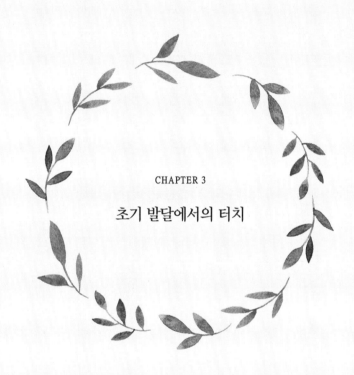

CHAPTER 3

초기 발달에서의 터치

∞동물 다루기

어미 동물이 새끼를 어떻게 다루는지를 보면 인간 아기에게도 터치가 얼마나 중요한지를 배울 수 있다. 여러 종에서 어미가 갓 낳은 새끼를 핥는 것은 순환계, 소화계, 위장계, 비뇨생식계, 면역계, 신경내분비계, 생식계, 호흡계를 비롯한 새끼의 여러 시스템의 발달에 핵심적이다. 앞서 말했듯이, 새끼 쥐는 어미 쥐가 핥아주지 않으면 죽는다. 이후 발달 과정에서도 쥐들은 자기 핥기로 스스로를 자극해야 한다. 고양이나 다른 많은 동물도 그렇게 한다.

신생아 발달에서 터치의 중요성은 어미의 행동을 모방해 새끼를 만져주는 여러 핸들링 실험들handling experiments에 의해 강조되었다. 시모어 러빈Seymour Levine과 그의 동료들이 수행한 실험적 연구는 어릴 때 손질받은 쥐들이 그렇지 않은 쥐들보다 면역 접종 후 혈액 내 항체 수준이 더 높다고 밝혔다. 항체는 감염을 물리치는 세포다. 이런 결과는 초기 터치와 면역계의 연관을 나타낸다.[1] 그 밖의 실험들은 더 큰 몸무게 증가, 활동성 증가, 두려움 감소를 보여주었고, 추가 손질을 받은 다음에는 더 큰 스트레스 저항력을 보여주었다. 빅터 데넌버그Victor Dennenberg의 실험 역시 태어나서 처음 며칠 동안 손질받은 쥐들은 몸무게가 더 나가고, 인지 과제들을 더 잘 수행했으며, 더 오래 살았다고 제시했다.[2] 더욱이 마이클 미니Michael Meaney와 그의 동료들이 행한 또 다른 연구들은 태어난 초기에 더 많이 손질받은 쥐들이 나이가 든 다음에 기억력도 더 좋다는 것을 보여주었다.[3]

쥐나 사람이나 터치가 결핍되면 성장 지연을 겪는다. 따라서 쥐는 터치 결핍이 사람에게 미치는 영향을 연구하기에 좋다. 런던에 있는 해머스미스 병원Hammersmith Hospital에 근무하는 니나 모디Neena Modi와 그의 동료들이 행한 조산아에 대한 최근 자기공명영상MRI 연구 자료는 해마the hippocampus라는 뇌의 기억 영역이 마사지를 받으면 더욱 발달될 수 있다는 점을 제시한다.[4] 이는 쥐들에게도 마찬가지다. 별도의 자극 압력이 스트레스 호르몬인 코르티솔 수준을 낮추고, 이것이 해마에 있는 신경세포를 더 크게 발달시킨다는 것이다. 이는 신생아에게도 똑같이 적용될 수 있다. 터치 연구소와 모디가 행한 조사는 단 한 번의 마사지만으로도 코르티솔 수준이 줄어든다는 것을 보여준다.[5]

어릴 적에 터치를 더 많이 받았던 사람들이 과연 노화가 덜한지는 여전히 열려 있는 질문이며, 터치 결핍의 영향이 나이가 든 이후 뒤바

꿜 수 있는지도 아직은 모를 일이다.[6] 예를 들어, 2장에서 살펴본 연구에서 마사지를 받았고 또한 아기들을 마사지했던 조부모 지원자들은 기억 증진을 경험했을 수도 있다. 그러나 그 연구에서 기억을 측정하지 않았기 때문에 우리는 그것의 사실 여부를 알 수 없다. 그런데 이런 맥락에서 몇몇 대학 전산실의 보고에 의하면, 전산실 컴퓨터 프로그래머들 가운데 인도 출신이 불균형적으로 많으며, 그들은 숫자로 된 거대한 미로를 기억할 수 있다는 것이다. 이것은 아기에게 하루에 두 번씩 마사지를 해주는 인도에 만연된 아이 양육의 실천과 관련될지도 모른다.

수십 년 전 위스콘신대학교의 해리 할로우Harry Harlow는 원숭이의 터치에 대한 고전적 실험을 수행했다.[7] 그는 타월 헝겊으로 모조 어미를 하나 만들고 철망으로 두 번째 모조 어미를 만들었다. 헝겊 모조 어미가 새끼 원숭이들 일부에게 우유를 먹였고 철망 모조 어미는 먹이지 않았다. 나머지 새끼 원숭이들에게는 반대로 했다. 새끼 원숭이들은 우유를 먹여준 철망 모조 어미보다 우유를 먹여주지 않은 헝겊 모조 어미를 더 좋아했다. 이것은 새끼 원숭이들에게 영양 공급보다 더는 아니더라도 그만큼의 터치 자극이 필요했다는 것을 말해준다. 할로우의 실험은 젖병이 장착된 철망 모조 어미보다 헝겊 모조 어미와의 접촉이 새끼 원숭이에게 더 중요했다는 것을 증명했다. 새끼 원숭이들은 보통 헝겊 어미를 꽉 붙잡은 다음 철망 어미 쪽으로 몸을 구부려 우유

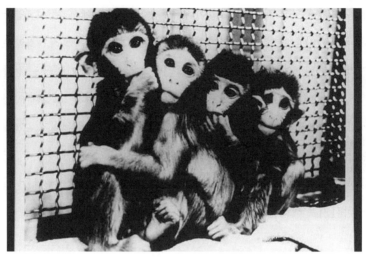

| 사진 3-1 | '추추(choo-choo)' 기차를 만든 또래끼리 자란 해리 할로우의 원숭이들

자료: Suomi, S. J. 1995. "Touch and the Immune System in Rhesus Monkeys." In *Touch in Early Development*, edited by T. M. Field, 103. Mahwah, NJ: Erlbaum.

를 조금씩 빨곤 했다. 진짜 어미나 모조 어미가 없었던 새끼 원숭이들은 그들 자신의 몸을 감싸는 양식들을 발전시켰다. 터치가 결핍된 이런 원숭이들은 성장하면서 정상적인 털 손질grooming 양식들을 발전시키지 못했고 번식에도 어려움을 겪었다. 나중의 실험에서 스티브 수오미Steve Suomi는 터치야 말로 원숭이가 친어미가 없는 상황에서 가장 그리워하는 매우 중요한 자극이라는 사실을 밝혀냈다.[8] 어미와 새끼가 유리벽으로 분리되었을 때 새끼는 어미를 터치할 수는 없어도 여전히 어미를 보고, 듣고, 냄새 맡았다. 그러나 새끼 원숭이들은 편히 살아가지 못했다. 즉, 그들의 면역 체계가 쇠약해졌다. 이런 원숭이들을 편하게 해주려고 또래 원숭이들과 지내게 하면 다행히도 면역 체계가 다시 정상으로 돌아오는 데 도움이 되었다(〈사진 3-1〉).

∞ 임신·진통·분만 동안의 터치

이른 터치는 임신의 시작부터 출발한다. 임신한 여성들은 출산 이후의 살 트임을 막으려고 종종 배에 오일 마사지를 한다. 조산사들도 질 입구 주변을 마사지하라고 권하는데, 이 부분은 분만하는 동안 늘어나며 종종 찢어지곤 한다. 자연분만 교실은 여성의 파트너에게 진통 중인 산모를 마사지하는 법을 가르친다. 이 마사지는 순환, 자궁 수축, 태반의 박리를 돕는다. 진동 기기에 반응하는 태아의 활동을 기록했던 미국과 프랑스의 연구원들에 따르면, 태아는 이 자극을 느낄 수도 있으며 진동 기기에 반응하는 것처럼 반응할 수도 있는데, 이는 태아가 진동을 감지한다는 점을 시사한다.[9] 우리 역시 임산부의 발을 마사지할 때 아주 초기의 태아들도 이에 반응해 활동이 증가한다는 점을 확인했다.[10] 동물 연구가들은 부모들의 진동 기기 사용에 대해 염려를 표했다. 닭의 태아의 경우 이런 기기들이 청각계 발달에 부정적인 영향을 주기 때문이다. 그러나 긍정적인 측면에서 진동 기기의 느리고 주기적인 운동은 양수를 평소보다 조금 더 찰랑거리게 하며, 그곳에서 자란 태아들은 훌륭한 수영 선수가 될지도 모른다.

피부는 출생 전에 가장 처음 그리고 가장 넓게 발달하는 감각기관이다.[11] 양수에 떠 있는 태아는 양수와 엄마 그리고 그녀의 배를 만지는 타인들로부터 활동적인 자극을 받아들인다. 이를 통해 태아는 점점 더 활동적으로 되어간다.[12] 또한 태아는 손가락을 빨거나 탯줄을 움켜쥐며 스스로를 터치한다.

태아는 9개월 내내 양수와 엄마의 '내부'로부터 지속적인 마사지를 받는다. 게다가 임신한 여성은 자궁 속 그녀의 아가를 자연적으로 마사지한다. 터치는 에스트로겐 관련 화학물질인 옥시토신에 변화를 가져온다. 옥시토신은 개인의 긴장을 완화하고, 터치를 증진하며, 유대를 강화하고, 수유할 때 처음 젖을 분비하기 시작하는 젖 내림을 촉진한다. 나아가 분만할 때 자궁 수축을 촉발한다.[13]

우리의 한 연구에서는 임산부 26명이 마사지 치료 그룹과 이완 치료 그룹으로 나뉘어 5주 동안 치료를 받았다.[14] 두 그룹 모두 첫 모임 이후에 불안감이 줄었다고 보고했으며, 첫 모임과 마지막 모임 이후에는 다리의 통증이 줄었다고 보고했다. 그러나 연구의 마지막 날에는 오직 마사지 치료 그룹만이 불안 감소, 기분 증진, 숙면, 등허리 통증의 완화를 보고했다. 더욱이 마사지 치료 그룹은 노르에피네프린이라는 스트레스 호르몬의 수치가 내려갔다. 그들은 분만하는 동안 합병증적인 문제를 덜 겪었으며 그들의 아기들도 출생 이후 합병증적인 문제를 덜 겪었다. 그리고 아기가 조산아로 태어나는 경우도 훨씬 줄었다.

그러나 보통 부모들이 아기 마사지의 중요성을 알지 못하는 한 마사지는 분만을 하면 끝이 난다. 『폭력 없는 탄생Birth without Violence』에서 프레데리크 르보예Frederick Leboyer 는 아기의 눈을 통해 탄생을 묘사하려고 했다.[15] 르보예는 아기를 받아내던 그의 방식을 바꾸었다. 그는 불빛을 어둑하게 하고, 소음 수준을 낮추고, 아기를 따뜻한 물속에서 마사지하며 목욕시켰다.

마셜 클라우스Marshall Klaus 와 존 케넬John Kennell 은 세계적으로 유명한 소아과 의사다. 그들은 자신들이 착수한 새로운 출산 실천을 위해 용어 몇 개를 만들어냈다. 여기에는 산과 병원에서 산모와 아기가 처음으로 함께 지내는 방식들 가운데 하나인 **모자 동실**lying-in or rooming-in 그리고 유대bonding가 포함된다.[16] 그들은 다른 언어에서 **듀라**doula를 비롯한 단어들도 가져왔다. 듀라는 그리스에서 산모가 출산하는 동안 산모와 아기 아빠를 모두 돕는 여성을 일컫는 단어다.

클라우스에 따르면, 출산 동반자인 듀라는 산모를 터치해주고 산모를 잡아주며 분만 중에 무슨 일이 일어나는지 설명해준다.[17] 그녀는 산모를 칭찬하고 힘이 되려고 애쓰며 산모의 속도에 맞춰 산모를 코치하려고 노력한다. 『초기 발달 동안의 터치Touch During Early Development』에서 클라우스가 보고했듯이, 진통과 분만 중에 듀라와 함께했던 산모들은 자신의 아기를 더 많이 쓰다듬었다. 또한 아기가 맞이하는 생애 첫 시간 동안 아기를 바라보며 더 오래 웃고 더 오래 말했다.[18] 나아가 자기 아기와 남편을 더 좋게 생각했으며, 모유 수유도 더 오랫동안 했다.

케넬에 의하면, 비산업사회 128곳 가운데 127곳에서는 분만하는 동안 또 다른 여성을 그 자리에 있게 한다.[19] 이 연구 자료에 따르면, 듀라의 동반은 출산 전후의 합병증 감소, 분만 시 투약 감소, 제왕절개 비율 감소, 분만 시간 단축, 집중 치료실로 옮겨지는 신생아 수의 감소라는 결과로 이어졌다.[20] 듀라들이 분만 소요 시간의 절반 이상 동안 다양한 방법으로 산모를 터치하는 것이 목격되었다. 산모의 머리를 문지르고 쓰다듬기, 손발 잡아주기, 초기 분만 진통에서 산모의 몸 전체를 문지르고 쓰다듬기, 후기 분만 진통, 특히 자궁이 수축하는 동안 산모의 몸 전체 잡아주기가 그 방법들이다.

분만 진통의 합병증을 줄이는 데 도움을 주고자 우리는 분만 중의 마사지 치료 연구를 수행했다.[21] 우리는 출산 준비 수업에서 여성 28명을 모집해 마사지를 받게 하고 또한 자신의 파트너로부터 분만 호흡 코치를 받거나 혹은 혼자 하는 분만 호흡(출산 준비 수업에서 배우는 기술) 코치를 받도록 무작위로 배정했다. 마사지를 받은 산모들은 우울감이 줄고 불안감과 통증도 덜 느꼈다고 보고했고, 분만 중 첫 마사지 이후 덜 동요했고 불안감도 더 작아 보였다. 나아가 그들은 상당히 더 짧은 시간에 분만했고 병원에 있는 기간도 짧았으며 산후우울증도 덜 겪었다.

근육 경련, 울혈, 산후우울증 같은 산후 합병증도 마사지 치료로 예방할 수 있다. 한 연구에서 우리는 출산 후 우울해하는 십 대 산모들에게 한 달 동안 주 2회 30분씩 마사지를 해주었다. 그 결과, 그들의 우울증과 스트레스 호르몬인 코르티솔 수치가 줄어들었을 뿐만 아니라 세로토닌 수치도 높아졌다.[22] 우리 몸의 자연 분비 물질인 세로토닌이 프로작Prozac 같이 항우울제로 쓰이는 화학물질과 똑같은 작용을 한다는 것을 감안하면, 세로토닌의 증가가 그들의 우울증 감소를 도왔을 것이다. 마사지의 또 다른 긍정적 효과는 뇌파EEG waves가 우뇌에서 좌뇌로 이동한다는 점이다. 우뇌는 부정적 정서를, 좌뇌는 긍정적 정서를 처리한다.[23] 이어서 우리는 우울해하던 십 대 산모들에게 자신의 아기를 마사지하게 했다. 이것은 아기에게는 물론 자신의 아기와 관계를 맺는 산모에게도 도움이 되었다.

거의 모든 비산업사회에서는 분만 후에 산모와 아기가 며칠 혹은 몇 주 동안 함께 지내기를 기대한다. 186곳 가운데 183곳에서 그랬다. 케넬에 의하면, 분만 중에 듀라나 의미 있는 타인에게 애무와 포옹을 받은 산모들은 분만 후 곧바로 그들의 아기를 이리저리 더듬기 시작했다. 그들은 손끝으로 아기의 팔다리를 터치하면서 더듬기 시작하며, 몇 분 안에 자신의 손바닥으로 아기 몸 전체를 마사지하기에 이른다.[24]

또 다른 연구에서 클라우스와 케넬은 산모가 아기 출생 후 첫 2시간 안에 1시간 동안, 그리고 연이은 3일간 추가로 5시간 동안 맨몸의 아기를 만지게 했다.[25] 그리고 출산 한 달 후에 인터뷰를 진행했다. 그 결과, 단지 통상적인 접촉을 한 산모들에 비해 별도로 시간을 내서 아기를 만진 산모들이 아기를 더 잘 달래고, 수유하는 동안에도 아기를 더 자주 애무하고 눈을 맞춘다는 것을 알게 되었다. 그리고 아이가 한 살이 되었을 때 정기 검진을 하는 동안 그 산모들은 의사를 도와주는 데 시간을 더 많이 쓰고 질문도 더 많이 했다. 2년 후 그들은 자신의 아이에게 질문을 더 많이 하면서도 명령은 적게 했다. 그리고 그들의 아이들이 다섯 살에 치른 지능 검사와 언어능력 검사의 점수가 더 높다는 사실을 발견했다. 케넬은 또 다른 흥미로운 점을 찾아냈다. 젊은 엄마가 그녀의 신생아와 보내는 시간의 양을 예측하기에 가장 좋은 변수는 엄마 자신이 아기였을 때 그녀의 엄마와 보낸 시간의 양이라는 것이다.[26]

산모들이 아기와 상당히 많이 접촉했다면, 산모들이 자신의 아기를 터치로 금방 확인할 수 있다는 것이 놀랍지 않을 것이다. 예루살렘에 있는 히브류대학교의 마샤 카이츠Marsha Kaitz와 그녀의 동료들이 행한 연구에 의하면, 분만 후 적어도 한 시간 동안 자신의 아기를 안아주었던 여성들은 일렬로 누워 있는 아기들 앞에서 자신의 눈을 가린 채 단지 아기들의 손과 이마를 터치하는 것만으로도 자신의 아기를 확인할 수 있었다.[27] 그러나 아빠들은 오직 손목 이름표가 있는 손을 보고 갓 태어난 자신의 아기를 확인할 수 있었다. [28] 덧붙이건대, 카이츠와 그녀의 동료들은 연인들 역시 눈을 가린 채 단지 상대의 손을 터치하는 것만으로도 서로를 확인할 수 있었다는 사실도 밝혔다.[29]

터치는 아기의 유대감 형성에 결정적으로 중요하다. 신생아 시기에 아기가 받는 애정의 대부분은 촉각적이다.[30] 아기는 젖을 먹는 동안 엄마의 젖가슴을 애정 어리게 토닥거린다. 몇 달 후에는 엄마의 얼굴을 토닥이고 키스를 나눈다. 아이가 출생하기 전후의 시기는 부모와 아이의 유대에 가장 중요한 시기로 여겨지는데, 실제로 그 유대는 아기의 탄생 전에 시작된다. 특히 지금은 부모들이 아기의 초음파 사진을 볼 수 있고 심장 소리도 들을 수 있다. 어떤 부모들은 태아에게 매일 무언가를 읽어주기도 한다.

우리는 임산부에게 초음파 피드백을 제공하는 연구를 수행했다.[31] 초음파 검사를 하는 동안 임산부들에게 그들의 태아 비디오를 보여주고 초음파 기사는 태아 몸의 부분들과 운동을 설명해주었다. 우리가 바랐듯이, 이 절차로 인해 출산 전의 불안감이 감소했다. 또한 임산부들이 자기 아기에게 더욱 애착을 갖는 것을 보며 놀랐다. 또 놀랐던 점은 이런 아기들이 초음파 피드백을 받지 않는 산모에게서 태어난 아기들에 비해 몸무게가 더 나갔고 덜 보챘으며, 부모에게 더 잘 반응한 것이다. 이는 아마 산모의 불안 수준을 낮춤으로써 태반을 통해 아기에게 전해지는 스트레스 호르몬이 더 적게 나왔기 때문일 것이다. 이 스트레스 호르몬은 태아의 성장 지연을 일으키거나 신경계 과민을 야기할 수도 있다. 예를 들면 향상된 식습관이나 수면같이, 스트레스 수준이 낮아짐으로써 개선된 산모들의 습관도 그들의 신생아가 스트레스 수준이 높은 산모에게서 태어난 아기들보다 몸무게가 더 나가고 덜 보채는 이유를 설명할 수 있을 것이다.

우리는 "당신과 당신의 파트너는 이 아기를 원합니까?"라고 질문함으로써 산후우울증을 예측할 수 있다는 것도 알게 되었다. 또한 출산 여성의 40퍼센트에게 영향을 준 산후우울증은 태어난 아기에게도 부정적인 영향을 끼친다는 점을 이제 우리가 행한 연구 조사에서 알게 되었다. 우울했던 산모에게서 태어난 아기들은 브라젤턴 신생아 행동 평가Brazelton Neonatal Behavior Assessment 수행도가 매우 낮다. 이는 시각, 청각, 사회적·비사회적 자극에 대한 반응과 신생아의 운동 행동, 스스로 달래기, 여러 반사 행동을 평가하는 검사다.[32]

우울했던 산모의 아기는 여러 얼굴을 대면할 때 주의를 덜 기울이고, 반응을 덜 하며, 청각적·촉각적·시각적 자극에 대한 지각 능력도 덜 발달된다.[33] 게다가 이 아기들의 뇌파 활동은 산후우울증을 겪는 엄마의 뇌파 활동과 비슷하다.[34] 발달 초기 단계에서의 이 차이는 아마도 아기 엄마가 임신 중에 높은 수준의 스트레스 호르몬에 노출된 데서 기인할 것이다.[35] 갓 태어난 아기들은 그들 산모와 똑같이 높은 수준의 스트레스를 보인다.[36] 아기 출생 이후 우울해하는 산모들은 그렇지 않은 산모들보다 자신의 아기를 덜 터치했는데,[37] 산모의 우울증이 계속될 때 아기의 성장과 발달은 지연된다. 만약 분만한 지 6개월이 넘었을 때도 엄마가 계속 우울하다면 일반적으로 아기는 정상보다 몸무게가 덜 나가며, 한 살 때의 베일리 인지 척도와 동작 척도 점수 Bayley mental and motor scale scores도 더 낮게 나타난다.

클라우스와 케넬은 산모가 출산한 지 얼마 되지 않았을 때 아기와 떨어져 있을 경우 무력함과 우울함을 느낀다고 오랫동안 믿어왔다.[38] 그들은 아기와 산모의 건강과 행복을 위해 산모가 아기 돌봄에 적극적으로 참여할 필요가 있다고 주장했고, 산모와 아기가 한방에서 같이 지내는 모자 동실을 시작했다. 그러자 산모는 자신의 갓난아기를 지속적으로 돌보는 일에 우선 책임이 있는 사람이 될 수 있었다. 또한 클라우스와 케넬은 출생 직후 아기를 곧장 산모의 가슴에 뉘여 서로 맨살이 닿게 하는 초기 접촉을 옹호했다(〈사진 3-2〉). 이 실천은 전 세계적으로 수십 건의 연구들을 고취했다. 종합적으로, 초기 접촉을 한 산모들이 자신의 갓난아기에게 더욱 만족감을 느꼈고, 아기의 얼굴을 바라보는 일에 시간을 더욱 쏟았으며, 시간을 더 많이 내서 아기와 상호작용을 한다고 그 연구들이 제시한다. 초기 접촉을 한 갓난아기들도 엄마와 분리되었던 아기들보다 덜 울고 엄마를 보고 더 잘 웃는다.

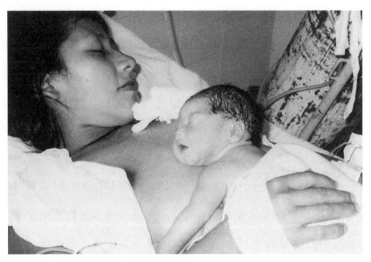

| 사진 3-2 | **맨살 접촉을 하는 엄마와 갓난아기**

자료: Gene Cranston Anderson 허가, PhD, RN, FAAN.

∞ 초기 분리

마이런 호퍼Myron Hofer 박사는 극심한 격리의 한 모형으로서 모성 분리가 어미 쥐와 새끼 쥐에게 미치는 영향을 연구했다.[39] 그는 격리 경험을 한 새끼 쥐들이 극도로 흥분 상태가 되더니 결국 죽음에 처했다는 점에 주목했다. 태아는 자궁 안에서 지속적인 촉각적 자극을 받으며 어미의 심박수, 호흡수, 그 밖의 생리적 리듬으로부터 피드백을 받는다. 그러나 출생 이후 새끼 쥐는 이 모든 것 없이 세상 밖에 나와 있다. 출생 직후 결정적인 시기에 새끼 쥐가 과대 흥분 상태가 되지 않으려면 어미 쥐의 열 자극과 촉각적 자극이 필요하다. 이에 호퍼 박사는 난로를 부드러운 털로 감싸서 어미 쥐를 대신하는 모조 어미를 만들어 보려고 시도했지만 가짜 어미로는 새끼 쥐들을 정상 상태로 되돌릴 수 없었다.

∞ 조산

너무 일찍 태어난 아기는 엄마와 격리되는데, 가끔은 상당히 오랜 기간 격리된다. 이때 조산아들은 터치가 심각하게 부족한데, 그들을 계속 살아 있게 하기 위해서 처음 며칠 동안 그들을 인큐베이터 안에 두기 때문이다. 앨런 고트프리트Allen Gottfried 박사에 의하면, 이런 조산 아들은 인큐베이터 안에서 대부분 비사회적인 터치를 받는다.[40]

상당수 신생아 집중 치료실에는 '최소한의 터치' 혹은 '노 터치' 같은 경고 사인이 붙어 있다. 아프고 미숙한 갓난아기에게는 어떤 자극이라도 생리적 혼란을 야기할 수 있다는 염려 때문이다. 이런 실행은 혈액 채취를 위해 바늘로 찌르거나 생명 유지를 위해 영양 공급용 튜브를 삽입하는 침습적 터치가 무호흡(호흡의 일시 정지)과 느린 맥박(심장박동이 느려짐)같이 바람직하지 못한 결과로 이어졌기 때문에 행해지게 되었다. 불행하게도 조산아에게는 모든 종류의 터치가 부정적 범주로 뭉뚱그려져 취급된다. 거기에는 부드러운 터치는 물론이고 긍정적인 영향을 준다고 밝혀진 종류의 터치들까지 포함된다. 예를 들어 우리가 수행한 연구에서는 빨 수 있는 고무젖꼭지를 받은 아기들이 혈액 채취 절차가 진행되는 동안 덜 울었다(〈그림 3-1〉). 이는 빠는 행위와 우는 행위가 양립할 수 없기 때문일 것이다.[41] 마찬가지로 우리가 아기들을 쓰다듬을 때 그 아기들은 각성되었고, 생리적인 혼란에 빠지기보다 오히려 조용해지면서 정신이 초롱초롱해졌다.[42]

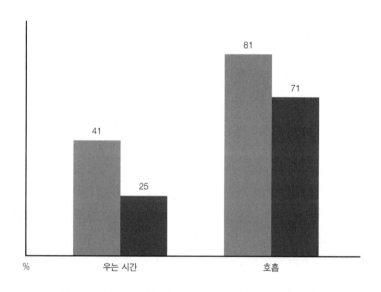

| 그림 3-1 | **비영양적 빨기를 하는 동안 줄어든 울음(발뒤꿈치 채혈 동안 측정)**

∞ 촉각적 자극

쓰다듬기, 살살 흔들기, 물침대와 '숨 쉬는 곰' 인형 활용하기 등을 비롯한 여러 종류의 터치가 조산아에게 긍정적인 효과가 있음을 수십 건의 연구가 보여주었다. 예를 들어, 한 연구원은 조산아들을 살살 흔들었을 때가 그렇게 하지 않을 때보다 몸무게가 더 늘었고 시각적·청각적 자극 추적 능력이 더 우수하다는 사실을 발견했다.[43] 또 다른 그룹은 쌍둥이 가운데 살살 흔들어준 아기의 몸무게가 더 늘었다는 결과를 보여주었다.[44] 적어도 두 연구에서는 조산아의 팔다리를 움직여주는 것이 조산아의 몸무게, 활동력, 민첩성 증가로 이어졌다.[45]

물침대같이 다른 유형의 촉각적 자극도 도움이 된다. 스탠퍼드대학교 의료원의 에넬리제 코너 Anneliese Koner 박사와 공동 연구자들은 인큐베이터 안의 물침대가 조산아의 무호흡을 줄일 수 있다는 사실을 알아냈다.[46] 그녀의 동료 애블린 토먼 Avelyn Thoman 은 '숨 쉬는 곰' 인형을 개발했다. 그녀는 숨소리를 들을 수 있는 이 파란색 곰의 호흡 리듬을 아기의 자연적 호흡 리듬과 동조시킨 다음 조산아의 인큐베이터 안에 놓았다.[47] 숨 쉬는 곰을 지닌 아기들은 그 인형을 만질 수 있는 침대 구석으로 점점 움직였다. 그리고 아기들의 호흡은 곰 인형의 비슷한 호흡 리듬 때문에 더욱 안정되어갔다. 이는 호퍼 박사의 어미 쥐 연구와 그 결과를 떠올리게 한다. 그 연구에서도 어미 쥐의 (호흡) 리듬이 새끼

쥐의 호흡을 안정시켰다.[48] 몸 살살 흔들기와 곰 인형의 호흡은 엄마
의 호흡수에, 엄마의 토닥거림과 쓰다듬는 동작은 엄마의 심박수에 가
까울 것이다. 엄마와 떨어져 있는 아기는 스스로 몸을 살살 흔들거나
엄지손가락 또는 고무젖꼭지를 빠는 등의 활동으로 만들어낸 자신만
의 리듬 패턴들을 활용한다. 이런 리듬 행동은 유아기 내내 계속된다.

엄마들은 숨 쉬는 곰이나 심장이 뛰는 곰이 상품으로 나오기 전에
이미 리듬 자극의 중요성을 직관적으로 감지했음이 틀림없다. 리 소크
Lee Salk 박사의 연구에서 엄마들은 아기를 왼쪽으로 안아주는 것을 더
좋아했다. 소크 박사는 아기가 엄마의 심장박동을 계속 들어야 할 필
요가 있기 때문이라고 추론했다.[49] 다른 이들은 왼편으로 안으면 오른
손이 자유롭기 때문에 그런 자세를 선호한다고 주장했다. 소크 박사
그룹에서는 왼편에 안긴 아기들이 몸무게가 더 나가고 덜 울며, 호흡
기와 소화기 계통의 어려움도 적었다. 또한 숨도 더 깊게 더 규칙적으
로 쉬었다.

아기들은 입으로도 많은 자극을 받는다. 태어나는 첫 순간부터 아
기들의 입은 정교한 기능을 발휘한다. 이는 놀랍지 않다. 입은 손 다음
으로 뇌의 감각 피질과 운동 피질의 광범위한 부분에 관여하기 때문이
다. 빨기, 더군다나 가슴, 물병, 고무젖꼭지를 어떻게 다르게 빨아야
하는지 아는 일은 상당한 기술을 요한다. 이런 활동은 너무 복잡해서
태내 발달의 아주 초기 단계에서 연결된다고 여겨진다. 어떤 아기들은

자궁 안에서 매우 열심히 손을 빨아서 손이 마모된 채 태어나기도 한
다. 심지어 갓 태어난 조산아들이 튜브로 영양을 공급받는 동안 고무
젖꼭지를 빨아도 몸무게가 더 늘어난다.[50]

고무젖꼭지 빨기는 아기들에게 좋다. 그것은 종종 울음을 줄인다.
아기는 울면서 혼란스러움을 느끼고, 많은 에너지를 쓰며, 돌보는 사
람을 성가셔 한다. 출생 후 6주에서 6개월 사이에 아기가 지나치게 우
는 현상인 '콜릭colic'이 아마 아기의 발달에서 가장 힘든 문제이자 어려
운 단계일 것이다. 유감스럽게도 콜릭의 원인은 아직 밝혀지지 않았

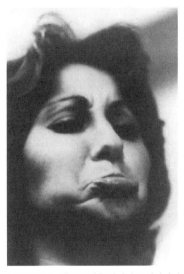
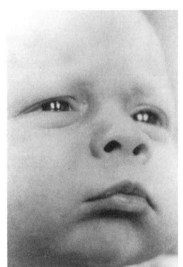

| 사진 3-3 | **얼굴 표정을 따라하는 갓난아기**

다. 그러나 다행히도 콜릭은 하나의 발달 지표처럼 6개월쯤 사라진다.

이와 관련된 또 다른 세련된 입 행동은 모방이다. 출생 후 첫 몇 시간 안에 갓난아기들은 마주치는 사람의 얼굴에서 그 사람의 입이 움직이는 방식을 느끼는 것만으로도 행복한 표정, 슬픈 표정, 놀란 표정을 모방할 수 있다. 나아가 그 사람이 하는 대로 자기 입을 움직이려고 한다(〈사진 3-3〉).[51] 그러나 모든 갓난아기가 이렇게 하는 것은 아니다. 어떤 아기들은 다른 아기들보다 더 무표정하다.

∞아기 데리고 다니기

갓 태어난 아기는 젖을 먹고, 마사지를 받고, 품에 안긴다. 이는 고통 중에 있거나 불편한 상태에 있는 갓난아기를 진정한다. 특히 아기가 피부를 맞대고 맨살로 안겨 있거나 '캥거루 케어kangaroo care'를 받으면 더욱 진정된다.[52] 이런 터치 형식은 신생아, 특히 조산아를 편하게 하고 진정한다. 캥거루 케어는 콜롬비아 보고타에서 처음 시작한 또 하나의 초기-터치 실천으로, 캥거루가 새끼를 몸에 품고 다니는 방식을 닮았기에 그렇게 부른다. 캥거루 케어는 기저귀를 찼거나 발가벗은 조산아를 엄마나 아빠가 서로 맨살이 닿도록 안는 방식이다. 아기는 엄마의 젖가슴 사이에 혹은 아빠의 가슴 위에 눕는다(〈사진 3-4〉). 이 자세에서 아기는 따스해지고 심장박동과 호흡이 규칙적이 되며 산소

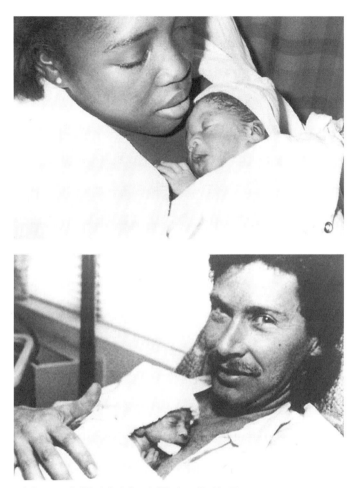

| 사진 3-4 | **캥거루 케어 자세로 아기를 안고 있는 부모들**

공급도 충분하게 이루어진다. 또한 잠도 더욱 깊게 자고, 깨어 있는 비활동 상태로 더 많이 있으며, 적게 운다. 게다가 캥거루 케어를 실천하는 엄마들은 모유를 먹이면서 아기에게 더욱 애착하게 된다. 이런 연구를 많이 수행한 간호사 연구원 진 앤더슨Gene Anderson에 의하면, 캥거루 케어는 머리의 정상적인 성장을 촉진한다. 아기가 곧바로 선 자세에서는 아기 머리가 매트리스에 파묻히지 않기 때문이다.[53] 캥거루 케어는 미국의 여러 신생아 집중 치료실에서 점점 인기를 얻고 있다.

칼라하리 사막의 산족The San 수렵 채집인들은 낮 시간의 90퍼센트 이상 동안이나 자신의 아기를 데리고 다닌다. 그러나 미국에서는 출생 후 첫 몇 달 동안 오직 두세 시간, 그리고 더 큰 아기는 그보다 더 적은 시간 동안 안아주거나 데리고 다닌다. 캐나다에서 행한 한 연구에서는 엄마들이 시간을 더 내어 아기를 데리고 다녔더니 아기들이 덜 울었다. 특히 울음 절정 시기인 6주가 된 아기들이 덜 울었다.[54] 이런 차이는 24시간 간격으로 43퍼센트 덜 우는 정도에 해당한다. 더욱이 6주에 나타나는 울음 절정도 사라졌다.

∞ 초기 상호작용 동안의 터치

아프리카의 수렵 채집 부족인 에페족The Efe 엄마들은 하루 24시간 가운데 거의 12시간 내내 자신의 아기를 터치하고 안아준다. 에페족

을 연구했던 에드 트로닉Ed Tronick과 그의 동료들에 의하면, 아빠의 접
촉 양은 엄마의 접촉 양보다 상당히 적었고, 엄마의 접촉 비율도 첫 몇
년이 지나면서 감소했다.[55] 이 연구원들의 또 다른 연구에 의하면, 미
국 엄마들은 아기와 상호작용하는 시간의 약 60퍼센트 동안 아기를 터
치하며, 이 시간의 대부분에 아기를 리듬 있게 쓰다듬어주거나 안아준
다. 중앙아프리카의 채집인 보피족The Bofi 엄마들은 돌보아주는 터치를
더욱 많이 했으며, 아빠와 어른 친척들은 돌보아주는 터치와 애정이
깃든 능동적이고 사회적인 터치를 비슷한 빈도로 행했다.[56]

아기들에게 간지럽힘과 키스는 적게 그리고 더욱 신중하게 행해진
다. 그러나 두 살이 되면 아이들은 포옹하고 키스하는 것을 배운다. 그
러나 우울증이 있는 엄마에 대한 같은 연구들에 의하면, 우울한 엄마
들은 아기를 더 자주 쿡쿡 찔렀고, 이런 행동들이 아기를 안절부절못
하게 만들고 엄마를 외면하게 했다.[57]

∞신생아기의 배움을 위한 터치

갓 태어난 아기들은 자신의 몸무게와 체온의 감촉은 물론 물체의 감
촉도 배울 수 있다.[58] 예를 들어, 아기들은 부드러운 젖꼭지와 오톨도
톨한 젖꼭지를 다르게 빤다.[59] 차가운 튜브와 따스한 튜브도 매우 다르
게 쥔다.[60] 또한 알갱이가 많은 무거운 튜브와 알갱이가 적은 가벼운

튜브도 다르게 잡는다.[61] 우울증이 있는 엄마들의 아기는 이렇게 할 능력이 적다.[62]

∞ 유아기

출생 후 첫 6개월 안에 아기들은 모든 것을 입으로 탐험한다. 태어나 두 번째 6개월이 되는 12개월쯤에 아기들은 물체를 조작한다.[63] 그들은 또한 기어 다닐 수 있기 때문에 여러 물체에 더 쉽게 접근할 수 있다. 첫 6개월 동안 아기들은 가정에서 그리고 신생아 데이 케어에서 상당한 양의 터치를 받는다.[64] 이런 터치 자극들은 애정적 터치, 자극적 터치, 도구적 터치로 범주화되어왔다.[65] 연구원들은 두 번째 6개월 동안 모성애가 감소하는 것에 주목했는데, 이 현상은 그 시기에 아기들이 기어 다니고 걸으면서 엄마와의 신체적 접촉에서 멀어지기 때문에 일어났을 수 있다. 포옹, 키스, 쓰다듬기 같은 유형의 애정적 터치도 후기 유아기에, 유아원에서는 걸음마기에 감소했다.[66] 출생 6개월 안에 일어나는 애정적 터치는 두 번째 6개월 안에 일어나는 아기의 의사소통 기술과 관련되었다. 또 다른 연구에서는 아이들 웃음의 강도와 가족의 따뜻한 터치가 교실과 가정환경에 걸쳐 관련이 있었다.[67] 부모의 따뜻한 웃음과 부정적인 얼굴 표정들은 자녀의 웃음, 얼굴 표정과 닮았다. 이는 부모와 아이의 인격 연관성에 관한 연구와 양립한다.

∞아동기와 청소년기의 터치

부모가 달래주는 자극과 아기의 자기-자극 리듬은 또래 놀이로 금세 바뀐다. 취학 전 단계에서는 거친 신체놀이로 대체되고, 초등학교에 들어가 고등학교를 거치면서는 접촉 스포츠로 대체된다. 아이들이 자라면서 신체 접촉은 더욱 금기가 되는데, 적어도 부모나 어른이 아이에게 하는 접촉이 그렇다.

아이들이 중학교에 갈 무렵이면 그들은 저학년 때 받은 터치의 절반 정도로만 터치되며 터치 행동도 달라지는데, 손 접촉보다 어깨와 어깨 또는 팔꿈치와 팔꿈치의 접촉이 더 많다. 청소년기에 터치 행위는 친밀한 관계들이 있다면 다시 계속될 수도 있다. 터치가 금기라는 점을 감안하면, 터치가 부족한 청소년과 일부 어른들이 탱고나 왈츠 같은 터치 댄싱, 맨몸 수영, 누드 비치, 물침대에 끌릴 수 있다는 점이 놀랍지 않다. 또 다른 청소년 터치 관련 기관들은 터치 행위에 매우 긴 샤워, 마라톤 일광욕, 화장 진하게 하기, 중학교 3학년 교실에서 또래의 등 문지르기를 포함한다. 이런 방법들은 여러 학교가 교사는 더 이상 아이들을 포옹하거나 터치할 수 없다고 명령했던 때와 비슷한 시기에 전개되었던 것 같다. 남녀 구별 없는 등 문지르기와 포옹은 이전의 목 끌어안기와 애무petting 처럼 지금 고등학교 환경에서 흔히 볼 수 있는 것 같다(〈사진 3-5〉).

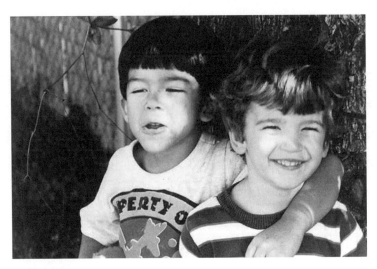

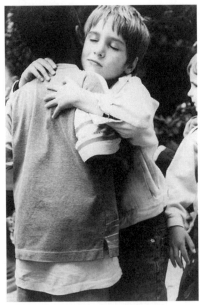

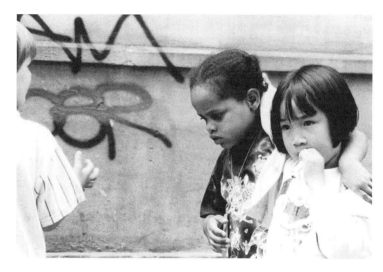

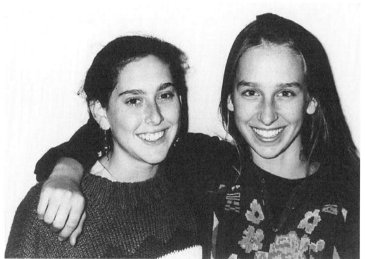

| 사진 3-5 | **터치를 좋아하는 어린아이들**

∞ 성년기의 터치

『터칭』에서 몬터규는 말한다.

성교를 '두 영혼의 조화이며 두 피부의 접촉'이라고 정의했던 재치 있는 프랑스인은 기본적인 진실을 우아하게 강조했다. 그것은 바로 피부와 성적 교섭의 대규모 개입이다. 피부는 참으로 그 밖의 다른 관계에서는 성교에서만큼 전적으로 개입하지 않는다. 섹스가 실제로 터치의 최고 형태라고 하는데, 아주 깊은 의미에서 터치는 섹스의 진짜 언어다. 특히 입술과 성기 외부에는 오목하며 원반 모양으로 뻗어나간 감각신경 말단들이 풍부하다.[68]

몬터규는 입술과 성기가 피지샘도 매우 풍부하게 갖추고 있다는 점을 말하는 것을 잊었다. 피지선은 피지를 분비하는데, 피지는 보습제 같은 물질로서 페로몬처럼 작용한다고 여겨진다. 페로몬은 보통 사향 같은 향기로서 개체들을 서로 끌리게 한다. 페로몬과 비슷한 피지는 맛도 수반하기 때문에 키스, 애착, 성적 친밀감을 조장할 것이다.

키스의 기능적 중요성은 알려지지 않았다. 키스에 관해 데스몬드 모리스Desmond Morris는 이렇게 주장한다.

상업적인 유아용 식품이 고안되기 훨씬 이전의 초기 사회에서 엄마들은 음식을 잘게 씹어서 입술과 입술의 접촉을 통해 아이 입에 넣어주는 방식으로 이유식을 시작했다. 이때 입술과 입술이 접촉하면서 자연히 혀 움직임도 잦아지고 입과 입이 눌리게 되었다. 새들이 새끼에게 먹이를 주는 것 같은 부모의 양육 방식은 오늘날 우리에게는 이상하고 낯설어 보인다. 그러나 인류는 아마 그 방식을 백만 년이 넘도록 실천했을 것이다. 오늘날 성인의 에로틱한 키스도 이런 기원에서 비롯된 유산 같은 몸짓임이 거의 확실하다.[69]

키스 발생을 설명하는 또 다른 가능성은 특히 입술에 피지선이 풍부하기 때문에 일어난다는 것이다. 피지는 엄마와 아기 그리고 연인들 사이의 애착을 촉진했을 수 있다.

어떤 사람들에게 가장 의미 있는 성적 친밀감은 가까운 접촉이다. 앤 랜더스Ann Landers는 10만 명을 대상으로 한 설문 조사에서 "당신을 꼭 껴안고 다정하게 대한다면 성 행위를 하지 않아도 만족할 것인가?"라고 물었다.[70] 응답자의 72퍼센트가 그렇다고 대답했다. 그렇다고 말한 응답자의 40퍼센트가 40살 미만이었다. 어떤 사람들은 신체 접촉이, 특히 여성에게, 매우 친밀한 행위라는 것을 알고 있다. 모든 연령의 여성은 출생부터 촉각과 통증의 역치가 남성보다 낮은데, 이는 왜 여성이 남성보다 터치에 더 반응하는지를 설명해준다. 남아는 여아보다 덜 건드려지고 덜 어루만져지고 안겨 있는 시간도 짧은데, 이는 왜 남아가 여아보다 터치에 덜 반응하는지를 설명해준다. 그렇지만 「남성 섹슈얼리티에 관한 하이트 보고서the Hite Report on Male Sexuality」에 의하면,[71] 말년에는 남성이 여성을 따라잡으며 그들 역시 여성에게서 섹스와 무관한 터치를 더 많이 원한다.

윌리엄 마스터스William Masters와 버지니아 존슨Virginia Jonson이 고안한 감각 초점의 섹스 치료 시스템에서는 첫 몇 주 동안에는 어떤 성교도 허용되지 않는다.[72] 그 대신 커플은 단지 서로의 몸을 터치한다. 이 실천은 수행 불안을 어느 정도 줄이고 섹스에 대한 욕구를 증진한다.

심지어 터치는 우리가 하는 가장 강한 접촉이라고 말하는 사람들도 있다. 우리의 동료인 샌버그는 이렇게 말한다.

> 터치는 언어적 또는 감정적 접촉보다 열 배나 더 강하며, 우리가 하는 거의 모든 것에 영향을 미친다. 어떤 다른 감각도 터치만큼 당신을 각성시킬 수 없다. 우리는 이 점을 늘 알고 있었는데도 그것에 생물학적 근거가 있다는 것을 전혀 깨닫지 못했다. 만약 터치로 쾌감을 느끼지 못하면 어떤 생물학적 종도, 부모도, 생존도 없을 것이다. 엄마가 아기를 터치하며 기쁨을 느끼지 못하면 당장 엄마는 아기를 터치하려 하지 않을 것이다. 우리가 터치의 느낌이나 서로 쓰다듬는 느낌을 좋아하지 않으면 섹스하려고 하지도 않을 것이다. 본능적으로 터치를 더 많이 하는 동물이 낳은 새끼들이 생존력도 강하고 힘도 넘친다. 그리고 그 동물의 터치 경향성은 새끼에게서 더 강하게 나타난다. 우리는 **터치가 인류에게 근본적일 뿐만 아니라 핵심적임**을 잊고 있다.[73]

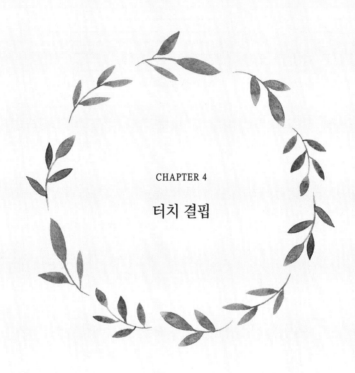

CHAPTER 4

터치 결핍

발달 지연은 정상보다 일찍 태어난 아기들이나 일부 보호시설 아동 등 자극이 결핍된 아이들에게서 공통적으로 나타난다.[1] 보완적 자극은 지렁이부터 새끼 쥐, 인간에 이르는 광범위한 유기체들을 도와왔다. 실제로 동유럽의 여러 보호시설에 있는 고아들은 지연된 성장과 인지 발달은 물론이고 심각한 감염과 애착 장애의 높은 발생 정도를 보여주었다.[2]

엄마가 없는 짧은 기간조차 신생아에게 스트레스를 줄 수 있다. 예를 들어 초기 상호작용 동안에 엄마가 반응이 없을 경우다. 엄마의 무표정이라고 불리는 실험실 상황에서 아기의 코르티솔 수준은 올라갔고 미주신경 활동은 저하되었다.[3] 코르티솔은 스트레스 호르몬이며, 대부분의 몸과 통하는 감각을 담당하는 뇌신경인 미주신경 활동은 주의력의 척도다. 만약 엄마가 무표정 상태로 아기를 터치하지 않으면 아기의 미주신경 활동은 훨씬 더 저하된다. 자유롭게 노는 동안 일어나는 터치의 동시성은 아기의 더 높은 미주신경 긴장도와 관련이 있는 반면, 터치의 비동시성은 엄마와 아기의 더 높은 코르티솔 수준과 관련이 있었다. 예를 들어, 터치의 비동시성이란 아기는 시선을 회피하고 엄마는 촉각적으로 자극하는 것인데, 보통 아기의 시선 회피는 엄마에게 자극을 낮추라고 보내는 아기의 신호다. 다른 포유류와 마찬가지로 인간의 경우에도 무표정으로 보이는 엄마가 아기를 터치할 때 스트레스에 대한 아기의 생리적 반응은 약화된다. 무표정으로 내내 해주는 엄마의 터치는 스트레스를 표현하는 아기의 행동을 약화하고 아기의 자기 규제적 행동을 증진한다.[4] 불행히도 엄마의 애정 어린 자극적 터치는 출생 후 두 번째 6개월 동안에 감소한다.[5]

조산아는 종종 인큐베이터에 고립되어 자극이 결핍된다. 그러나 터치 개입은 부정적인 영향을 줄일 수 있다. 예를 들어, 2주에 걸쳐 매일 한 시간 동안 캥거루 케어를 받았던 조산아들은 출생 후 6개월 시점에 측정한 베일리 인지 척도와 동작 척도의 점수가 모두 더 높았다.[6]

새끼 쥐의 경우에 감각 결핍은 나중에 주의력 결핍으로 이어진다. 그런데 이런 주의력 결핍은 페인트 붓으로 해주는 촉각적 자극으로 역전될 수 있었다.[7] 어미 쥐 없이 자랐지만 하루에 8회 2분 동안 페인트 붓으로 쓰다듬을 받은 새끼 쥐들은 어미 쥐와 같이 자란 새끼 쥐들만큼 여러 주의력 과제를 잘해냈다. 어미의 새끼 핥음은 새끼의 스트레스 민감성과 출생 후 처음 몇 주 동안 약하지만 반복적 통증이 따르는 염증을 줄였고, 결과적으로 성장을 끝낸 쥐의 열 통증 민감도를 둔화시켰다.[8] 새끼 쥐와 인간 아기에 대한 연구와 마찬가지로, 고립되어 길러진 지렁이들도 그룹 지어 군체로 길러진 지렁이들에 비해 몸 크기가 더 작았고 알도 늦게 낳았다.[9] 고립되어 길러진 지렁이의 몸 크기는 그들을 군체로 옮김으로써 달라질 수 있었다.[10]

터치 효과들은 페르몬 방출과 관련될 것이다. 과일 파리같이 덜 발달된 종들조차 구애 중에 암컷을 터치한다.[11] 수컷의 앞다리를 통해 받은 페르몬은 암컷 파리에게 구애의 노래를 가능하게 한다. 영장류의 털 손질인 그루밍도 페로몬이나 옥시토신과 엔도르핀 같은 신경 펩타이드와 관련될 것이다.[12] 털 손질은 영장류들 사이에서 가장 이타적인 행동들 중 하나다. 그루밍 연구들에 관한 흥미로운 메타 분석에 의하면, 암컷 영장류들은 자신의 털을 가장 잘 손질해주었던 집단 동료의 털을 더 우호적으로 손질해주었다.[13] 보넷원숭이와 돼지꼬리원숭이에 대한 실험실 연구에서는 애정 어린 엄마-아기 관계로 자란 어린 보넷원숭이들이 애정 없는 엄마-아기 관계로 자란 어린 돼지꼬리원숭이들보다 더 효과적으로 사회적 도전에 대처했다.[14]

돌보는 사람들의 최소한의 터치 행위는 나중에 인지와 신경 발달의 지연과 연관된다.[15] 일반적으로 터치가 결핍된 아이들은 인지 기술 능력이 평균 이하다. 불행히도 이런 낮은 능력은 입양된 후에도 수년 동안 계속된다.[16] 우울증이 있는 엄마들의 아기도 터치 결핍을 경험한다.[17]예를 들어 한 연구에서, 우울증이 있는 엄마들의 아기는 엄마가 터치를 덜 해주는 것을 보상받기 위해 자기 자신을 더 많이 터치했다.[18] 그 밖의 다른 연구에서 이 아기들은 스트레스 상황에서 더욱 적극적인 유형의 터치를 보여주었다. 마치 자기가 자신을 달래려고 하듯 움켜쥐기, 쓰다듬기, 당기기 등의 여러 방법으로 자신을 터치했다.[19]

출생 시 몸무게가 적게 나간 아기의 엄마들은 자신의 갓난아기를 마사지함으로써 아기의 발달 지연을 줄인다.[20] 자신의 아기를 마사지했던 우울증이 있는 엄마들은 더욱 애정 어린 터치를 보여주었다.[21] 그러자 엄마들의 우울증도 줄었으며 아기들의 성장과 발달도 향상되었다.[22] 또한 마사지하는 동안과 그 이후 엄마들의 감수성과 반응성 그리고 아기들의 반응도 호전되었다.[23] 이와 같이 마사지를 해주는 사람도 마사지를 해줌으로써 얻게 되는 이득이 있었다. 이와 관련해서 마사지를 해주는 사람의 손에 있는 압력수용기들이 긍정적인 영향을 주었음이 분명하다.[24] 또한 터치는 기간이 짧은 스트레스 수준에도 긍정적인 영향을 주었다. 예를 들어, 조산아들이 엄마에게 안기고 난 후 스트레스 호르몬인 코르티솔 수준이 내려간 것은 물론이고 아기를 안고 있는 동안 엄마의 코르티솔 수준도 내려갔다.[25] 터치의 상보적 효과는 측정하기 복잡한 문제다. 그러나 코르티솔에 대한 터치의 공동 규제는 향후 연구에 좋은 모형이다. 터치는 코르티솔을 분명히 낮출 수 있고, 그다음에는 면역 기능을 강화한다.

∞ 터치의 오명

적어도 소녀들의 30퍼센트와 소년들의 10퍼센트가 18세 이전에 성추행을 겪는다.[26] 성적 학대 가운데 가장 발생률이 높은 이 성추행은 건강한 성적 발달에 가장 큰 방해물이다. 부모와 교사들은 그들의 신체적 애정 표현이 오해받을 수도 있기 때문에 아이들을 터치하는 것을 두려워하게 되었고, 이에 따라 아이들은 매우 어린 나이에 터치 결핍에 이르게 되었다. 몬터규는 이렇게 말한다. "사랑, 섹스, 애정을 터치와 혼동하는 사회에서 그런 경종은 이해할 만하다. 순수하게 사랑하는 부모들은 아이들 혹은 누구에게든 자신의 감정을 드러내는 애정 행위를 두려워할 이유가 전혀 없다."[27]

우리는 터치 연구소 소속 유아원에서 연구를 수행하며 터치의 세 측면, 즉 아이들이 교사나 다른 아이들에게서 받는 서로 다른 터치 유형, 터치되는 신체 부분, 그리고 터치의 목적(의사소통인지 애정 표현인지)을 관찰했다.[28] 우리는 이 유아원이 모범 유아원임에도 불구하고 교사가 아이를 거의 터치하지 않으며, 특히 아이가 커갈수록 더욱 터치하지 않는다는 사실을 발견했다(〈그림 4-1〉). 우리가 교사들에게 자료를 보여주었을 때 그들은 터치가 성적 학대로 오해받을 수 있다는 염려 때문에 거의 터치하지 않았다고 말했다. 교사들은 받아들일 수 있는 터치 유형과 신체 부위에 대해 토의한 다음에는 터치를 더 많이 했다. 특

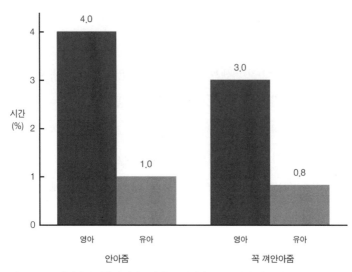

| 그림 4-1 | **유아원에서 관찰된 안아주기와 꼭 껴안아주기의 관찰 시간 백분율**

히 애정 어린 터치가 늘었다.

터치의 오명은 청소년과 성인에게도 해당된다는 점을 스와스모어 대학교에서 수행한 연구가 보여주었다. 이 연구에서는 학생들에게 사람들이 있는 어두운 방에 들어갔다가 그다음 밝은 방에 들어갈 것이라고 말했다.[29] 어두운 방에서는 서로 모르는 학생들의 90퍼센트 이상이 서로를 터치했고, 그중 50퍼센트 정도가 서로 포옹했다. 반면 밝은 방에서는 거의 아무도 그렇게 하지 않았다.

전 세계 대부분의 청년 정신과 병동에는 노-터치 정책이 있다. 이 정책은 성적 학대 혐의와 청소년들 사이의 문란한 성행위 가능성을 생각한 의료진의 염려에서 나왔다. 우리는 이와 대조적으로 청소년 정신과 환자에 대한 터치를 소개하기 위해 이런 병동들 가운데 한 곳에서 마사지 치료 연구를 수행했다.[30] 일주일 동안 매일 30분씩 마사지를 받은 후 청소년들은 이전보다 우울증과 불안이 줄었고, 코르티솔과 노르에피네프린 같은 스트레스 호르몬 수준도 낮아졌다. 또한 마사지 치료 후 수면 패턴이 더욱 안정되었고 매우 적절한 행동을 보여주었다. 이런 의미심장한 변화로 청소년들은 더 일찍 병원에서 퇴원하게 되었고 그 결과 병원비도 줄었다. 그런데도 이 프로그램은 결코 채택되지 않았다. 의료진에게 무슨 일이 있었는지 물었을 때 그들은 두 가지를 염려했고, 그중 하나가 치료사의 성별이었다. 의료진은 치료사의 성이 다를 경우 청소년이 어떤 성적 행위를 표출할 수도 있다고 느꼈다. 치료사가 동성인 경우에는 청소년이 동성애 혐오증을 가질 수 있다고 염려했다. 그 어느 쪽 문제도 우리 자료에는 반영되지 않았지만, 의료진의 우려를 달래기 위해 마사지 치료사들을 조부모 지원자로 바꾸었다. 의료진의 두 번째 염려는 환자들이 정신 치료보다 마사지 치료 동안에 말을 더 많이 했다는 점이다. 이 같은 이유로 의료진은 그들의 용도를 위해 우리의 마사지 수업을 테이프로 녹음하기를 원했다. 우리는 녹음이 마사지 치료에 부정적인 영향을 줄 수 있다고 생각해 마사지를 할 때는 늘 하던 잡담을 하지 않는 것이 좋겠다고 청소년들에게 말했다. 이런 조정을 하고 나서 그 프로그램은 성공적으로 계속되었다.

1960년대에 미국의 청소년과 성인은 그 당시 인식된 터치에 대한 오명을 극복하기 위해 감수성 훈련, 인카운터encounter 프로그램, 마라톤 그룹에 가입하는 식의 특별한 노력을 기울였다. 이런 '인간 잠재력' 회복 운동은 터치를 지향했다. 터치 활동들은 등 문지르기, 마사지, 직접 해보는 긴장 풀기 운동, 한 사람이 정면을 응시한 상태에서 조금 뒤에 떨어져 있는 다른 사람의 팔에 안기는 신뢰 훈련, 그룹의 모든 사람이 서로서로 포옹하는 사랑에 몸 담그기, 한 사람이 안대를 한 파트너를 안내하고 함께 산책하면서 그 사람에게 촉각 변별을 가르치는 것을 포함한다. 그 운동은 터치에 관한 여러 저서에 영감을 주었다. 특히 제인 하워드Jane Howard 의 『부디 터치하세요Please Touch』와 글렌 데이비스Glen Davis 의 『터칭Touching』을 논평한 사람들은 이 같은 터치 운동을 주도한 그룹이 터치에 대한 오명을 벗기는 데 도움을 주었다고 결론지었다.[31]

∞ 터치 결핍의 다른 부작용들

물리적 폭력   J. H. 프레스콧J. H. Prescott 박사를 비롯한 여러 연구원은 아동기의 터치 결핍이 물리적 폭력으로 이어질 수 있다고 제언했다. 그는 대부분의 청소년 비행과 범죄는 자녀를 등한시하거나 학대하는 부모들로 인해 발생한다고 보고했다. 그는 "신체적 터치, 접촉, 운동의 결핍은 많은 정서적 장애의 근본 원인들이며, 이런 정서적 장애에는 우울함과 자폐적 행동, 과잉 행동, 성적 일탈, 약물 남용, 폭력성과 공격성이 있다"고 믿었다.[32] 아동기에 감각 자극의 결여는 성인기에 감각 자극에 대한 중독으로 이어져서 비행, 약물 사용, 범죄를 낳는다. 이 이론은 일본의 아이누족The Ainu에서 뉴멕시코의 주니족The Zuni에 이르는 비산업화 지역 49곳의 문화에서 수행한 연구에서 나왔다. 한 가지만 제외하고 지역 49곳의 문화들은 모두가 명백하게 비슷했다. 즉, 아이들이 신체적인 애정을 거의 받지 못한 문화에서는 성인 폭력이 높은 비율로 관찰되었고, 아이들에 대한 신체적 애정이 상당한 수준인 문화에서는 성인 폭력이 발생하지 않았다. 비록 이 연구가 성적 학대나 다른 변수들에 관한 문화적 차이를 발견하지 못했더라도, 이런 결과는 부모의 성적 학대 같은 다른 요인들과도 관련될 수 있다.

청소년의 폭력과 터치 결핍에 관한 문헌을 훑으면서, 나는 이런 문헌들이 어린이와 청소년의 폭력 증가에 대해 폭력 방지를 위한 중재는 물론이고, 위기에 처한 인물의 약력을 확인해야 할 필요성도 강조하는 것에 주목했다.[33] 연구는 폭력적인 개인에게는 행동 관련 중추신경계 조절 장애, 신경전달물질과 신경호르몬의 조절 장애가 있다는 점을 밝혔다. 이 조절 장애는 각성 저하 상태의 중추신경계를 수반하는데, 이 상태는 우측 전두엽 뇌전도 과소 활성화 그리고 더 낮은 세로토닌, 노르에피네프린, 코르티솔과 상승된 도파민, 테스토스테론이라는 신경전달물질과 신경호르몬 개요로 설명된다. 문헌은 또한 폭력적인 개인에게서 긍정적인 신체적 접촉의 결여, 그리고 신체적 학대와 방치의 더 큰 발생도 암시했다. 우리가 사례로 인터뷰했던 고등학교 학생들의 경우 상대적으로 높은 분노와 공격 빈도가 눈에 띄었다. 상대적으로 유복했던 사람들조차도 분노가 강하다고 자기보고했다. 이런 약력을 가진 청소년들은 가족과의 관계가 적정 수준 이하이고, 불법 약물을 더욱 자주 사용하며, 학업 성적이 열등하고, 우울증 점수도 높았다.

우리가 행한 문화 간 비교에 따르면, 파리보다 마이애미에 사는 취학 전 아동과 청소년이 신체적 애정을 덜 표현하며 더 공격적이었다.[34] 마이애미의 유치원생은 신체적 애정을 덜 받았으며, 마이애미의 청소년은 스스로를 자극하는 행동에 더 많이 개입했다. 이는 아마도 자기 또래에게서 신체적 애정을 덜 받는 것을 보상받기 위해서일 것이다. 결국 신체적 애정의 부족이 더 큰 공격성을 부추길 수 있다.

마사지 치료는 폭력적인 청소년에게 효과적이었다. 신체적 자극이 그들의 도파민 수준은 낮추고 세로토닌 수준은 올리기 때문이다.[35] 이에 따라 그들의 공격적 행동은 줄어들었고 공감적 행동은 증가했다.

수면 장애　　　　터치 결핍은 아이들에게도 해롭다. 그들의 수면에 심각하게 영향을 주기 때문이다. 스트레스 감소제로서 잠은 에너지 보전을 위해서도 필수적이다. 수면 결핍은 증가한 아동기 통증 증후군의 발병률도 설명할 수 있다. 통증 증후군은 원래 성인 증후군이었는데,

아동기 통증 증후군은 관절염, 요통, 섬유근육통을 포함한다.[36] C. M. 하이니케C. M. Heinicke와 I. 웨스트하이머I. Westheimer는 2~20주 동안 부모와 떨어져서 보육원에서 터치를 거의 받지 못하며 살고 있는 두 살배기 아이들을 대상으로 연구를 수행했다.[37] 아이들 대부분은 부모와 재결합한 이후에도 잠에 들거나 잠을 유지하기 어려운 수면 장애를 계속 보였다. 어린아이가 엄마와 떨어져 있는 경우를 연구한 우리의 모든 연구에서 아이들 수면은 늘 영향을 받았는데, 엄마가 다른 아기를 분만하러 병원에 갔든 회의차 도시를 떠났든 엄마와 떨어져 있는 이유와는 상관없었다.[38] 그 아이들이 잠에 들 때는 더 오래 걸렸고 밤에 자는 동안에는 더 자주 깼다. 비록 부모와 재결합한 아이들이 때때로 '정상적인 교실 행동'을 계속했더라도, 관찰된 모든 행동 가운데 가장 많이 영향을 받은 것은 낮과 밤의 수면 행동이었다(〈그림 4-2〉).

억제된 면역반응　　　　터치 결핍은 면역 체계에도 영향을 준다. 스티브 수오미는 원숭이들을 데리고 수많은 면역 연구를 수행하면서 신체적 접촉과 면역학적 저항(파상풍 주사)에 반응하는 신체 능력의 관계를 조사했다.[39] 그는 출생 이후 첫 여섯 달 혹은 일곱 달 안에 아기 원숭이가 받은 접촉 및 그루밍의 양과, 그 아기 원숭이가 1살이 조금 넘었을 때 항체 저항에 반응해 항체들을 생산해내는 능력 사이에 직접적인 관계가 있다는 것을 밝혔다. 어미 원숭이에게서 아기 원숭이를 분

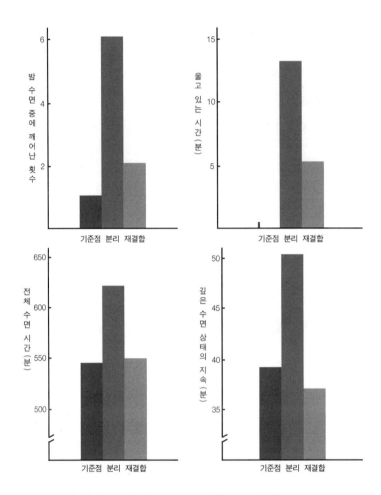

| 그림 4-2 | **엄마와 떨어져 있는 동안 일어난 수면 행동 시간의 백분율**

리한 후 수행한 몇 개의 연구에서 수오미와 동료들은 억제된 면역반응을 발견했다. 하나는 자연살생세포의 수가 적었다는 것이다. 자연살생세포는 면역 체계의 최전선에서 바이러스성 세포, 박테리아 세포, 암세포를 막아내는 것으로 유명하다. 터치가 면역 체계에 영향을 줄 수 있는 한 방법은 각성 수준을 낮추고 면역 체계의 약화에 수반되는 스트레스 호르몬을 낮추는 것이다. 예를 들어, 돼지꼬리원숭이들 사이에서 사회적 그루밍은 심장박동과 스트레스 호르몬의 감소와 연관된다. 결과적으로 그 원숭이들의 면역 기능은 향상된다. 면역 기능은 깊은 압력 터치를 받은 사람들의 경우에도 향상된다.[40]

부모와 떨어져 있는 미취학 아동들의 터치 결핍에 관한 우리의 연구에 의하면, 이 아이들은 특히 변비, 설사, 상부 호흡기 감염 같은 질환에 더 자주 걸렸다.[41] 출생한 지 10주가 된 아기들에 관한 연구에서 아기 엄마들은 아기 등을 마사지하는 법을 배워서 아기에게 추가적인 촉각적 자극을 주었다.[42] 연구 결과는 상반되었는데, 대략 4달 후에 이 아기들은 감기에 덜 걸리고 설사도 덜했다.

성장 결핍　　　터치 결핍이 성장을 지연하지만, 성장 요소는 마사지로 증진될 수 있다.[43] 듀크대학교 의과대학의 솔 섄버그 박사는 이에 관한 동물 연구를 많이 수행했다.[44] 그의 연구는 대부분 어미 쥐들과 새끼 쥐들이 더불어 행해진다. 쥐와 인간 모두 결핍과 자극에 비슷하게 반응하므로 쥐는 인간의 성장을 탐구하기 위해 매우 좋은 유추적 연구 대상이 된다. 샌버그 박사는 새끼 쥐들이 어미를 빼앗겼을 때 성장 호르몬과 오르니틴카복실기 제거 효소ODC가 감소하는 것에 주목했다. ODC는 단백질 합성 사슬의 일부로서 적절한 면역 체계 기능을 위해 매우 중요하다. 어미 쥐와 떨어진 후 면역 체계의 약화를 초래하는 ODC의 감소는 뇌, 심장, 간, 그리고 사실상 그 밖의 거의 모든 신체 기관에서 나타나지만 새끼 쥐들이 어미에게 돌아가면 이 같은 감소 현상은 역전된다.

이런 감소를 목격했지만 샌버그 박사는 무엇이 그런 결과를 야기했는지 파악할 수 없었다. 그와 동료들은 그것이 어미 쥐가 새끼 쥐에게 하는 어떤 행위와 관련된다고는 생각했다. 이후 한 대학원생이 밤낮을 가리지 않고 어미 쥐와 새끼 쥐들을 관찰하던 중 어미 쥐가 새끼에게 행하는 것을 정확히 파악할 수 있었고, 그제야 그들은 그 행위가 무엇인지 알게 되었다. 샌버그 박사는 '유레카'를 외치며 실험실 밖으로 달려 나가 작은 페인트 붓을 들고 왔다. 그는 붓을 물에 적신 다음에 붓으로 어미를 빼앗긴 새끼 쥐들을 규칙적이고 리듬감 있게 쓰다듬으며 '핥기' 시작했다. 모성 박탈의 영향을 역전하려고 한 것이다. 나중에 샌버그 박사와 그의 동료들은 그들이 관찰했던 어미 쥐의 행동을 모방해 새끼 쥐를 들고 다니고, 꼬리를 붙잡았으며, 혀로 핥아주었다. 하지만 오직 혀로 핥는 행위만이 어미를 빼앗겼던 새끼 쥐를 정상 상태로 되돌려놓았다.

샌버그 박사는 터치 자극과 성장 관계를 담당하는 성장 유전자의 위치를 찾아냈다.[45] 그와 공동 연구자들은 어미를 박탈당한 새끼들과 그렇지 않은 새끼들에게서 약간의 RNA를 추출하는 실험을 했다. 그리고 '활성화될 수' 있어서 성장을 자극할 수 있었던 메신저 유전자를 특수한 탐색기로 확인했다. 모성 박탈은 이 메신저 유전자를 심각하게 감소해 결국 성장 지연을 초래한다. 이는 매우 흥미롭다. 왜냐하면 분자생물학자들은 터치 같은 환경적 요소들은 유전자에 영향을 줄 수 없다고 주장해왔기 때문이다. 샌버그 박사는 이렇게 말한다. "환경에 반응하고 있는 뇌는 세포의 중심에 자기가 지닌 긴 팔을 꽂아 생명 자체의 기본 단위인 유전자를 조절할 수 있다고 나는 믿으며, 우리는 이것을 미래에 볼지도 모른다. 이 점과 관련해 우리는 미켈란젤로의 공로를 어느 정도 인정해주어야 한다. 몇 백 년 전에 그는 '터치로 생명을 줄 수 있다'고 말했다. 그가 정확히 똑같은 방식으로 그 말을 의미했다고 생각하지는 않지만 그가 옳았다고 생각한다."

지금은 성장 결핍을 보통 '성장 장애'로 부르지만 처음에는 '심리적 왜소증'이라는 딱지가 붙었다.[46] 이런 성장 부족 증후군에 관해서 좋은 고아원과 나쁜 고아원의 차별적 효과들이 언급되었다.[47] 배려심 깊은 돌봄이들에 의해 운영되는 고아원의 아이들은 잘 자라났지만, 환경이 더 나쁜 곳의 아이들은 잘 자라지 못했다. 제2차 세계대전 현장에 대한 많은 일화적 보고는 르네 스피츠Rene Spitz, 존 볼비John Bowlby, 안나 프로이트Anna Freud, 도로시 벌링엄Dorothy Burlingham 등 유명 인사들에 의해 발굴되었다. 이는 이 영역의 적극적인 개혁으로 이어졌다. 그러나 루마니아에 있는 고아원들은 명백하게 제외되었고 그곳의 어린이들은 계속해서 터치 결핍에 시달렸다. 최근 연구에 의하면, 결국 그들은 예상 키나 몸무게의 절반밖에 성장하지 못했으며, 정상적인 인지 기술과 운동 기술도 발달하지 못했다.

우리의 책『초기 발달에서의 터치』에서 몬터규는 이 같은 성장 부진의 기원을 언급한다.

여러 해 동안 나는 '방사선학과 사랑'이라는 제목으로 강의하기를 간절히 희망했다. 내가 그 강의를 하고 있었지만 어떤 의과대학도 그 이름으로 강의하기를 허락하지 않았다. "그 강의명으로는 도대체 당신이 무슨 말을 하는지 아무도 이해하지 못할 것이오"라고 나의 친절한 후원자가 말했기 때문이다. 방사선학이 사랑과 무슨 관계가 있냐고? 만약 어떤 사람이 어린 시절에 사랑을 받지 못했다면 그 사람의 경골 또는 정강뼈에서 성장 지연을 보여주는 흔적 선들을 볼 수 있다. 또한 아기 엄마가 정서적으로 불안한 임신기를 보낸 경우 갓 태어난 아기의 손뼈에서도 이 흔적 선을 볼 수 있다.[48]

성장 호르몬 고갈도 뼈 성장 지연의 한 요인일 수 있지만, 이는 어미를 박탈당했던 새끼 쥐의 경우에 비해 인간의 경우에는 덜 분명하다. 19세기와 20세기 초 내내, 고아원에서 자란 아이들은 사춘기까지 생존할 가능성이 절반이 채 되지 않았다. 세기가 바뀔 때 독일 기아 보호소 the German Foundling Home 에서 유아 사망률은 70퍼센트가 넘었다. 1900년 초 미국 고아원에서 유아 사망률은 평균 32~75퍼센트였다. 심지어 볼티모어 기관에서는 추정하건대 적어도 90퍼센트의 사망률을 보였고, 뉴욕의 랜들 아일랜드 병원 Randall Island Hospital 에서는 유아 사망률이 100퍼센트에 근접했다.[49]

1945년에 연구원 르네 스피츠는 고아원 두 군데를 비교했다. 두 고아원은 유죄판결을 받은 여성과 아기를 위한 감옥 어린이집, 그리고 기아 보호소였다.[50] 두 곳은 모두 잘 마련된 음식, 적절한 의복, 좋은 의료 서비스를 제공했으며 내부가 깨끗하고 직원들도 잘 갖추고 있었다. 이 측면으로는 기아 보호소 어린이들의 형편이 훨씬 좋았다. 그런데 더 좋은 위생 조건 아래에 있었음에도 불구하고 유행성 홍역이 도는 동안 기아 보호소 어린이들의 사망률이 훨씬 더 높았으며 탈도 더 많았다. 이곳 아이들은 운동과 정신의 황폐화를 경험했는데, 이는 유죄판결을 받은 여성들을 엄마로 대체했던 어린이집 어린이들과 대조적이었다. 스피츠의 연구에 의하면, 감옥 어린이집의 아이들이 운동 발달과 인지 발달에서 모두 앞섰다.

성장 장애 증후군을 가진 어린이들은 성장 호르몬이 줄어든다. 그러나 병원에서 단지 하루만 건강을 되찾아도 그들의 성장 호르몬 반응은 회복될 수 있다. 어떤 사람들은 쥐를 연구한 결과, 신체적 접촉이 성장 호르몬을 자극한다고 말하지만 인간의 경우에 대해 자극과 성장 호르몬의 관계를 이해하는 사람은 적다. 레바논의 입양 확인서를 보면 고아원 어린이들의 IQ 지수가 50대라는 점이 눈에 들어온다.[51] 그 아이들이 양육 가정에 들어간 이후 한 가지 사례를 제외하고 그들의 IQ 지수는 정상 수준으로 올라갔다. 그 한 사례는 고아원에서 2년 이상 지냈던 아이들인 경우다. 이런 아이들의 경우 입양이 지능의 손실을 만회하지 못했다.

우리가 이런 비극적인 '자연 속 실험'의 터치 결핍에 관해 알고 있는 모든 것을 고려하면, 어린이들이 사람의 터치가 결핍된 무균 격리 공간에 입원되었다는 사실이 다소 놀랍다. 병원의 이런 격리 공간에 있는 어린이에 대한 연구에 따르면, 아이들이 고립되고 나서 행동, 수면 패턴, 생리 면에서 여러 부정적인 변화들이 나타났다. 이것은 '암 같은 질병의 진전과 면역 체계에 영향을 주는 터치 결핍이 얼마만큼 연관이 있는가'라는 질문을 불러일으킨다.[52]

몬터규의 저서에서, 무균 격리 공간에 있었던 성인 환자는 자신의 경험을 이렇게 묘사했다.

약 일주일 전에, 신경에 거슬리기 시작한 것은 …… 다른 사람을 느끼는 게

불가능하다는 것이었다. 나는 곧 나갈 수 있기를 바랐다. 모든 것이 나에게로 좁혀져오는 것처럼 느껴졌고 나는 그 기분을 더 이상 참을 수 없었다. 나는 단지 내가 아닌 다른 사람을 느껴야만 했다. 나는 누군가를 느끼고 싶었고 다른 사람을 터치하고 싶었다. 만약 이렇게 할 수 있었더라면 나는 좀 더 견딜 수 있었을 것이다. 그러나 나는 그렇게 할 수 없었다. 내가 누구라도 터치할 수 있거나 혹은 누군가의 손을 터치하거나 꼭 쥠으로써 어떤 식으로든 나의 감정을 표현할 방도가 전혀 없었다. 이것을 설명하기란 매우 어렵다. 정말로 무슨 말을 해야 할지 모르겠다. 단지 세상에서 당신은 완전히 혼자이며 모든 것이 냉랭하다고 느껴질 것이다. 온기가 전혀 없다. 따뜻함은 모두 사라졌고, 오직 존재하는 게 하나도 없는 것 같은 기분이 든다.[53]

이에 비해 아이들의 말은 덜 분명할 것이다. 그러나 격리 공간에 있던 아이들이 전형적으로 보여주는 구부정하고 우울한 몸짓이 이를 말해주고도 남는다.

∞ 터치에 대한 반감

아기와 어린이도 터치를 아주 싫어할 수 있다. 예를 들어, 자폐증이 있는 아이들은 터치에 부정적으로 반응한다고 알려져 있다. 그러나 우리는 자폐증을 가진 아이들이 마사지를 받은 후 수면 문제가 줄고 교실에서도 덜 산만하게 행동하는 등 좋은 효과를 얻었다는 것을 보여주었다.[54] 또한 터치 방어는 주의력결핍과다활동장애ADHD가 있는 어린이들에게서도 관찰되었다. 마찬가지로 이 아이들 역시 마사지 치료로 좋은 효과를 얻었는데,[55] 교실에서 그들의 과제 수행 행동이 훨씬 좋아졌다. 게다가 부모가 직접 마사지를 해줄 수 있게 되면서 마사지 치료는 자폐증이나 ADHD가 있는 아이들의 자기 규제적 행동을 증진할 뿐만 아니라 부모와 아이의 상호작용과 관계를 강화하는 보충적인 자극으로 활용될 수 있었다.

∞촉각적 민감성과 알레르기 질환들

어떤 아이들은 터치에 대한 반감을 가지고 태어나는 것처럼 보인다. 이 같은 반감이 있으면 자신의 행동으로 터치 결핍에 이를 수 있다. 그중 어떤 것은 유전적 소인predisposition에서 기인했을 수 있으며, 다른 것들은 학습되거나 조건 반사로 보인다. 예를 들어, 찌르거나 삽입하는 침습성 시술을 받은 많은 조산아, 특히 가슴과 복부에 시술받은 조산아는 그 부위를 만지는 것에 대해 극심하게 싫어하는 반응을 보일 수 있다. 우리는 이런 아기에 대한 연구들을 통해 이 사실을 알게 되었다. 이 아기들은 우리가 그 부위를 마사지하도록 허용하지 않았다.

터치 연구소에서 우리는 천식 혹은 아토피 피부염을 가진 어린이들과 함께 마사지 치료를 활용하는 연구들을 수행했다.[56] 한 달 동안 부모에게 마사지 치료를 받은 후 천식이 있는 아이들은 천식 발작이 줄었고 폐 기능도 개선되었다. 아토피 피부염을 가진 아이들은 습진이 줄었다.

∞심혈관계 질환

심혈관계 질환은 종종 다른 사람들과의 접촉 부족으로 악화된다. 반면에 타인과 자주 접촉한 사람들은 이 질병에 잘 걸리지 않는 듯하다. 프레이밍햄 심장 연구Framingham Cardiovascular Study에 따르면, 결혼한 부부들이 더 오래 살며, 독신이나 홀로 된 사람들의 수명은 짧아진다. 이는 신체적 접촉을 받은 사람들의 수명이 더 늘어났다는 점을 시사한다.[57] 다른 연구의 비슷한 자료들에서도 심장병, 자살, 뇌졸중, 간경변증, 교통사고 등 주요 사망 원인에서 이혼한 남성이 결혼한 남성보다 사망 확률이 2~6배 더 높다고 나타났다.[58] 이들 남성의 유족에 관한 연구는 유족 또한 질환이 늘었으며 사고와 질병에 따른 사망률도 증가했다고 보여준다. 물론, 결혼을 한 남성과 하지 않은 남성은 식습관, 운동, 언어적 상호작용에서 차이가 있을 것이다. 그러나 신체적 접촉 변수는 대단히 중요하다. 신체적 접촉이 스트레스 호르몬을 감소하며, 질병 예방을 위한 차원의 경우에는 면역 체계를 자극하고, 사고 예방의 경우에는 각성도를 증진하기 때문일 것이다.

또 다른 연구에서는 결혼한 사람이 혼자인 사람보다 삶의 만족도가 더 높았고 혈압 강하도 더욱 빈번히 이루어졌다.[59] 질 높은 결혼 생활은 혈압 저하, 스트레스 저하, 우울증 저하, 더 높은 삶의 만족도와 연관되었다. 나아가 연구원들은 관계의 깊이가 더 큰 삶의 만족도 그리고 최대 및 최소 혈압 강하와 연관된다고 보고했다. 강하 효과는 수면의 질, 나이, 고혈압 상태, 결혼 여부, 지원 네트워크의 수준과 관계없었다.[60] 비록 (현시점에서 대상자를 추적 관찰하는) 전향적 연구들은 결혼을 더 좋은 심혈관 건강과 연결 짓고 결혼의 불만족과 불화에 따른 고혈압 발생률 증가, 혈압 상승, 스트레스에 대한 더 큰 반응을 예측했지만, 이들 요소보다는 관계의 질이 더 큰 영향을 미치는 것으로 보인다. 다른 그룹에 의한 연구에서도 파트너의 유무보다 관계의 질이 매일의 혈압, 정동affect, 스트레스에 대한 더 좋은 예측 변수로 작용했다.[61] 이 같은 혈압 감소는 부분적으로는 더 좋은 관계가 지닌 스트레스 완충 효과 그리고/혹은 빈약한 관계가 지닌 스트레스 상승 효과 때문일 것이다.

존슨앤드존슨의 이전 회장이자 최고 경영자였던 짐 버크는 질병 예방에서 터치의 중요성을 강조했다.

건강을 정의하는 방법은 '질병의 부재'다. 내 생각에 질병의 예방은 터치를 통해 이루어질 수 있다. 여러분은 이 생각을 동물과 인간의 사례에서 증명할 길을 찾을 수 있게 될 것이다. 불행하게도 우리 사회에는 정서적으로 결핍된, 즉 터치가 결핍된 사람이 너무 많다. 대표적으로 어린이가 그렇다. 여러분은 터치 결핍으로 생기는 일련의 질병들이 있다는 것을 알게 될 것이다. 그리고 우리는 터치로 면역 체계를 향상할 수 있음을 보여주는 좋은 사례들을 개발할 수 있을 것이라고 생각한다. 나는 태어나서 죽을 때까지 사랑을 많이 받은 사람들이 질병에 덜 걸린다는 데 한 치의 의심도 없다. 이 생각에 내가 가진 모든 것을 걸겠다.[62]

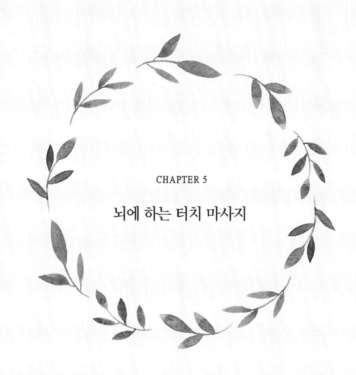

CHAPTER 5

뇌에 하는 터치 마사지

촉각이 없다면 세상을 돌아다니지 못할 것이다. 우리는 보통 손이 우리에게 가장 많은 정보를 준다고 생각한다. 물체를 조정하기 위해 손을 쓰기 때문이다. 그러나 앉고, 걷고, 키스하고, 통증을 느끼는 것을 비롯해 우리가 하는 모든 일은 터치에 의존한다. 이는 우리가 미끄러운 거리를, 얼음으로 뒤덮인 스키 슬로프를, 암석이 많은 지형을 성공적으로 지나가려고 할 때 분명해진다. 어떤 것이 거친지, 부드러운지, 차가운지, 뜨거운지를 배우는 것은 쪼개진 조각들과 화상을 피하기 위해 매우 중요하다. 그리고 터치 감각이 없다면 살과 살의 접촉에서 오는 즐거움, 벨벳의 느낌, 동물을 쓰다듬는 일도 사라질 것이다.

터치는 열적, 기계적, 화학적, 혹은 전기적 자극에 의한 피부의 자극으로 정의된다. 이 모든 자극은 피부에 변화를 일으켜 압력, 따스함, 진동 같은 감각을 느끼게 한다. 그런데 하루 종일 컴퓨터 자판을 두드리고, 펜대를 굴려 일하고, 심지어 옷을 입고난 후에도 우리는 이런 감각을 덜 의식하는 경향이 있다. 터치의 다양한 기능을 이해하기 위해서는 피부의 물리적 구성 요소들과 자극 신호들이 어떻게 피부에서 뇌로 전달되는지를 이해하는 일이 중요하다.

∞ 피부와 피부의 기능

피부는 몸에서 가장 넓고, 가장 오래되고, 가장 민감한 감각기관이다. 우리의 몸 전체는 피부로 덮여 있고 피부로 보호된다. 눈의 투명한 각막까지도 피부 같은 세포들의 층으로 덮여 있다. 피부가 없다면 우리는 살아갈 수 없다. 그러나 피부에 질병이 생겼을 때를 제외하고 피부는 가장 무시되는 기관이다. 시각과 청각을 연구하는 기관은 많이 있지만 촉각을 연구하는 기관은 오직 몇 개뿐이다. 그 결과 터치와 터치가 피부에 주는 자극에 대한 연구는 거의 없다.

촉각은 '감각들의 어머니'라고 불린다. 아마 촉각이 진화에서 가장 먼저 발달했기 때문일 것이다. 몬터규는 **터치** touch 라는 단어가 옥스퍼드 영어 사전에서 14줄로 가장 길게 서술된 항목이라는 사실에 주목한다. 그 사전에서는 터치를 "신체감각들 중 가장 일반적인 것으로서 피부의 모든 부분에 산재되어 있으며, 사람의 경우 특히 손가락 끝이나 입술에 발달되어 있다"라고 규정한다.[1] 손가락과 입술에는 뇌를 오고 가는 신경이 파격적으로 많다. 그 이유는 부모가 손가락과 입술로 갓 태어난 아기를 알아가고, 아기도 초기 학습의 대부분을 손가락과 입술에 의존하기 때문이다. 러시아어 사전에는 이렇게 나와 있다. "실제로 다섯 개의 감각 모두는 하나로, 즉 촉각으로 환원될 수 있다. 혀와 미각은 음식을 감지한다. 귀는 음파를, 코는 발산을, 눈은 빛을 감지한다."[2]

촉각은 모든 동물에게서 가장 먼저 발달되는 감각기관이다. 인간 배아의 크기는 1인치[약 2.5센티미터_옮긴이]보다 작지만 시기상으로 2개월 이하일 때 피부는 이미 상당히 발달되어 있다. 임신 2개월에 태아의 손바닥이 터치되면 손가락을 움켜쥘 것이며, 3개월에는 손가락과 엄지의 발달이 끝났을 것이다.

피부와 신경기관은 같은 배아 세포층, 즉 외배엽에서 발생한다. 외배엽은 세 겹의 배아 세포층 가운데 가장 바깥에 있는 층이다. 중추신경계는 외배엽에서 배아체 전체 표면의 안쪽 부분으로 발달한다. 뇌와 척수의 분화 이후 배아 표면 막의 나머지, 즉 표면 외배엽이 피부, 머리카락, 손톱, 치아가 되고 청각, 후각, 미각, 시각, 촉각의 감각기관들이 형성된다. 피부는 신경계가 노출된 부분 혹은 외부 신경계로 간주될 수 있을 것이다.[3] 터치는 우리 몸에 강력한 영향을 줄 수 있다. 피부가 터치될 때 자극은 재빨리 뇌로 전송되고 그다음에 뇌가 우리 몸을 조절하기 때문이다. 어떤 유형의 터치를 받는지에 따라 우리는 안정될 수도 흥분될 수도 있다.

피부는 우리 몸의 약 18퍼센트를 구성한다. 무게는 약 9파운드[약 4

킬로그램_옮긴이]이며 넓이는 약 18제곱피트[약 1.7제곱미터_옮긴이]에 달한다. 25센트 동전 크기의 피부 조각은 세포 몇 백만 개, 땀샘 몇 백개, 신경 말단 50개, 길이 3피트[약 91센티미터_옮긴이]의 혈관을 가지고 있다. 피부는 신체 기관들을 꽉 잡아주는 핵심적 기능 말고도 탈수, 신체적 상해, 독성 물질, 자외선으로부터 몸을 보호한다. 즉, 피부는 이런 영향을 감지하고 사람에게 해로울 수 있는 노출을 피하라는 신호를 보냄으로써 몸을 보호하는 일을 하고 있다. 피부는 물이 스며들거나 바깥으로 새지 않게 하고, 땀을 흘림으로써 우리 몸의 물과 소금의 물질대사뿐만 아니라 체온조절도 돕는다.[4] 또한 면역 호르몬을 방출해 질병 예방도 돕는다. 피부의 피지선은 피부, 특히 입술, 가슴, 생식기의 윤활을 돕는다. 감각기관으로서 우리의 피부는 서로 다른 터치 자극들의 의미를 감지하고 처리하는 데 매우 중요하다. 매우 민감한 부분인 손가락 끝의 융선과 골들은 질감 인식에 필수적이다. 그런데 이런 기능에도 불구하고 화상을 입거나 상처가 나지 않는 한 피부는 종종 대수롭지 않게 여겨진다.

피부의 가장 바깥층인 표피는 두껍거나 얇거나, 털이 많거나 매끄럽거나, 처지거나 팽팽하거나, 반반하거나 주름질 수 있다. 피부 표면에는 수많은 죽은 세포가 있다. 이 죽은 세포들은 피부 바깥층이 몇 시간마다 완전히 새로운 층으로 대체됨에 따라 벗겨진 세포들이다. 매 시간 100만 개 이상의 피부 세포들이 떨어져나간다.[5] 이 현상을 보려면 당신 피부에 셀로판테이프를 붙인 다음 떼보라. 그 테이프에 붙은 죽은 피부 세포들로 인해 생긴 구름같이 뿌연 자국을 볼 수 있을 것이다.

가장 바깥층에 있는 표피의 바로 아래는 진피다. 진피는 결합조직과 영양조직들을 담고 있다(〈그림 5-1〉). 또한 피부의 서로 다른 층들

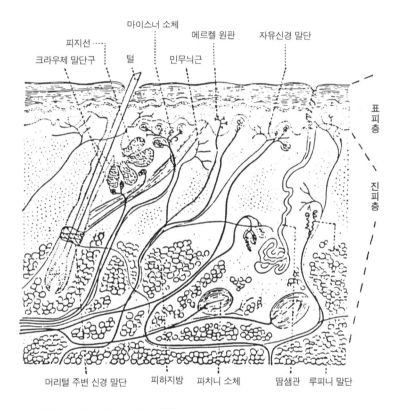

| 그림 5-1 | **인간 피부의 층을 보여주는 모식도**

자료: M. A. Heller and W. Schiff(eds). 1991. *The Psychology of Touch*. Mahwah, NJ: Eelbaum.

에는 발견자의 이름을 딴 특수한 신경세포가 상당히 많다.[6] 이런 구조들은 열적·기계적·화학적·전기적 자극으로 받은 신경 신호를 책임감 있게 전달하기 위한 것이다. 손끝, 손바닥, 발바닥, 혀, 생식기 등등 털이 없는 부분의 표피와 진피 사이에 위치한 마이스너 소체는 가장 가벼운 형태의 자극에 반응한다. 관절과 심부 조직 부근 그리고 생식기와 젖샘 안에 위치한 파치니 소체는 압력, 진동, 고주파수 소리에 반응한다. 메르켈 원판은 피부 바로 아래 위치해 일정한 압력에 반응한다. 루피니 말단도 피부 안 깊숙이 위치해 압력과 온도를 감지할 수 있다.

뇌 마사지　　　　터치라는 용어는 몇 가지 촉각을 포함한다. 바로 압력, 통증, 온도, 근육의 움직임들이다. 피부를 터치하는 어떤 자극이든 그것은 신경섬유들 위에 있는 척수로 전달된다. 간혹 몇 피트 이하인 신경섬유도 있다. 통증과 온도 정보를 전달하는 신경섬유는 크기가 작고, 기계적 정보를 척수 위에 있는 뇌까지 전달하는 신경섬유는 크기가 크다.

　뇌로 전달되는 정보는 궁극적으로 감각 피질을 거쳐 감각이 들어온 쪽 뇌의 반대편으로 간 다음 거기에서 처리된다. 과학자들은 피부 자극을 수용하고 이를 처리하는 뇌의 정확한 위치를 확인하기 위해 사람의 대뇌피질 표면에 전극을 꽂는 실험을 했다. 신체 여러 부위의 자극들이 뇌의 어느 곳에서 수용되는지를 보여주는 도표를 호문쿨루스a ho-

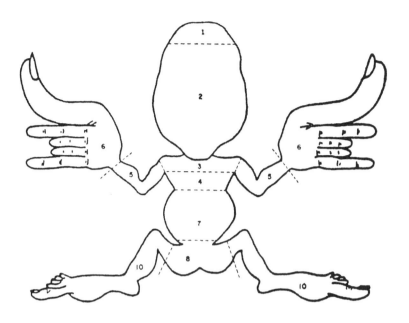

| 그림 5-2 | '호문쿨루스', 메시지를 받고 보내는 대뇌피질에서 여러 신체 부위가 차지하는 면적을 나타낸 그림

자료: M. A. Heller and W. Schiff(eds). 1991. *The Psychology of Touch*. Mahwah, NJ: Eelbaum.

munculus라고 부른다. 라틴어인 호문쿨루스는 직역하면 '작은 사람'이라는 뜻이다. 〈그림 5-2〉는 신체 자극을 수용하기 위해 대뇌에 얼마나 많은 공간이 요구되는지를 결정하는 데 신체 부위의 크기는 그곳의 신경 밀도보다 덜 중요하다는 것을 보여준다. 우리 몸에서 손끝, 입술, 생식기와 같이 엄청 많은 신경 말단을 가진 부위들은 신경 말단이 훨씬 적은 등보다 대뇌피질에서 더 많은 공간을 필요로 한다. 게다가 대뇌피질에서 고도로 특수화된 신경세포들은 특정 유형의 자극에 매우 민감해서, 어떤 세포들은 단지 몸 표면을 한 방향 혹은 특정한 빈도로 쓰다듬기만 해도 매우 민감하게 반응한다. 유형이 다른 자극들은 이런 자극들에 반응하는 세포의 수를 변경할 수 있을 뿐만 아니라 대뇌피질 속 이런 세포들의 크기도 변경할 수 있다.

촉각 자극에 대한 역치　　　연구원들은 촉각 자극의 빈도, 강도, 온도에 대한 사람의 반응을 결정하기 위해, 압력과 진동 감각을 일으키는 짧고 뻣뻣한 빗과 공기 퍼프를 사용한다. 한 사람이 두 터치점이 분리되어 있다고 감지하기 위해서 두 지점이 서로 얼마나 떨어져 있어야 하는지가 하나의 일반적인 기준이 된다. 한 번 혹은 두 번의 머리 빗질로 피부를 터치하고, 터치를 받은 사람은 자신이 느낀 점수를 명시하도록 요구된다. 민감한 부위에서는 실험 대상자가 더욱 쉽게 두 터치점을 감지한다. 앞서 말했듯이 신경 말단이 더 많은 손끝, 입술, 생식기 같은 신체 부위들은 더욱 민감하다. 이 부위들은 온도, 질감, 다른 촉각 자극들을 감지하는 데 가장 민감한 부분들이고 통증에도 가장 민감하다. 통증 역치를 결정하기 위해 실험자들은 압력을 가하는 막대인 통각계를 피부에 대고 누른다. 이 장치로 통증 역치는 개인들 사이에 현격한 차이가 있음을 발견했다.

온도 조절　　　　온도 조절이 없다면 생존이 불가능할 것이다. 피부 온도가 3~4도만 올라가도 찌는 듯한 더위감이 온다. 마찬가지로 피부 온도를 단지 1~2도만 떨어뜨려도 극심한 추위를 경험할 수 있다. 우리의 체온은 오전 4시에 가장 낮다. 이 시간에 우리 몸의 온도가 급격히 변하기 때문에 이때 천식 발작이 많이 일어난다.

동상이나 화상에 따른 부상은 극한 온도에서 빠져나오거나 발한과 오한을 일으키는 몸 혈관의 팽창과 수축으로도 피할 수 있다. 사람들은 동상에 따른 부상은 더디게 알아차리지만, 화상에는 즉각적으로 반응한다.[7] 뜨거운 곳에서 나와 수영장으로 들어가거나 으스스하게 찬 곳에서 나와 사우나로 가는 식의 온에서 냉 그리고 냉에서 온으로의 이행은 쾌적한 열 변화다. 쾌적한 이유는 이런 변화가 극심한 냉기나 열기의 불쾌감을 중화하기 때문일 것이다.[8] 옷을 입었을 때 외부에 노출이 가장 많이 되는 신체 부위인 얼굴, 팔, 손은 온도 변화에 가장 민감한 부위에 속한다. 이런 민감한 부위들이 동상과 화상으로부터 몸을 보호한다.

∞ 시각과 청각 기기에서 사용되는 촉각

시각·청각장애인을 위해 진동 자극을 사용하는 감각 보조 기기들이 개발되어왔다. 진동은 피부에 시각적 혹은 청각적 자극에 관한 패턴

정보를 전달할 수 있다. 예컨대 맹인용 점자 해독기인 옵타콘Optacon이 있다.[9] 옵타콘은 각각 20개의 핀이 다섯 줄로 구성된다. 이 핀들은 시각장애인의 손가락을 진동해 조그마한 카메라로 찍은 패턴들을 전송한다. 읽는 이가 페이지 위를 자신의 손가락으로 가로지르면, 진동기를 통해 사진기에서 전송된 이미지가 읽는 사람의 손가락 아래를 오른쪽에서 왼쪽으로 지나간다. 대부분의 인쇄 정보가 점자Braille로 번역되어 있지 않았기 때문에 이 기기는 매우 유용하다. 시각장애인은 옵타콘으로 1분에 60개 혹은 그 이상의 단어를 읽을 수 있다.

또 다른 기기는 시각 대체 촉각 시스템으로, 텔레비전 화면을 촉각 이미지로 변환해준다. 촉각 이미지는 400개의 개별 진동기가 시각장애인의 등 위에 이미지 형태들을 인쇄하듯 움직여서 재현된다.[10] 한 조사원의 보고에 의하면, 카메라가 실험 대상자에게 빠르게 줌 렌즈를 들이대자 그는 다가오는 물체를 피하듯 카메라를 피했다고 한다. 이 기기는 적당한 성공을 거두었다.

청각장애인을 위한 보조 기기들은 더욱 활발하게 연구되고 있고, 지금은 아마 시각장애인을 위한 진동 기기보다 더욱 효과적일 것이다. '촉각 보코더'라는 기기는 소리 정보를 촉각 자극으로 번역할 수 있는 다중 진동기를 사용해 작동한다. 이런 보코더는 청각장애인의 피부에 소리와 거의 비슷한 자극 패턴으로 소리를 전송한다. 촉각 보코더는 마이크로 소리를 받고 그 소리를 많은 주파수대로 나눈 다음, 그 정보를 사용해 피부 위에 자극기를 작동한다. 그러면 이것이 팔, 다리, 배, 손, 또는 이마에 부착된 벨트를 통해 피부에 간지럼 같은 감각을 준다. 예를 들어 청각장애인이 이 벨트를 착용할 때, 저주파 소리를 재현하는 진동기는 벨트의 왼쪽에서 시작될 수 있다. 그러면 그 진동기는 주파수가 서로 다른 벨트 위 소리들을 벨트의 오른쪽 끝으로 전달한다. 킴 올러Kim Oller에 의하면, 청각 장애 아동들은 특히 저주파와 고주파 소리를 분간하도록 배운다. 그런 다음 그 기기에 대고 말할 때 자신이 느끼는 진동과 그 소리를 맞추도록 배운다.[11] 소리가 변하면서 아이는 체계적인 패턴을 배울 수 있다. 촉각 보코더로 제공된 정보는 청각 보조기나 입술 읽기로 제공된 정보를 보완하는 경향이 있다.

인공 와우 이식(인공 달팽이관 이식)도 효과적일 것으로 예상되는 또 다른 장치다. 이 장치는 머리 피부 아래에 이식된 마이크로프로세서가 전달한 전기 신호로 청각 신경을 자극할 수 있다. 외부의 마이크로폰과 전기 장치는 음향 신호를 이식된 마이크로프로세서로 전송한다. 말을 배우고 난 뒤 청력을 상실한 청각장애인은 인공 와우 이식 후 전화로 계속 대화할 수 있다.

이런 기기는 피부와 촉감이 세상 속 우리를 도울 수 있는 몇몇 방법들이다. 촉각은 통증과 급격한 온도 변화를 피하도록 도와주며, 즐거운 감각을 경험하고 공간을 탐색하며 우리가 조정하는 물체를 감지하도록 도와준다. 그리고 때때로 우리가 지닌 다른 감각을 대신해준다.

∞ 통증 완화를 위한 터치

통증, 특히 만성적 통증은 살면서 겪는 최악의 경험 중 하나다. 하지만 터치는 통증 메시지를 차단함으로써 통증이 완화되도록 도울 수 있다. 이는 터치 신호가 고통 신호보다 더 빠르게 뇌로 전달되기 때문에 가능하다. 통증 경험은 복잡하며, 통증 감각들은 지속, 강도, 부위, 질을 비롯해 여러 방식으로 차이가 있다. 몬트리올에 위치한 맥길대학교가 제공한 맥길 통증 설문지McGill Pain Questionnaire는 공간, 시간, 열, 압력 등의 특징을 사용해 무려 200개나 되는 통증 관련 형용사를 서술하고 있다. 화끈거리는, 쥐어짜는, 지끈거리는, 찌르는, 쏘는 같은 형용사는 단지 그 일부다.[12] 등 부상, 두통, 복통에 따른 통증은 화상에서 비롯된 통증과 다르다. 만성 통증은 일시적 통증과 다르며, 고립성 통증은 만연성 통증과 다르다. 자주 목격되는 기이한 현상은 사고를 당한 사람들이 몇 시간 후에야 비로소 통증을 호소하는 것이다. 더욱 놀랄 만한 것은 산업화되지 않은 여러 문화에서 뜨거운 석탄불 위를 걷거나 의례용 도구로 신체에 구멍을 뚫거나 하는 입문 의식initiation rituals을 치르다 상처가 생겨도 통증이 발생하지 않는 듯이 보인다는 점이다.

사람들은 특정 감각기관들이 통증을 받아들인다고 생각해왔지만, 최근에 들어서는 일반적으로 뇌에서 통증을 받아들인다고 생각한다. 그 이유는 촉각을 위한 특수 감각기관(시각을 위해 망막이 있는 것처럼)이 없기 때문이다. 약리학적 혹은 수술적 절차로 통증을 경감하거나 제거하기는 어렵지만, 간단한 자연치료는 보통 통증을 줄이는 데 효과적이다. 상처가 난 부위를 차가운 물에 담그거나 그 부위에 따스한 수건을 대고 마사지하면 통증이 줄어드는 느낌이 온다는 것이 전형적인 예다. 즉, 그 부위를 찬물에 담그거나 문질러 더 많은 신경을 자극하는 것이 통증이 줄어드는 이유를 부분적으로 설명할 수 있을 것이다.

∞통증 감소를 위한 치료

의사 로널드 멜잭Ronald Melzack과 패트릭 월Patrick Wall은 침, 마사지, 문지름, 그리고 다른 형태의 압력 자극이 어떻게 통증을 경감할 수 있는지를 설명하는 통증의 관문 조절 이론the gate control theory of pain을 체계화했다.[13] 그들의 이론은 척수를 통하는 정보는 관문gate을 통과하는 물체와 같다고 제시한다. 관문이 열려 있다면 통증 메시지는 차단되지 않은 채 흘러가게 된다. 그러나 관문이 부분적으로 혹은 완전히 닫혀 있으면 통증 메시지가 차단될 수 있어서 그 사람은 통증을 느끼지 않는다. 예를 들어, 압력 신경섬유처럼 더 길고 절연도가 더 높은 신경섬유에서 온 메시지는, 더 짧고 절연도가 더 낮은 신경섬유로 통증이 전송되는 것보다 더 빨리 뇌에 전송될 수 있다. 사실상 더 느린 통증 메시지에게는 관문이 닫히는 것이다. 뜨거움과 차가움 같은 온도 자극도

뇌에 더 빨리 도달할 수 있다. 온도 신경섬유가 통증 신경섬유보다 더 길고 절연도가 더 높기 때문이다. 관문 조절 이론의 핵심은 우리가 통증이 심한 부위에 가한 뜨거움과 차가움 또는 압력에서 발생한 메시지가 통증 메시지보다 뇌에 더 빨리 도착함으로써 통증 메시지의 수신을 막는다는 것이다.

마사지는 통증을 다루는 주요 방법들 가운데 하나였다. 그러나 제약의 출현, 특히 1940년대 아편 제제의 출현이 통증 치료에서 마사지를 대체했다. 대량생산된 아편 제제들은 변비, 메스꺼움, 호흡 억제 등 많은 부작용이 있었다. 그렇지만 다행히 신체도 모르핀과 유사한 화학물질인 자연적 아편제를 생산해낼 수 있다. 엔도르핀(또는 베타 엔도르핀, 다이놀핀, 엔케팔린)이라고 불리는 이런 자연적 진통제와 세로토닌처럼 통증을 완화하는 또 다른 뇌의 화학물질은 경피 신경 전기 자극 TENS으로 증진될 수 있다(TENS기는 연필 크기만 한 금속 막대를 통해 적은 양의 전류를 몸으로 전송하는 기기다). 또한 진통 효과가 있는 엔도르핀을 산출하는 다른 방법으로는 유산소 운동이 있다.[14]

신경전달물질 세로토닌은 편두통과 우울증에서 나타나는 만성적 통증 치료에 사용되는 여러 약품을 위한 토대다. 우유, 칠면조, 바나나와 같이 트립토판tryptophan이 높은 특정 음식을 먹는 것도 통증을 줄이는 데 도움이 된다. 트립토판은 세로토닌을 합성하는 데 필요한 전구물질이다. 알베르트 슈바이처Albert Schweitzer는 그가 사는 마을에 있는 병원의 아프리카 환자들의 통증 역치가 매우 높다는 것을 알고 놀라움을 표현했다. 그들의 통증 역치는 바나나를 많이 먹는 그들의 식습관 때문에 높았을 수 있다.

만성 통증　　　만성 통증은 6개월 이상 지속되는 통증이다. 만성 통증을 앓는 사람들은 자신이 쓰고 있는 약품의 비효율성과 자신이 겪는 생활양식의 극적 변화로 우울해진다. 편두통이나 섬유근육통(알려진 이유 없이 몸 전체에 오는 통증)으로 만성 통증을 앓는 사람들은 엔도르핀 수치가 낮아 보이는데, 이 점이 그들이 앓는 만성 통증 증후군의 원인일 수 있다. 혹은 무언가와 관련된 신경 손상이 몸에서 공급되는 자연 진통 아편제를 소비해 그들의 천연 엔도르핀의 효과를 감소했을 수도 있다. 거꾸로 통증에 무딘 사람들이 드물지만 있다. 이는 통증-전달 문제 혹은 엔도르핀 과잉에 기인할 것이다.

　대부분의 만성적 통증 장애는 수술적, 약리학적, 혹은 그 밖에 의학적 치료에 반응하지 않는다. 이 점이 심한 만성 통증을 위해 터치와 압력 치료들(예를 들어 침, 지압 요법, 마사지 치료)의 활용을 매우 중요하게 만든다. 이런 치료들이 효과적인 이유는 통증을 악화하곤 하는 불안 수준을 낮추기 때문일 수도 있고, 통증을 덜어주는 엔도르핀과 세로토닌을 방출하기 때문일 수도 있으며, 더 긴 신경섬유를 자극해 짧은 통증 신호보다 그들의 신호를 더 빨리 뇌에 전달하기 때문일 수도 있다.

스트레스 감소를 위한 터치　　만성적 스트레스는 통증의 또 다른 출처다. 터치는 비약물적인 완화를 통해 건강하게 스트레스에서 벗어날 수 있는 효과적인 치료로 재발견되었다. 이 점은 신체적 건강, 체력, 총체적 건강, 스트레스 감소, 그리고 스트레스 치료의 예전 형태를 되살리는 데 도움을 주었던 대체의학 운동 덕분이라고 할 수 있다.

마사지 치료는 스트레스 감소에 효과적인 기법이다. 빨리 움직이는 우리의 삶의 양식, 직업, 관계 때문에 생기는 스트레스는 근육긴장과 호흡 및 심장 문제를 일으킨다. 스트레스를 받으면 심박수 증가와 혈압 상승, 그리고 스트레스 호르몬인 노르에피네프린과 코르티솔 수치 상승, 나아가 소화관, 사지, 면역 체계로 가는 혈류 감소를 겪는다. 스트레스가 계속되면 우리는 통증과 정신적인 고통, 피로, 두통, 소화불량, 불면증, 식욕부진, 과식 등 우리가 경험하는 스트레스 증상을 줄이기 위해 종종 술과 처방약 혹은 다른 약품으로 자가 치료한다. 이런 문제를 완화하려면 우리에게는 어떤 형태의 휴식과 이완이 필요하다. 마사지 치료뿐만 아니라 운동, 심상, 명상, 음악 감상, 점진적 근육 이완 치료, 요가 같은 이완 기법들도 스트레스를 받았을 때 우리의 몸을 진정하는 데 도움이 된다.

마사지 치료는 업무 스트레스를 상당히 완화할 수 있다. 커피를 마시는 짧은 휴식 시간이나 마티니를 곁들이는 점심 대신에 직원의 건강 프로그램의 일부로 점심시간에 사무실용 마사지 의자를 제공하는 기업과 법률 회사가 많다. 오피스 마사지는 보통 책상 의자에서 혹은 인체 공학 의자처럼 생겨 가슴 버팀대와 도넛 형태의 얼굴 버팀대가 있는 특수 고안된 마사지 전용 의자에서 행해진다. 마사지는 약 10~15분이 걸리며 1분에 1달러를 지불한다. 사람들은 이런 마사지를 좋아하는 듯하며, 조사한 짧은 논평에서도 "마사지를 하니 정신이 더욱 또렷해져요", "기운이 펄펄 나요" 등 긍정적인 답변을 내놓았다.

우리는 이런 인상들을 확증하고자 업무 스트레스에 관한 연구를 수행했다.[15] 이 연구에서 마이애미대학교 의과대학의 직원 20명이 한 달동안 일주일에 두 번 점심시간에 15분간의 마사지를 받았다. 마사지를 받자마자 그 직원들은 불안감이 줄고 마음 상태도 더 좋다고 말했다. 그저 쉬면서 이완을 취했던 직원들과 비교했을 때 마사지를 받은 직원들이 그들보다 각성도가 더 높았으며, 수리 계산에서도 마사지를 받기 전보다 실수를 더욱 적게 했고 훨씬 짧은 시간이 걸렸다. 더욱이 우리는 이 연구에서 장기적인 변화도 확인했는데, 스트레스 호르몬인 코르티솔 수치와 노르에피네프린과 우울감의 수치가 낮아졌다. 여러 공항과 쇼핑센터에서는 업무 스트레스를 줄이기 위해 완벽한 마사지를 하고자 몸 체형을 측정해서 공기를 조정하도록 고안된 공압식 의자들을 갖춘 일련의 즉석 마사지 가게들을 마련함으로써 이런 장점을 활용하고 있다.

마사지 치료는 다른 형태의 스트레스도 줄인다. 예를 들어 임신과 분만 스트레스는 임산부 파트너의 부드러운 마사지를 받으면 줄일 수 있다. 자료들이 제시하는 것처럼 마사지는 부교감신경계를 자극하며, 몸을 진정하고 주의력을 증진한다. 그다음에는 교감신경계를 이완하는데, 이는 몸이 활동적일 필요가 있을 때 신경계를 자극한다. 긴급 상황에는 교감신경계가 활성화되고, 과제를 배우는 동안에는 부교감신경이 활성화된다. 마사지하는 동안 몸에서 일어나는 변화들, 예를 들어 심박수가 느려지고 스트레스 호르몬이 감소하는 등의 변화들은 신체 기관과 면역 체계의 마모를 덜어준다. 이 모든 것에 덧붙여, 마사지와 그 스트레스 감소 효과만으로도 그저 기분이 좋다. 이는 우리 모두가 누릴 만한 쾌감이다.

∞ 터치에 의해 활성화되는 뇌의 영역

양성자 방출 단층촬영은 터치하는 동안 뇌의 활동성을 살피는 데 사용되어왔다.[16] 이 연구에서는 참신한 터치에 대한 뇌혈류와 부정적 터치에 대한 뇌혈류가 비교되었다. 참가자가 참신한 터치를 하는 동안에는 오른쪽 안와 전두 피질이 활동적이었고, 부정적 터치를 경험했을 때는 뇌의 변연계 그리고 자율계 부위와 밀접하게 연결된 안와 전두 피질 영역이 활성화되었다.

기능적 자기공명영상fMRI도 쾌적한 터치, 고통스러운 터치, 평범한 터치에 따른 뇌의 활동을 비교하는 일에 사용되어왔다.[17] 안와 전두 피질은 평범한 터치를 하는 동안에는 쾌적한 터치나 고통스러운 터치를 할 때보다 덜 활동적이었다. 적극적 터치나 부정적 터치는 모두 안와 전두 피질은 물론 대상 피질도 활성화했다.[18]

팔뚝에는 가벼운 터치에 민감한 신경들이 있고 손바닥에는 없다. 팔뚝 터치가 손바닥 터치보다 안와 전두 피질을 활성화했다. 게다가 '풍부한 보습 크림' 같은 문구 또는 팔뚝에 크림을 바르는 장면을 보는 것도 그 영역을 활성화한다.[19] 실제로 참가자들은 그런 말을 듣거나 발려진 크림을 볼 때 쾌적한 기분이 든다고 보고했다. 뇌의 섬 피질 insular cortex도 애정 어린 터치와 연관된다.[20] 각기 다른 신경섬유들 역시 애정 없는 터치가 아닌 애정 어린 터치에 의해 활성화되는 것처럼 보인다. 애정 어린 터치는 전기가 통하는 비절연 민말이집신경섬유unmy-elinated nerve fibers에 의해 전송되는 반면, 터치의 지각적 측면은 빠르게 전도하는 절연insulated 말이집신경섬유들에 의해 전송된다.[21] 두 시스템은 서로 다른 생물물리학적·전기생리학적 성질을 지니는 것 같다.

더욱이 뇌의 섬 피질은 촉각, 시각, 청각을 함께 처리할 수도 있다. 그러나 청각, 시각, 촉각이 어떻게 상호작용하는지는 알려진 바가 거의 없다.[22] 촉각은 시각, 청각, 운동감각을 비롯한 그 밖의 다른 감각들과 상호작용하는 듯하다. 그리고 촉각과 시각의 통합은 일찍이 신생아기에 확인된다.[23]

촉각은 잃어버린 다른 감각을 대체할 수도 있다. 시각장애인은 자신의 등이 터치되는 것에서 물체를 보는 법을 배운다.[24] 청각장애인은 담화 범위에서 각기 다른 소리를 전송하는 띠belts를 통해 말을 배운다.[25]

∞ 터치의 생리학적·생화학적 효과

터치 후에 긍정적인 생리학적·생화학적 효과들이 확인되었다. 대중 연설을 해야 하는 스트레스 상황에서 손을 잡고 서로 포옹했던 커플들은 혈압과 심박수가 감소했다.[26] 이 연구에서 커플들은 손을 잡고 10분가량의 낭만적 영상을 본 다음 서로 포옹했다. 또 다른 연구에서는 스트레스 상황에서 자기 파트너에게 마사지를 받은 여성들이 심박수가 더 적고 코르티솔 수치도 더 낮게 나왔다.[27]

터치는 건강한 부부를 위한 중재로 활용되어왔다.[28] 이 연구에서는 한 달 동안 부부들의 타액 코르티솔과 스트레스 호르몬인 알파 아밀라아제 그리고 '사랑 호르몬'인 옥시토신 수치를 추적 관찰했다. 터치 중재를 받은 부부들에게서는 알파 아밀라아제가 감소하고 옥시토신이 증가했다. 옥시토신은 대체로 등 문지르기, 백허그 같은 신체적 애정 표시 이후에 증가했다.[29] 또한 파트너의 포옹을 더 많이 받은 여성들의 옥시토신 수치가 더 높고 혈압이 더 낮았다.[30] 이에 따라 포옹과 마시지는 스트레스 수준을 낮추는 데 활용될 수 있었다. 예를 들어 병원에서는 수술 전에, 학교에서는 시험 전에 효과적이었다.

∞마사지 치료 효과

마사지 치료는 가장 효과적인 터치 형태들 가운데 하나다. 마사지로 뇌의 어떤 부분들이 활성화되는지는 분명하지 않지만 적당한 수준의 압력 마사지는 치료에 도움을 준다.[31] 적당한 수준과 가벼운 압력 마사지를 비교했을 때, 가벼운 압력보다 적당한 수준의 압력 마사지를 받은 후에 심박수가 느려졌고 뇌전도 패턴들도 더 큰 이완을 보였다.[32] 마사지 치료는 통증을 치료하는 데 가장 자주 활용되고 있지만 업무 스트레스를 줄이는 데도 사용된다. 또한 마사지 치료는 우울증, 천식, 피부염과 당뇨병을 비롯한 자가면역질환, 암 같은 면역질환을 위해서도 사용된다.[33]

∞촉각 지각

우리의 피부와 그것의 감각 뉴런들은 쾌적하거나 고통스러운 기계적 자극의 공세를 받는다.[34] 쾌적한 터치와 고통스러운 터치의 차이를 아는 것은 매우 중요하다. 이런 신호를 전송하는 기계적 감각수용기

뉴런들은 크기, 형태, 민감도 면에서 다양하다. 이에 관해 연구한 다른 저자들은 이온 채널 단백질ion channel proteins에 대한 자료를 검토하는데, 이들 단백질이 지렁이, 파리, 생쥐의 기계적 감각수용기에서 온 신호 전송을 책임진다고 주장한다.

촉각적 자극은 보통 활발한 운동과 감각의 조합으로 일어난다. 예를 들면, 표면을 만지려고 손을 뻗는 행위와 실제로 표면이 피부에 닿는 느낌의 조합이다.[35] 최근의 연구에서 성인들은 262개의 형용사들이 터치의 감각적·정서적·평가적 양상(측면)을 얼마나 잘 묘사하는지를 평가했다.[36] 이 작업은 예를 들어 '울퉁불퉁함' 같은 26개의 '감각적' 속성들과 '즐거운' 같은 14개의 '정서적' 속성들로 구성된 촉각 지각 과제touch perception task: TPT의 개발로 이어졌다. TPT는 보이지 않는 질감 있는 물질을 평가하기 위해 사용되었다. 참가자들은 집게손가락으로 그 물질들을 능동적으로 움직여보거나 집게손가락에 수동적으로 받아들였다. 그리고 참가자들이 능동적으로 움직이지 않고 자극을 수동적으로 받아들였을 때 감각적·정서적 반응의 강도가 더 컸다.

또 다른 최근의 연구는 나이와 성별에 따라 손과 발에 대한 지각적 촉각 역치the perceptual thresholds for touch: PTT의 성인 기준을 세우고 오른손잡이와 왼손잡이, 키, 몸무게, 신체 질량 지수가 PTT에 끼치는 영향을 확정했다.[37] PTT는 고주파 TENS기를 사용해 산정되었으며, 연령이 증가하면 PTT도 증가한다는 것을 알아냈다. 그리고 남성이 여성보다,

오른손잡이가 왼손잡이보다 PTT가 더 높았다. 자주 쓰는 손, 키, 몸무게, 신체 질량 지수BMI는 PTT에 영향을 주지 않았다. 나이와 연관된 이 지각 능력의 감소는 또 다른 연구 그룹에 의해 확인되었다.[38] 이들 연구원은 촉각 지각 능력의 감소가 성인의 직장생활 전체에 걸쳐 어느 정도로 영향을 주는지 탐구했다. 나아가 업무 관련 전문 지식이 촉지각tactile perception에 미치는 영향도 조사했다. 그 결과 나이 많은 근로자들이 젊은 성인들보다 촉각적 수행도가 더 낮았다. 하지만 놀랍게도 업무 관련 전문 지식은 촉지각에 아무런 영향을 주지 않았고, 노화와 관련된 쇠퇴도 막지 못했다.

다른 그룹은 촉자극에 의한 체성감각 피질들somatosensory cortices의 반응이 성격적 특성에 의해 영향받는지를 조사했다.[39] 건강한 젊은 참가자들의 양손 손가락에 아프지 않은 촉자극이 주어졌다. 신경세포에 의해 만들어진 자기 근원 영상neuromagnetic source imaging으로 뇌의 체성감각 영역에서의 대뇌피질 활동은 외향성extraversion과 밀접하게 관련된다는 점이 드러났다. 참가자들이 덜 외향적일 수록 체성감각 영역의 대뇌피질 활동성이 더 높았다.

손끝은 손가락이 질감 있는 표면을 문지를수록 피부 속 진동이 증가해 질감 지각 능력이 강화된다. 특히 손끝은 파치니 소체들을 가장 많이 자극하는 주파수 영역에서 진동을 증폭한다. 파치니 소체는 피부 속 기계적 감각수용기로서 질감 지각에 중요한 기능을 한다.[40] 연구원들은 두 가지 버전의 '피부'를 사용하는 인공 고무 손끝을 만들었다. 하나는 부드러운 손끝이고 다른 하나는 인간의 지문에 있는 평행하는 융선들과 비슷한 크기와 간격을 가진 손끝이다. 이어서 그들은 가는 줄이 새겨진 받침 유리를 두 유형의 피부 위에 미끄러지게 했을 때 감지기가 탐지한 진동들을 비교했다. 그 결과, 융선을 가진 손끝에서 감지기가 탐지한 진동이 100배나 더 강했다. 손가락을 아무리 움직여도 일부 융선은 항상 최적으로 맞추어진다는 것을 고리 모양의 융선들을 통해 확인할 수 있다. 이와 달리 마카크 원숭이들macaque monkeys의 손가락에는 긴축과 평행하는 융선들이 있다. 연구원들은 고리 모양이 인간에게서 일어난 점진적인 진화일 수 있다고 제시했다.

우리는 손가락으로 셈하는 것을 배우며, 어렸을 때 손가락을 조합해 실천해왔던 숫자의 디지털 표현은 어른이 되어서도 손에 남아 있다.[41] 손바닥을 아래로 한 상태에서 손가락으로 하는 자극 탐지를 평가하는 연구에서 실험 대상자들은 숫자 1이 제시된 다음보다 숫자 5가 제시된 다음에 새끼손가락에 전달된 촉자극을 더 잘 보고했다. 이런 패턴은 손바닥을 위로 한 자세에서는 반대였다. 즉, 그 자세로는 숫자 5보다 숫자 1을 제시한 다음의 수행도가 더 좋았다.

∞ 시촉각 거울 시스템

어떤 이가 터치하거나 터치되는 것을 보기만 해도 터치받는 것 같은 느낌이 들 수 있다. 이것은 관찰된 터치와 느낀 터치를 연결 짓는 1차 체성감각 피질들S1과 2차 체성감각 피질들S2이 관련된 시촉각 거울 시스템visuotactile mirror system으로 서술되어왔다.[42] 촉각 사건의 시각적 처리를 담당하는 것이 S1인지 S2인지를 확인하기 위해 경두개 자기자극법transcranial magnetic stimulation이 사용되었다. 실험 참가자들은 촉자극으로 하는 시각 식별 과제와 통제 과제를 수행했는데, 시각 식별 과제는 손을 만지는 손가락이었고, 통제 과제는 터치하지 않고 움직이는 손가락이었다. 이 실험을 통해 거울의 특성을 가진 다중 양상의 감각-운동 시스템이 밝혀졌는데, 여기에서 행위의 촉각적 특성과 시각적 특성이 수렴된다. 그리고 S1이 촉각의 시각적 처리와 관련된다고 나타나는데, S1은 전통적으로 특이 양상modality specific으로 간주되는 피질 영역이다. 이런 결과는 감각 거울 시스템의 존재를 시사한다.

촉각의 시각적 강화Visual Enhancement of Touch: VET는 연관 현상이며, 촉각 처리의 촉진은 손을 봄으로써 가능해진다.[43] 손을 바라보는 것은 물체를 바라보는 것과는 달리 대뇌의 전기적 반응인 유발 전위들evoked potentials에 의해 측정되기 때문에 촉각 변별을 향상한다. 잇따른 연구에서 이 그룹은 물체를 바라보는 것에 비해 자기 손을 바라보는 것이 촉각 변별을 향상한다는 것을 확인했다. 그러나 이는 오직 손의 시각적 이미지가 참가자의 보이지 않는 손의 실제 위치와 공간적으로 정렬될 때뿐이며, 이때 고유수용감각proprioception[고유수용감각은 자신의 신체 위치, 자세, 평형, 운동의 정도나 방향을 비롯한 움직임에 대한 정보를 파악해 중추신경계로 전달하는 감각이다_옮긴이]이 신호를 보낸다.[44] 이와 대조적으로 타인의 손을 바라보는 것은 공간적 위치와 상관없이 촉지각을 향상했다. 두 번째 연구에서 그들은 촉각의 시각적 재편Visual Remapping of Touch: VRT이라고 부르는 다감각적 자극 기법multisensory stimulation technique을 사용했다. 이 패러다임에서 참가자들은 촉자극과 동시에 자기 손이 터치되는 이미지를 보았고, 이는 지각적으로 어긋나는 것을 줄였다. 이렇게 촉각과 시각이 정렬된 공간적 결과는 촉각의 다감각적 조절이 근본적으로 공간적인 자기 신체의 재현에 의존한다는 점을 시사한다. 반면 타인의 재현은 이 공간적 제약에서 자유롭다.

VRT를 연구한 동일 탐구자들 그룹은 얼굴에 대한 촉자극의 지각 능력은 터치되는 얼굴을 동시에 볼 때 증진된다는 것을 알아냈다.[45] VRT 효과는 자신과 더 닮은 타인을 자신으로 지각하면서 강화되었지만 자기 자신의 얼굴을 볼 때 가장 강하게 나타났다.

fMRI 연구들은 터치되고 있는 타인이나 물건을 바라볼 때 사람들의 S1과 S2의 활성화를 기록했다. 터치되고 있는 타인이나 물건을 바라보는 것과 연관된 신경 메커니즘의 본성 및 시간 과정을 조사하기 위해 제시된 자극에 대한 반응으로 나타나는 뇌의 전기적 활동인 사건 관련 전위들Event-Related Potentials: ERPs도 사용되었다. 사건 관련 전위 연구에서 성인들은 어떤 물체로 터치되고 있는 사람의 팔이나 원통형 물체에 대한 짧은 동영상을 보았고, 이는 움직이기는 하지만 팔이나 원통형 물체를 터치하지 않는 물체의 경우와 비교되었다.[46] 이렇게 비터치에 대한 터치의 효과들이 관찰되었는데, 이런 발견은 인간의 터치와 비인간 물체의 터치를 보는 것이 초기의 감각-지각적 단계와 상대적으로 나중에 오는 인지 단계의 체성감각적 처리 과정과 관련이 있음을 시사한다.

1차 감각 피질들은 외부 자극이 없어도 활성화될 수 있다. 예를 들어, 터치를 수반하는 시각적 자극은 S1을 활성화한다고 관찰되어왔다.[47] 이는 일상 용품을 촉각으로 탐색하기 바쁜 인간의 손들을 관찰한 연구에서 연구 대상자들의 S1 속 신경 활동으로 밝혀졌다. 연구원들은 fMRI 자료에 대한 다변량유형분석multivariate pattern analysis을 사용하면서, 오직 S1의 활동 유형에만 근거해 연구 대상자가 보는 몇 개의 물체 중 어떤 것이 탐색되는지를 예측할 수 있었다. 이와 같이 1차 감각 피질들은 이 정보가 다른 감각 시스템을 통해 뇌로 들어갈 때조차도 그것들의 양상과 관련된 정보를 재현했다.

∞ 거울-촉각 공감각

어떤 이가 터치되거나 고통받는 등의 타인의 체성감각 자극을 목격할 경우 그것이 목격자에게 비슷한 체성감각 경험을 유발할 수 있다는 사실은 정상적인 지각의 한 극단적 형태로 간주되어왔다. 그 과정이 자신이 목격한 사람의 상태와 비슷한 의식적 경험으로 귀결될 때 그것을 공감각synesthesia이라고 부른다.[48]

거울-촉각 공감각the mirror-touch synesthesia은 유발된 공감각 경험이 타인이 지각한 감각 경험과 비슷한 경우, 그것의 뚜렷한 사회적 요소에 의해 확인되는 공감각의 한 유형이다. 거울-촉각 공감각을 지닌 개인은 타인이 터치되는 것을 목격할 때 자기 자신이 터치받는 듯한 경험을 한다. 예를 들어 한 연구에서 공감각 참여자와 통제 참여자는 그들의 얼굴은 터치되지 않는 상태에서 터치되거나 터치되지 않는 낯선 타인의 얼굴을 관찰했다. 참여자의 얼굴과 낯선 타인의 얼굴이 연속적 비율로 변하는 모핑된 이미지들morphed images을 사용해 자기 표상self representation의 변화를 자신의 얼굴로 인식하는 과제를 주고 평가해보았다. 공감각적 개인들은 터치 관찰 이후의 자기 인식 수행도에서 의미심장한 변화를 보여주었다. 참여자들은 자신과 타인의 이미지 분량이 동일하다고 지각하고, 심지어 타인이 터치되는 것을 본 후에는 타인의 이미지까지 모두 자신의 것이라고 인식했다. 이처럼 공감각을 지닌 개

인은 타인이 터치되는 것을 목격한 후에 자신과 타인의 경계가 모호해질 수 있다.[49]

어떤 사람들은 촉자극에서 공감각적인 색채 감각을 경험하기도 한다.[50] '터치의 색채'라는 이 연구에서는 공감각을 경험하는 사람과 아닌 사람들 모두 매끄러움과 부드러움 같은 촉각적 질에 민감했다. 그리고 이런 감각의 질은 연관된 색채들의 밝기 및 채도와 관련되었다. 공감각의 서로 다른 변형들의 출현율에 대한 연구에서는 거울-촉각 공감각(타인에게 가해지는 터치를 목격하면 공감각자 자신의 몸에 주관적인 촉감각이 유발되는 것)이 문자소-색채 공감각grapheme-color synesthesia 처럼 더 자주 연구되는 여러 공감각보다 더욱 공통적이었다.[51]

타인이 터치되는 것을 목격할 때 터치를 경험하는 거울-촉각 공감각자들은 향상된 체성감각 자극을 지니며 정서적 표현도 우월하게 인식한다고 확인되었다.[52] 이 연구에서는 동시적인 시촉각적 자극을 사용해 공감각 경험을 못하는 사람들에게서 거울 촉각을 유도해보았다. 그 결과, 어떤 사람의 얼굴을 보는 것은 '착각 강화'를 낳았고, 이는 특히 무서운 얼굴에 대한 감성 인식emotion recognition을 용이하게 했다. 다른 그룹의 연구원들도 비슷한 효과를 발견했다. 즉, 촉지각은 무표정이나 행복한 표정에 비해 무서운 얼굴을 향하는 터치를 볼 때 증진되었다.[53] 두 번째 실험에서 그들은 얼굴이 터치되거나 얼굴에 손가락이 다가오는 영상을 보았을 때 비슷한 결과를 보였고, 이번에는 성난 얼굴이 아니라 무서운 얼굴에 한정되었다.

체성감각의 활성화도 독일에서 수행한 한 연구에서 고통스러운 터치와 고통스럽지 않은 터치를 관찰하는 동안 평가되었다.[54] 체성감각의 활성화는 공감empathy 능력의 형질 차이와 관련되어왔다. 이 연구에서 fMRI의 영상 패러다임이 사용되었고, 그 영상의 내용은 단지 페인트 붓으로 고통스럽지 않게 손을 터치하는 것이었다. 그 결과는 터치 영상에 대한 체성감각 반응을 시사했으며, 이 같은 반응은 타인의 관점을 이해하는 조망 수용 능력perspective taking ability[타인의 사고, 감정, 상황 등을 그 사람의 관점에서 이해할 수 있는 능력_옮긴이]의 공감 하위척도와 관련되었다.

스페인에서 행한 비슷한 연구에서는 연구 대상자가 바늘로 찔리는 손, 면봉으로 터치되는 손, 또는 자극 없이 쉬는 손에 대한 영상을 볼 때 나타나는 체성감각적 반응을 사건 관련 전위들을 사용해 기록했다.[55] 그 결과, 연구 대상자들은 통증 영상이 터치 영상보다 더욱 불쾌하다고 평가했다. 통증과 터치 영상을 보는 동안 증진된 사건 관련 전위 진폭은 조망·수용 척도의 높은 점수와 관련됨은 물론이고 증가한 불쾌 등급과도 결부되었다.

이런 '통증 공감각' 또는 '통증 공감'은 목격하거나 상상한 통증을 마치 자신의 통증으로 여기는 연구 대상자의 경험을 서술하기 위해 사용되어왔다.[56] 근래에 공유 통증에 대한 기록 문헌을 검토한 저자들은 통증 공감각이, 통증 공감의 기저인 거울 시스템 안에 있는 억제력 상실을 불러일으키는 고통스러운 혹은 대단히 충격적인 경험들에서 기인할지 모른다고 결론 내렸다. 이 이론은 환상 사지phantom limbs[환상 사지는 팔다리를 잃은 사람들이 사라진 신체 부위에 대해 여전히 고통이나 감각을 느끼는 현상이다_옮긴이] 상태에서 통증 공감각을 경험했던 팔다리를 잃은 장애인들에 대한 연구에서 논의되었다.

환상 통증 치료phantom pain therapy를 위해서는 가상 운동보다 가상 터치를 하는 것이 더욱 효과적이다.[57] 거울 치료를 하는 동안 팔다리를 잃은 장애인들은 손상되지 않은 그들의 온전한 팔다리를 움직이며 거울에 비친 모습을 주시한다. 이는 그들에게 자신의 환상 사지가 움직인다는 환상을 주는데, 이런 거울 치료의 통증 완화 효과는 어떤 사람에게는 나타나고 어떤 사람에게는 나타나지 않았다. 이 연구에서 거울 치료에 반응하지 않았던 팔이 없는 장애인들은 다른 두 상태에 노출되었다. 하나는 가상 운동을 병행하는 시각화이며, 다른 하나는 환상의 손을 쓰다듬어주는 가상 터치였다. 참여자들에게 운동 상태는 이득이 없었지만 쓰다듬는 상태에서는 의미 있는 통증 감소가 나타났다.

∞촉각과 그 밖의 다른 감각들

자극은 종종 여러 감각으로 지각된다. 예를 들어 음식은 보통 시각을 먼저 자극하고 그다음 촉각·미각·후각을 자극하며, 이는 열, 자극, 운동감각, 청각적 패턴들과도 자주 연관된다.[58] 시각적 정보도 보통 단어, 수, 그림의 의미를 포함한다. 그 상황의 감각적·상징적 특징들은 개인에 의해 통합된다.

시각장애인과 눈을 가린 사람들 촉감각은 시각장애인과 눈을 가린 사람들에게서 자주 탐구되었다. 예를 들어, 최근 고무손 착각 현상 rubber hand illusion 연구에서 눈을 가린 참여자들은 자신의 오른손이 왼손 집게손가락으로 터치되는 경험을 했는데, 이는 사실상 자신의 왼손 집게손가락은 고무손을 터치했고 다른 실험자가 동기화된 방식으로 그들의 오른손을 만진 것이다.[59] 동일 연구팀은 시각장애인 그룹과 눈을 가린 같은 연령의 정상 시력 참여자 그룹에서 이 같은 착각의 강도를 비교했다. 그 결과 정상 시력을 가진 참여자들은 강한 환상을 경험했지만, 시각장애인들은 어떤 환상도 경험하지 못했다.

또 다른 연구에서는 눈을 가린 채 방향감각을 잃은 참여자들이 촉각으로 네 곳 중 한 곳에 숨겨진 목표물을 찾도록 훈련받았다. 그곳은 직사각형 배열로 정돈된 네 개의 분리된 표지물의 꼭대기에 있는 뚜렷한 질감적 단서들로 표시되었다.[60] 그다음에 연구원들은 뚜렷한 질감적 단서들을 제거하고 참여자들이 그 배열을 어느 정도 학습했는지 평가했다. 참여자들은 시력과 뚜렷한 질감적 단서들이 없는 상태에서 자신들이 그 배열을 학습했다는 증거를 보여주었다. 또 다른 연구 그룹은 눈을 가린 정상 시력 참여자들이 추상적 형태와 연결된 소리를 이용해 촉각적인 공간적 정보를 인식하도록 훈련시켰다.[61] 훈련을 받은 참여자들은 소리를 형태와 연결할 수 있었다.

촉각과 시각   촉각이 다른 감각과 비교될 때는 일반적으로 시각과 비교된다. 예를 들어, 한 연구에서 참여자들은 지도를 눈으로 보거나 느껴서 동서남북 사방위 경로들four-point routes을 학습했는데,[62] 상당히 유사한 실수 패턴이 시각과 촉각 환경에서 확인되었다. 또한 두 감각을 통한 학습이 산출한 수행도는 매우 비슷했다.

시각과 촉각의 통합은 물체 인식을 반복해서 촉진할 수 있다. 그러나 어떤 사람들은 손이 닿는 공간 밖의 물체를 인식할 때는 시각이 촉각보다 더 효율적이기 때문에 두 감각 중 시각이 우세할 것이라고 말한다.[63] 이 그룹의 연구원들은 표본과 목표물을 맞춰보는 과제를 통해 물체 인식에서 촉각을 능가하는 시각의 기능적 우위를 확인했다. 그러나 다른 그룹에서는 촉각이 시각을 자각하게 하는 만큼 시각이 촉각을 자각하게 할 수 있을지를 연구했을 때, 촉각이 더 효율적인 것으로 나타났다.[64] 이 그룹은 광택에 대한 시각적 평가가 부드러움에 대한 촉각적 평가에 영향을 주었는지 아니면 그 반대인지를 시험했다. 아주 새로운 두 개의 과제에서 참여자들에게 촉각으로는 광택을, 시각으로는 부드러움을 판단하도록 요구했다. 결과는 촉각이 시각을 자각하게 하는 만큼 시각이 촉각을 효율적으로 자각하게 하지 않았다는 점을 보여주었다.

또 다른 사례는 얼굴 인식 face recognition 연구에서 나온다. 비록 촉각을 통해 얼굴이 놀랄 정도로 잘 인식될지라도, 촉각으로 하는 얼굴 인식은 시각으로 하는 인식보다 못하다. 이에 대해 한 연구 팀은 촉각보다 시각이 시야가 더 크기 때문이거나 아니면 시각적 코드화는 더욱 전체론적인 데 비해 촉각에 의한 코드화는 연속적으로 일어나기 때문일 가능성을 제기했다.[65] 그 연구원들은 시각에서 연속적 코드화를 진척했을 때, 시각을 통한 언굴 인식이 촉각을 통한 얼굴 인식과 비슷하다는 것을 알아냈다.

시각과 촉각은 모두 질감 지각과 연관되지만, 질감을 지각하는 동안에 이런 시스템들이 함께 작동하는지 따로 작동하는지는 분명하지 않다. 몇몇 행동적 및 신경 영상 연구들은 질감 정보는 질적으로 상이한 방식들로 처리됨을 제시했다.[66] 문헌 검토에서 시각은 질감의 경계 구별에 더 효율적인 감각으로 나타났고, 촉각은 거칠기 roughness 를 식별하는 데 더욱 효율적이었다. 이와 같이 시각과 촉각은 독립적이면서도 보완적인 방식으로 질감을 지각한다. 또한 후각적 단서들도 질감 지각과 연관된다.

마찬가지로 시각과 촉각 둘 다 물체의 형태 처리에 관여한다.[67] 이

전에 시각 처리를 위해 특수화되어 있다고 생각된 대뇌피질의 많은 영역도 터치하는 동안 활성화된다. 더욱이 촉각과 시각에 대한 또 다른 연구에서는 자연적 형태의 단단한 물체들이 시각, 촉각, 그리고 시각과 촉각으로 참여자들에게 제시되었다.[68] 놀랍게도 참여자들이 오직 하나의 감각만 사용했을 때 수행도가 더 좋았고, 지각 민감도는 촉각 조건보다 시각 조건의 경우에서 더 높았다.

"터치에 대한 생각은 촉각 처리를 촉진하지만 청각 처리를 촉진하지는 않는다"는 촉각적·청각적 자극의 변별에 촉각적·청각적 심상이 미치는 효과 연구의 제목이자 결론이었다.[69] 촉각적 자극은 평균적으로 청각적 자극에 비해 더 빨리 반응한다. 반면에 소리는 촉각 지각을 향상한다.[70] 이 연구에서 동시적인 청각적 자극은 손에 전달된 전기적 피부 자극에 대한 민감도를 증진했다. 그러나 오직 촉각과 같은 쪽에 있는 소리만이 탐지를 증가시켰고, 오직 촉각 주파수와 똑같은 주파수를 가진 소리만이 촉각 탐지를 향상시켰다. 이는 비슷한 코드화 메커니즘들이 이런 상이한 감각들에서 오는 정보처리의 근간이라는 점을 시사한다.

연령 효과는 청각, 시각, 촉각 역치에서 확인되었다.[71] 이 연구에서는 청각, 시각, 촉각 역치 민감도 측정을 위해 18~31세의 젊은 성인들과 60~88세의 노인들을 조사했다. 이 자료는 노인들의 역치가 더 높다는 이전의 확인을 확증했다.

∞애정 어린 유쾌한 터치

청각, 후각, 촉각, 미각, 시각의 다섯 감각 시스템들은 생존에 핵심
적인 정보를 제공한다. 그중 촉각 시스템은 그 양식이 다양한데, 관절
위치(고유 수용 감각proprioception), 유해 자극(통증), 온도, 터치 등을 비롯
한 여러 상이한 유형의 자극을 지각한다. 촉감은 더 세부적으로 곡률,
굵기, 형태, 재질감, 가려움 유발(가려움 탐지), 유쾌한 터치에 대한 지
각으로 구분될 수 있다.[72] 피부의 여러 층에 배치되어 있는 기계적 자
극 수용기들은 가벼운 마찰, 스트레칭, 진동, 유해 압력 같은 다양한
기계적 자극을 감지한다.[73] 분화된 기계적 감각수용기들은 이런 자극
에 반응하고 그것들을 더 높은 뇌 기관으로 전달한다.[74]

최근까지 터치는 절연체인 말이집이 신경섬유 말단을 덮고 있어 전
도 속도가 빠른 말이집신경섬유(A 섬유)들 중 가장 커다란 A 베타 섬유
에 의해서만 독점적으로 전달된다고 여겨졌다. 그러나 피부는 전도가
느리고 역치가 낮은 작은 민말이집신경섬유(C 섬유)에 의해서도 활동
하도록 자극된다.[75] 안와 전두 피질은 터치의 몇몇 정동적 양상들과
연관되어 있는데, 이 양상은 털 없는 손 피부를 가볍게 터치했을 때보
다 C 섬유가 많은 팔뚝을 가볍게 터치했을 때 더욱 활성화된다는 점에
서 터치는 C 신경섬유들을 통해 전송될 것이다.[76] C 섬유는 반들반들
하지 않은 털 많은 피부에 존재하며, 사회적 소통 중에 발생하는 즐겁

고 쾌락적인 터치 코드와 밀접하게 연관되어 있다.

fMRI 연구들은 털 많은 피부를 따라 느리게 움직이는 촉각 자극이 뇌의 섬 피질을 활성화한다는 것을 보여주었다. 유쾌한 터치는 또한 좋은 맛과 냄새에 반응하는 영역에 가까운 안와 전두 피질을 활성화한다. 구강 촉각 구심성 섬유들oral touch afferents은 입안의 지방은 물론 음식의 식감 감지와 관련된다. 또한 이런 구심성 섬유들은 안와 전두 피질과 전측 대상 피질pregenual cingulated cortex도 활성화한다.[77] 이런 구심성 섬유의 반응과 이들이 활성화한 뇌의 영역은 이 섬유들이 대뇌 번연계와 연결되며 촉각의 분별적 양상보다는 정동적 양상과 연결되어 있다는 점을 시사한다. 구심성 C 섬유는 피부를 부드럽게 문지름으로써 활성화되며, 터치의 긍정적이고 정동적인, 나아가 친화적 양상들을 코드화한다.[78] C 촉각은 몸 밖에서 유래하는 커다란 말이집신경섬유의 외수용성 촉각, 시각, 청각보다 통증, 체온, 가려움같이 몸 안에서 유래하는 내수용성 자극과 더 많은 특징을 공유한다.[79]

유전성 감각 및 자율신경 장애를 앓는 개인은 덜 조밀한 C 섬유들을 가지고 있다.[80] 이런 환자들은 짝을 이룬 대조군보다 부드럽고 느린 팔 문지름이 덜 유쾌하다고 지각한다. 따라서 쾌락적 터치의 지각은 C 섬유의 밀도에 의존하는 것으로 보인다.

털 많은 피부 안에 있는 역치가 낮은 C 민말이집신경섬유는 최근에야 유쾌한 촉감과 연결되었다. 한 그룹은 C 섬유가 있는 털 많은 팔의 피부가 C 섬유가 없는 털 없는 손바닥 피부에 비해 쾌락적 터치의 지각이 어떻게 다른지를 조사했다.[81] 조사원들은 손바닥·팔 또는 팔·손바닥의 순서로 자극을 주는 것이 부드러운 붓을 이용해 다양한 속도로 문질렀을 때의 유쾌함 평가에 영향을 준다는 점을 밝혔다. 손바닥 자극에 대한 유쾌함의 감지는 이전의 팔 자극에 의해 영향받았지만 그 반대는 아니었다. 이것은 정동적 반응이 C 섬유에 의해 활성화된다는 점을 시사한다. 양전자 방출 단층촬영을 하는 동안에 팔뚝과 손바닥을 솔질한 결과를 비교했던 비슷한 연구에서는 팔뚝과 감각 색인어들sensory descriptors에서 더 높게 평가받은 감성 색인어들emotional descriptors이 손바닥에서 훨씬 더 높게 평가받았다.[82] C 섬유들을 통해 전송되는 털 많은 피부에 대한 유쾌한 터치는 대뇌 변연계와 관계된 피질에서 처리되며, 선천적인 비학습 과정을 보여준다. 반대로 A 섬유가 매개하는 털 없는 피부로부터의 유쾌한 터치는 체성감각 피질에서 처리되며, 이전의 촉각적 경험에 근거한 분석적 과정을 보인다.

fMRI에서 팔과 손바닥에 대한 부드러운 솔질은 뇌 영역의 네트워크 개입을 밝혔다.[83] 이 네트워크는 사회적 지각·인지와 관련된다고 알려진 영역들을 포함한다. 사회적 상호작용 중 일어나는 부드러운 역동적 터치는 오직 털 많은 피부에서만 발견되는 C 섬유들에 의해 우선적으로 부호화된다. CT라 불리는 C 촉각 구심성 신경들은 피부가 초당 3센티미터로 유쾌하게 애무하는 듯한 속도로 쓰다듬어질 때 발화firing를 증진하는데, 이는 사랑스러운 어루만짐이라는 쾌락적 경험과 연관된다. 똑같은 fMRI 연구에서도 역시 속도가 요인이었다. 초당 3센티미터로 C 섬유를 자극하는 최적의 속도는 최적이 아닌 속도versus nonoptimal speed(초당 30센티미터)로 자극했을 때보다 더 높은 fMRI 반응으로 이어졌다.[84] 최적이 아닌 속도보다, 최적의 속도로 문질러지는 타인의 팔을 보았을 때 참가자들 뇌의 후방 섬 피질the posterior insula은 그들이 직접 터치를 느끼는 동안 보인 반응과 비슷한 반응을 보였다. 이 영역의 반응은 사회적 상호작용의 경우에 특별했고, 비사회적인 역동적 터치 동영상의 경우에서는 특별하지 않았다.

자기 터치와 상호작용적 터치의 비교가 성인들을 대상으로 연구되었다. 그들은 오른쪽 집게손가락으로 자신의 왼쪽 손바닥이나(내부 작용적 터치) 실험자의 손바닥을(상호작용적 터치) 활발하게 문질렀다.[85] 그 결과 외부 자극에 의해 신경세포에 발생하는 활동 전위인 유발 전위가 내부 작용적 터치를 하는 동안에 더 컸는데, 이는 자기 터치도 감각 운동 경험을 이끌어낸다는 점을 시사한다. fMRI는 적극적인 자기 터치 그리고 타인의 수동적인 터치 동안에 손바닥 피부와 털 많은 팔 피부에 가한 부드러운 솔질에 대한 반응을 조사한 또 다른 연구에서 사용되었다.[86] 적극적인 자기 터치는 긍정적인 신호를 이끌어낸 반면에 수동적인 터치는 부정적인 신호로 이어졌다. 지각의 유사성에도 불구하고 네 조건들 각각은 독특한 피질 특징을 갖는다.

또 다른 fMRI 연구에서는 부드러운 문지름이나 두드림이 실험자의 손이나 벨벳 스틱으로 전달되었다.[87] 손으로 문지르는 것은 체성감각 영역들과 뇌의 후방 섬 피질에서 더 커다란 반응을 이끌어냈다. 저자들은 정동적 터치에 대한 연구에서 무생물이 아닌 직접적인 대인 접촉이 행해져야만 한다고 제안했다. 그러므로 유쾌한 터치는 성인들의 경우 뇌의 전전두엽 피질을 포함하는 보상과 연관된 피질 부위들을 활성화한다.

10개월 된 아기조차 손바닥을 둥근 나무로 터치하는 것보다 감각적인 벨벳 섬유로 부드럽게 터치할 때 보상과 연관된 피질 부위들이 활성화된다는 것이 아주 최근에 드러났다.[88] 그러나 3개월과 6개월 된 아기는 아니었다. 더 어린 아기들은 벨벳 섬유보다 사람의 손으로 터치되었더라면 반응을 보였을 것이다. 그렇더라도 성인을 대상으로 한 벨벳 조각, 캔버스 조각, 또는 찍찍이 천인 벨크로를 이용한 연구에서 보이듯이 벨벳은 중재 효과를 가질 수 있다.[89] 오직 벨벳을 가지고 행한 그룹만이 인지와 감정 능력 그리고 지각된 삶의 질이 향상되었다.

어떤 사람들은 체성감각 시스템(S1)이 이전의 생각보다 훨씬 더 정동적인 처리 과정과 연관되었을 것이라고 주장했다. 그들은 감각적 애무에 대한 체성감각 시스템 속 반응이 애무자가 주관적으로 지각한 성에 의해 수정된다는 것을 보임으로써 이 생각에 도달했다.[90] 그들의 fMRI 연구에서 남성들은 항상 한 여성이 그들을 애무하는데도 한 남성 또는 한 여성에 의해 감각적으로 애무된다고 믿었다. 애무하는 사람이 지각한 성은 코드화encoding에도 영향을 주었으며, 이는 체성감각 시스템 역시 사회적 터치의 정동적 처리 과정에서 어떤 역할을 했다는 점을 시사한다.

체성감각 시스템의 개입은 터치 관문의 여닫음touch gating 및 통증 상태일 때의 터치 민감도 감소에 의해서도 제시된다. 통증이 촉각 역치는 높여도 청각 역치는 높이지 않는다는 사실은 터치 관문의 여닫음이 체성감각 상호작용의 한 형태임을 입증한다. 터치 관문의 여닫음은 손바닥 위의 진동 역치에 대한 강제-선택 측정 동안의 고통스러운 열 자극을 전달함으로써 반복적으로 발생했다.[91] 유해한 열은 정상 피부 온도에서 측정된 역치들과 비교해, 그리고 방해 자극들과 비교해 역치를 의미심장하게 증가시켰다. 그러므로 터치 관문의 여닫음은 방해나 그밖의 인지 과정들의 일시적인 결과라기보다는 체성감각 상호작용의 자극-잠금stimulus-locked 형태로 보였다.

통증, 온도, 가려움, 정동적 터치에 특수하게 작용하는 신경세포들은 척수에 크게 집중되어 있으며, 정동적인 촉각 C 섬유들이 결합을 증진하는 듯하다. 그러나 친밀한 터치가 주는 쾌락적 느낌은 몇몇 부드러운 터치 형태들, 예를 들어 간지럽힘같이 진정하기보다 자극하는 터치에서는 파기될 수 있다.[92]

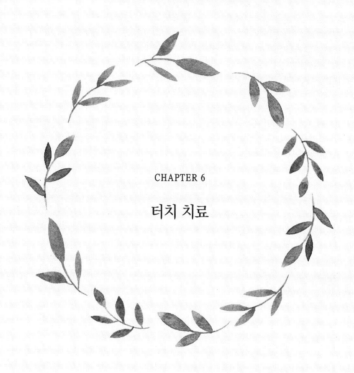

CHAPTER 6

터치 치료

터치 치료는 세 그룹으로 분류될 수 있다. 에너지 요법energy methods, 수기 치료manipulative therapies, 이 둘을 결합한 혼합 치료amalgams다. 이런 모든 대체의학적 치료들은 점점 대중화되고 있다. ≪뉴잉글랜드 의학 저널New England Journal of Medicine≫에 실린 하버드대학교의 조사와 관련된 기사에 의하면, 대부분의 건강 의료보험에 대체의학이 포함되지 않기 때문에 미국인의 38퍼센트 정도가 대체의학에 본인의 돈을 지불한다. 이 조사에서 가장 대중적인 대체의학 유형들은 카이로프랙틱 케어 chiropractic care(척추 교정 지압 요법), 마사지 치료massage therapy, 이완 치료 relaxation therapy였다.[1] 이런 치료들을 비교한 상대적 효율성에 관한 자료 가 거의 없기 때문에 대부분의 사람들은 추천받은 치료사를 만나며 시 행착오를 거쳐 선호하는 요법을 찾는 경향이 있다.

∞ '에너지' 요법

에너지 요법으로는 지압, 침술, 반사 요법, 태극권, 요가가 언급된다. 이 요법들 모두 몸의 혈점을 자극하는 행위를 수반하는데, 치료사의 말로는 "에너지를 몸 전체로 흐르게 하기 위해서"다.

태극권　　　대부분의 동양 문화권과 원시 부족에게 건강은 경락혹은 통로를 통해 몸에 흐르는 에너지의 운동으로 여겨진다. 중국인은이 에너지를 '기qi' 또는 '치chi'라고 부른다. 침술이나 지압은 기 에너지가 '자유롭게 흐르도록' 경락을 따라 존재하는 기의 혈점을 자극할 수있다. 어떤 사람들은 에너지가 계속 자유롭게 흐르게 하기 위해 운동과 명상이 결합된 태극권을 연습한다. 미국에서 태극권은 다리를 튼튼하게 하고 신체의 조정력을 도와주는 운동 기술로 점점 인기를 얻고있다.

태극권으로 많은 질환이 향상된다고 보고한 연구가 있다. 그 질환에는 수면 장애, 불안 장애, 주의력결핍과다활동장애, 관절염, 당뇨, 골밀도, HIV, 고혈압, 높은 콜레스테롤, 유산소 능력, 균형과 보행 등이 포함된다.[2] 나아가 미주신경 활동은 태극권을 한 후 눈에 띄게 증가하며, 뇌파는 각성과 이완의 방향으로 바뀐다.[3]

요가   몇몇 동양 문화권 사람들은 환경의 우주 에너지가 우리가 먹는 음식과 숨 쉬는 공기를 통해 우리 몸에 전해진다고 믿는다. 이런 이유로 요가는 깊게 숨쉬기를 강조하며, 에너지 치료사들은 자신들이 스트레스 관련 문제, 중독, 여러 종류의 통증 증후군을 치료할 수 있다고 주장한다. 요가는 다음과 같은 효과가 있다.

① 균형 감각과 유연성, 다리의 근력 기르기, 몸무게 감소, 성 기능 향상 등의 신체적 효과가 있다.

② 여러 심리적 증후군과 장애를 줄인다. 이는 총체적 건강과 충만함의 증진, 주의력과 인지 기능의 향상을 비롯해 스트레스, 불안, 외상후스트레스장애, 우울, 수면 장애, 식이 장애의 감소를 포함한다.

③ 통증 증후군을 줄인다. 이는 요통, 두통, 손목터널증후군, 퇴행성 골관절염, 류마티스 관절염, 섬유근육통을 포함한다.

④ 관상동맥 질환과 고혈압을 비롯한 심혈관 질환을 줄인다.

⑤ 자가면역성 질환을 줄인다. 천식, 당뇨, 다발성 경화증, 췌장염을 포함한다.

⑥ 림프종과 유방암을 비롯한 면역질환들을 줄인다.

⑦ 임신 질환을 줄인다. 수면 장애, 고혈압, 조기 진통, 분만 진통을 포함한다.

⑧ 아이들이 지닌 문제를 줄인다. 식이 장애, 자가면역성 질환들, 주의력 장애, 불안, 스트레스, 상승된 코르티솔을 포함한다.

⑨ 노화와 연관된 질환을 줄인다. 폐경, 골다공증, 우울, 수면 장애, 심혈관계

질환, 치매를 포함한다.[4]

요가와 태극권이 동양 문화권에서 수천 년 동안 치료로 행해지면서 오랜 세월 동안 건재했는데도 이런 치료법들이 어떻게 작동하는지를 설명하는 기저 메커니즘은 아직도 알아내지 못했다. 요가와 태극권은 마사지 치료와 공통된 특징들이 많다. 예를 들어 팔다리를 서로 맞대거나 바닥이나 땅에 대고 미는 행동을 고려하면 요가는 자기 마사지의 한 형태일 수 있다. 이런 의미에서 요가도 마사지처럼 압력수용기(압력과 그 밖의 감각 자극에 반응하는 특수한 신경 말단들)를 자극해 미주신경(몸 대부분을 통하는 감각을 담당하는 뇌신경)의 활동성을 증진할 것이기에 신체가 이완되고 주의력이 향상될 것이다.[5] 마사지 요법이 통증을 줄이는 것과 마찬가지로 압력수용기(압력에 대해 더욱 절연적인 기다란 신경섬유들) 역시 똑같은 방식으로 통증을 줄일 것이다.

지압 동양적 시스템에서는 전기 에너지가 흐르는 통로 및 경락의 경우 피부 표면에 그에 상응하는 혈점이 있다. 피부는 내부 장기의 작동에 영향을 주거나 통증 내성pain tolerance을 신장하기 위해 눌리거나 찔릴 수 있다. 예를 들어, 팔뚝의 혈점을 누르면 요통이 줄어든다. 각각의 경락은 피부 표면에 에너지가 들어오는 진입점과 에너지가 나가는 출구점을 가진다. 이런 경락들은 〈그림 6-1〉에서 보이는 것과

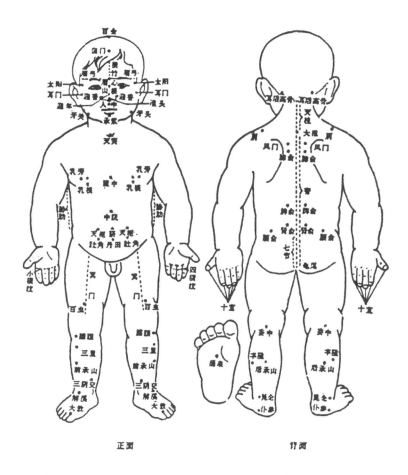

| 그림 6-1 | **경락 혹은 신체의 감각 통로를 나타낸 고대 중국 도화**

자료: Flows, B. 1985. *Turtle Tail and Other Tender Mercies: Traditional Chinese Pediatrics.* Boulder, CO: Blue Poppy Press.

같이 일종의 도로 지도road map다. 지압은 메스꺼움, 요통, 만성 폐쇄성 폐질환, 수면 장애를 줄여준다고 알려져 있다.[6]

일본식 지압을 시아츠shiatsu라고 하는데, '시shi'는 손가락을 '아츠atsu' 는 압력을 의미한다.[7] 시아츠 치료에서는 지압 부위를 무거운 압력으로 오래 누른다. 이 때문에 시아츠 치료는 어떤 사람에게는 고통이다. 시아츠 치료사는 주로 엄지손가락 아래 둥근 쪽으로 누르고 이따금 손바닥이나 팔꿈치로 누르는데, 추보스tsubos라는 가장 중심적인 압점들이 표시된 도표를 따른다. 추보스는 에너지가 경락으로 들어가는 피부 위의 혈점들이다. 치료사들은 시아츠 효과에 대해 여러 이론을 제공했다. 그중 미주신경 활동성 증진이 포함되는데, 미주신경은 심장박동을 늦춰서 환자를 이완시킬 수 있다. 다른 이들은 강력한 마사지를 받음으로써 증가한 포도당이 몸으로 흘러들어가 스트레스와 근육 경련이 줄어들 것이라고 말한다.

침술　　고대 동양의 치료사들은 기를 다스리기 위해 오직 자신의 손가락만을 사용했으며(지압), 바늘은 효과의 강화를 위해 나중에 출현했다는 말이 전해 내려온다. 침술은 바늘을 정확히 꽂아야 하므로 상당한 훈련과 경험을 필요로 한다.[8] 그렇게 받는 침술 치료는 모기가 무는 것처럼 여리게 콕 찌르는 느낌이 2~3초 동안 지속된다. 대부분의 침술사들은 약 100~150개의 혈점에 침을 놓는다. 개인의 질환에 최적의 치료가 될 혈점을 선별하는 능력도 그들 기술의 일부다.

침술은 약물 남용, 알코올 중독, 과식 등에 대한 여러 중독 치료와 관절염, 고혈압을 비롯한 몇몇 질병 치료에 효과적으로 사용되어왔다. 의과대학들은 침술 교육 프로그램을 제공하기 시작했으며, 수술과 분만 때 침술을 사용하는 의과대학 부속병원도 늘고 있다. 최근에 특별 팀과 함께 침술의 효과를 탐구했던 미국 국립 보건원NIH은 침술이 여러 통증 증후군 치료에 효과적이라고 결론지었다. 미국 국립 보건원의 보완대체의학 연구소는 침술을 통증 증후군의 대체의학으로 인정한다. 침술은 카이로프랙틱, 마사지와 함께 가장 대중적인 대체 치료법 중 하나다. 또한 침술이 혈압을 낮추거나 호흡을 떨어뜨리지 않기 때문에 종종 서양 의학의 마취보다 선호된다. 물 분사water injection, 레이저 광선, 수중 음파 탐지 광선sonar rays을 비롯한 침술과 유사한 또 다른 자극들도 탐구되고 있다.[9] 바늘 침과 마찬가지로 이런 자극들이 어떻게 통증을 차단하는지는 현재로서는 수수께끼다. 하지만 불안, 담배 같은 중독, 관절염, 섬유근육통, 두통, 목 통증, 배부통 등 많은 질환이 침술에 의해 개선되었다.[10]

반사 요법　　　반사 요법reflexology은 또 다른 에너지 치료 방법이지만 이 요법이 귀, 발, 손의 특정한 혈점 주무르기, 두드리기, 문지르기와 그 밖의 기법들을 집중적으로 행하기 때문에 마사지 요법으로 불리기도 한다. 반사 요법사들에 의하면 터치된 지점에서 신경 네트워크를 통해 에너지가 등이나 위 같은 신체의 다른 부분으로 전송된다.

발과 손은 신체의 나머지 부분과 연결되어 있다고 간주된다. 예를 들어 발뒤꿈치의 어떤 지점을 터치하면 등 아래쪽 허리에 영향을 미친다(〈그림 6-2〉). 발의 중앙은 위 영역stomach area, 발가락 아래 둥근 쪽은 심장과 허파, 발가락은 머리·눈·입 등과 연결되어 있다. 하지만 이 같

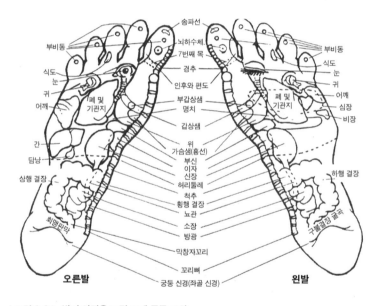

| 그림 6-2 | **발의 압점을 그린 고대 중국 도화**

자료: M. K. Owens and D. Ehrenreich. 1991. "Application of nonpharmacologic methods of managing chronic pain". *Holistic Nursing Practice* 6: 32-40. ⓒ1991, Aspen Publishers, Inc.

은 치료의 기원에 대해서도 알려진 것이 거의 없으며, 이 요법의 활용에 관한 경험적 자료도 없다.

마사지 치료에 대한 우리의 한 연구에서는 흥미로운 결과가 나왔다.[11] 일반적으로 태아는 대략 임신 24주가 되어서야 비로소 엄마의 복부에 댄 진동기 자극에 반응한다고 알려져 있는데, 우리는 일찍이 20주에 엄마가 받고 있는 발 마사지에 반응하는 태아의 움직임을 보았다. 이는 발에 있는 압력수용기를 자극하면 자궁으로 메시지가 보내져 태아의 활동을 이끌어낸다는 점을 시사한다. 비슷한 종류의 자극을 양손에 줬을 때는 태아의 운동에 어떤 영향도 미치지 않았다.

∞ 수기 치료

수기 치료는 카이로프랙틱, 마사지 치료, 정골 요법, 트래거 요법Trager method을 포함한다. 이 모두는 근육 조직의 운동과 연관된다.

마사지 치료   의약품 발명 이전에 의술은 본질적으로 터치 치료로 이루어졌다. 손을 얹는 안수는 역사 이래 고대 그리스를 비롯한 많은 곳에서 일차적인 치유 방식이었다. 현대 의학의 아버지로 불리는 고대 그리스의 히포크라테스Hippocrates는 "의사는 많은 것을 경험해야 한다. 특히 문지르기rubbing 경험을 많이 쌓아야 한다"라고 기록했다.[12]

동양의 터치 요법은 수천 년 동안 실행되었는데도 겨우 최근에야 서양에 알려지기 시작했다. 서양에서 마사지의 시초는 19세기 스웨덴 출신 운동선수이자 교육자인 페테르 린드Peter Lind로 거슬러 올라간다. 그의 스웨덴식 마사지는 서양의 여러 나라에서 가장 인기 있는 터치 치료들 가운데 하나다. 다른 나라에서도 다양한 방식의 마사지 요법이 실행되고 있다. 그런 나라들 가운데 중국, 일본, 러시아, 서독에서는 현재 마사지 요법이 의학적 치료의 한 방식으로 간주되어 국가 의료보험이 적용된다. 그러나 미국에서 마사지 요법은 아직도 대체의학으로 간주된다. 그럼에도 마사지 요법의 인기는 계속 늘어나는 것 같다. 지난 20년 동안 상당수의 국내 및 국제 마사지 치료 협회는 말 그대로 수천 명의 치료사들이 회원으로 등록하면서 회원 수가 늘었다.

마사지 치료사에 의하면, 마사지 치료는 '기분을 좋게 할' 뿐만 아니라 근육의 긴장을 풀어주고 운동이나 비활동으로 생긴 독성 있는 대사성 노폐물의 제거를 촉진해 신체의 세포와 조직에 더 많은 양분과 산소가 도달할 수 있게 한다(〈표6-1〉). 또한 마사지 치료는 몸속 천연 진통제인 엔도르핀의 방출을 수반한다고 한다. 그리고 우리는 우리만의 연구로부터 마사지 치료가 면역 체계의 기능을 향상하는 자연살생세포를 증가시킨다는 것을 알아냈다.[13]

여러 질환에 대한 마사지의 긍정적 효과는 7장과 8장에서 찾을 수 있다. 미국에서 가장 일반적인 스웨덴식 마사지는 보통 마사지 테이블

신체적 차원	• 깊은 이완과 스트레스 감소
	• 근육긴장과 경직 완화
	• 근육 경련과 긴장 완화
	• 관절 유연성과 관절 가동 범위 신장
	• 운동의 용이함과 효율성 증진
	• 편한 호흡 및 심호흡 촉진
	• 혈액과 림프액 순환 개선
	• 혈압 감소
	• 긴장성 두통과 눈의 피로 완화
	• 더욱 건강하고 영양 상태 좋은 피부
	• 자세 개선
	• 늘어난 근육과 인대 염좌를 더 빠르게 치유, 경련·통증·부기 감소, 흉터 조직 형성 감소
	• 면역 체계 강화와 질병 예방
	• 건강 유지
정신적 차원	• 이완된 각성 상태
	• 심적 스트레스 감소, 더 차분한 마음
	• 스트레스 신호 감지 능력과 적절한 반응 능력 증진
	• 명확한 사고 능력 증진
감정적 차원	• 돌봄과 양육적 터치 욕구 만족
	• 행복감a feeling of well-being
	• 더 편안한 정서적 표현
	• 향상된 자기 이미지
	• 불안 수준 감소
	• 몸과 마음의 연결 의식 증진
	• 통일감과 조화감

| 표 6-1 | **마사지 치료사들이 보고하는 마사지 치료 효과**

위나 바닥에서 혹은 특수 마사지 의자에서 실행되며, 종종 방향유나 베이비오일 또는 식물성 오일로 온몸을 쓰다듬고 주무른다. 스웨덴식 마사지는 보통 가해지는 압력이 증가하는 순서에 따라 여섯 개의 유형으로 나뉜다. ① 쓰다듬기 혹은 부드럽게 문지르기effleurage, ② 마찰: 쓰다듬기보다는 더 강한 압력으로 온몸을 손으로 문지르기, ③ 이동하지 않고 누르기, ④ 주무르기 혹은 누르며 주무르기petrissage: 손은 정지한 채 손가락만 움직이며 근육통에 작용, ⑤ 진동: 사람의 터치 대신 보통 기계가 쓰임, ⑥ 강타법: 손바닥으로 철썩 때리기, 세게 치기, 가볍게 두드리기의 조합이다.

부드러운 문지름과 누르며 주무르는 동작들은 등의 위아래, 어깨와 목 근육을 거쳐 다리 및 발과 팔의 뒤쪽에 행한다. 부드러운 문지름은 신체 앞부분, 복부를 거쳐 다리와 팔의 앞쪽, 얼굴과 이마에 행한다. 스웨덴식 마시지 치료사들에 의하면, 이 마시지는 근육에 더 많은 피를 보내서 순환을 증진시킴으로써 근육에서 산소 소비와 노폐물 제거를 촉진한다.[14]

트래거 요법　　　　창시자인 밀턴 트래거Milton Trager의 이름을 딴 트래거 요법은 몸의 여러 부분을 부드럽게 움켜쥐기와 눌러 밀기를 포함한다. 예를 들어, 팔과 다리 각각을 몸 옆이나 위에 붙인 다음 부드럽게 앞뒤로 왔다 갔다 하며 눌러 민다. 이는 부드러운 바디 워크body work의

한 형태이며, 아픈 조직에 어떤 압력도 가하지 않기 때문에 일반적으로 통증을 지닌 사람들에게 선호될 수 있다.

정골 요법　　　　정골 요법은 대체의학의 한 형태로 간주된다. 하지만 정골 요법의 훈련은 교과 과정이나 엄격함 측면에서 정규 의사의 훈련과 매우 비슷하다. 정골 요법 전문의들은 힘줄, 근육, 뼈에 붙은 인대의 균형을 잡기 위해 연조직과 결합조직을 손으로 조작한다. 그들은 관절이 더 이상 비정상적인 압박을 느끼지 않게 하려고 팔다리를 앞뒤로 움직이면서, 정골 요법으로 신체가 올바르게 조정될 때 생기는 찰칵 소리나 팝콘 튀겨지는 소리를 들을 때까지 관절에 긴장을 가한다. 정골 요법 전문의들은 약물로도 치료하며 영양 같은 생활 습관에도 초점을 맞춘다. 그들은 정통 의사처럼 치료에 중점을 두기보다는 예방에 더 중점을 둔다.

카이로프랙틱　　　　카이로프랙틱 전문의들이 운동과 다이어트를 포함한 생활방식에 초점을 맞추더라도, 그들이 더욱 관심을 갖는 것은 척추 조정이다. 카이로프랙틱 전문의들에 따르면, 척추에 있는 33개의 척추뼈 대다수가 신경이 통과하는 척추뼈의 구멍을 막고 있거나 인접한 신경을 눌러 통증을 일으키고 있을 경우 그 척추뼈들은 재조정될 필요가 있다. 카이로프랙틱 치료는 통가왕국과 중국에서 행해지는 실천을 상기시킨다. 통가에서는 아이들이 사람 위에 서서 밟는 수기 요법을, 중국에서는 높이 세운 수평 장대에 매달린 마사지 치료사들이 의뢰인의 등을 가로질러 걷는 모습을 보는 것은 놀랄 일이 아니다.

∞혼합 요법

터치 치료의 몇몇 형태들은 에너지 요법과 수기 요법의 융합, 또는 신체 운동과의 결합으로 나타난다.

중국식 마사지   중국식 마사지는 마사지와 지압을 합친 고대 기술의 한 사례다. 치료사는 지압이나 시아츠에서와 같이 경락을 따라 압력을 가한다.

양극성 치료   양극성 치료polarity therapy는 에너지, 수기, 마사지, 자세 교정 요법을 비롯한 여러 터치 치료를 결합한 또 다른 요법이다. 에너지의 흐름에 근거한 이 치료에서 신체는 자기a magnet와 같이 두 극으로 나뉘며, 신체의 윗부분과 오른쪽은 양전하를, 신체의 아랫부분 및 발과 왼쪽은 음전하를 띤다.[15] 양극성 치료사들은 신체에는 서로 다른 기능을 통제하는 서로 다른 중심들이 있다고 제시한다. 중심 하나는 듣기와 말하기, 다른 하나는 순환과 호흡 시스템, 또 다른 중심은 소화 시스템 등으로 나아간다. 치료는 무엇이든 막힌 에너지를 풀어주려는 깊은 압력과 스트레칭 동작을 포함한다.

라이히 마사지　　　라이히 마사지Reichian Massage는 마사지 요법과 에너지 요법이 혼합된 또 다른 본보기다. 정신분석 운동 시기 프로이트의 제자인 빌헬름 라이히Wilhelm Reich는 몸과 마음 모두에 동시에 작용하는 새로운 치료가 필요하다고 결정했다. 그는 그것을 '바디 워크를 수반하는 정신분석'이라고 불렀다.[16] 그는 신경증과 대부분의 신체적 장애가 에너지의 막힘에서 온다고 믿었다. 그의 이론은 만약 당신이 당신의 기분을 억제하고 있다면, 이는 당신의 근육이 당신의 감정을 막아내고 있는 것이며, 이는 결과적으로 에너지의 흐름을 방해한다고 여긴다. 라이히는 신체의 각 영역이 서로 다른 감정과 연관된다고 믿었다. 그래서 라이히 요법 치료사는 일종의 거칠어 보이는 마사지로 감정이 막혀 있는 여러 신체 부위를 주무르고, 찌르고, 때때로 쓰다듬는다. 대화 치료talk therapy도 이런 마음·신체 치료에 포함된다. 라이히는 오르곤 에너지를 끌어들이도록 고안된 '오르곤 상자orgone box'도 개발했다. 그의 환자들은 사람 크기만 한 상자 안에 앉아서 오르곤 에너지가 산출하는 치유 혜택을 누릴 수 있었다.

펠덴크라이스 요법　　　펠덴크라이스 요법The Feldenkrais Technique은 자세 향상과 자신의 움직임과 몸짓에 대한 개인의 자각 증진을 꾀한다. 모세 펠덴크라이스Moshé Feldenkrais는 신체가 마음에서 일어나고 있는 것을 반영하며 그 역도 마찬가지라고 믿었다.[17] 신체의 자각을 증진하기 위해서 여러 가지 부드러운 수기 요법들이 운동과 더불어 사용되었다. 이런 운동의 동작은 머리 돌리기나 계속적인 팔 들기처럼 움직임이 작고 세밀하다. 이 요법에 의하면, 좋은 자세 동작의 계속적인 반복으로 나쁜 자세 동작을 대치할 수 있다. 예를 들어, 걸을 때 팔을 느슨하게 흔들지 않고 옆구리에 딱 붙이고 있는 사람이라면 걸으면서 팔을 느슨하게 흔드는 운동을 반복함으로써 그 동작의 더 큰 장점을 알게 될 것이다.

응용 근신경학　　응용 근신경학Applied Kinesiology은 이런 상당수의 다른 요법들을 결합한다. 이 요법의 치료 형태는 여러 근육과 그 기능에 대한 연구에서 나온다. 근육은 뼈 위에서 시작되거나 뼈에 붙어 있으며 뼈 위에서 끝난다. 응용 근신경학 전문의들은 엄밀한 신체 조사와 움직임 없이 근육에 힘만 주는 여러 가지 등척성 운동isometric movements을 하는 동안에 근육을 느낌으로써, 약해진 근육을 진단할 수 있다.[18] 그런 다음 그들은 근력 회복을 위해 정골 요법, 카이로프랙틱, 근육 조작, 운동 요법들을 행한다. 많은 카이로프랙틱 전문의와 정골 요법 전문의는 근육, 관절, 인대 등의 통증 질환 완화를 위해 응용 근신경학을 이용한다. 자신의 근육을 최고 상태로 유지할 필요가 있는 많은 사람도 이 요법을 이용한다.

혼합 마사지 요법　　우리가 터치 연구소에서 행한 조사 연구들에서 아이와 어른을 위해 사용했던 혼합 마사지 치료massage therapy amalgam는 아이리스 버먼Iris Burman이 고안했다. 그는 마이애미 손 마사지 치료 교육 연구소Educating Hands Massage Therapy Institute in Miami의 소장이다(⟨BOX 테이블 마사지⟩).

　직업 스트레스 연구 같은 우리의 연구들은 체어 마사지a chair massage를 이용해 수행되었다. 이 절차도 버먼이 고안했으며 ⟨BOX 체어 마사지⟩에 나와 있다.

| BOX |　**테이블 마사지**

테이블 마사지는 보통 마사지 시행을 위해 또 한 사람을 필요로 한다. 이 지침은 마사지 치료사를 위한 것이다.

똑바로 누운 자세(얼굴을 위로): 15분

　▪ 머리·목

1. 목 당기기: 상대의 목 밑 등성이 아래에 손가락을 고르게 놓고, 손가락으로 척추를 부드럽게 누르면서 상대의 머리가 손바닥 안에서 안정을 취하게 한다. 그다음 목을 부드럽게 당겨서 척추를 늘인다.

2. 목 쓰다듬기: 손을 평평하게 한 다음 머리에서 한쪽 어깨까지 쓰다듬고 다른 쪽도 반복한다.

3. 옆 이마 쓰다듬기: 이마 위에 양 손바닥을 대고 관자놀이(눈과 귀 사이에 움푹 들어간 곳)를 향해 바깥쪽으로 쓰다듬는다.

4. 턱관절(TMJ): 손가락으로 천천히 타원을 그리며 턱관절을 쓰다듬는다. 손가락으로 광대뼈에서 아래턱뼈에 이르는 턱관절에 가로 놓인 근육을 계속 잡아당긴다.

5. 어깨 내려 누르기: 양어깨 위에 양 손바닥을 놓고 발을 향해 고르게 아래로 누른 상태에서 약 30초 동안 멈춘다. 가볍게 흔드는 운동을 더한다.

6. 어깨 중앙의 통증 유발점(trigger point): 엄지손가락을 양어깨 위의 움푹 들어간 곳에 댄다. 이 부위에 통증 유발점이 있으며 매우 민감할 수 있다. 만약 매우 민감하다면 상대가 참을 수 있을 정도로만 깊게 누른다. 이 어깨 중앙의 통증 유발점을 1분 동안 내려 누른다.

▪ 팔

7. 팔 당기기: 팔꿈치와 손을 떠받친 상태로 상대의 팔을 발을 향해 아래로 부드럽게 당긴다. 당김을 유지하면서 어깨 운동의 자연적 가동 범위를 통해 팔을 머리 위와 몸 옆으로 움직인다.

8. 손 마사지: 손 전체를 부드럽게 움켜쥔 후 손바닥을 문지르며 마찰한다.

9. 팔 마사지: 손에서 어깨 위 너머까지 길고 느리게 미끄러지듯 쓰다듬는다. 이를 7번 반복한다.

10. 어깨 쓰다듬기: 평평한 손으로 어깨를 감싸면서 느리게 원을 그리며 쓰다듬는다. 이를 7번 반복한다.

11. 합곡혈 잡기: 엄지와 집게손가락 사이에 있는 그물망의 살 부분(합곡혈, the Hoku point)을 약 1분 동안 부드럽게 움켜쥔다. 이 부위는 아플 수 있으므로 상대가 참을 수 있을 정도로만 깊게 누른다.

⬤ 상체

12. 흉곽 흔들기: 양쪽에서 갈비뼈를 잡고 흉곽을 좌우로 부드럽게 흔든다. 이 운동은 몸 전체에 부드럽게 이완해주는 파장이 생기게 한다.

13. 명치 잡기: 한 손은 가슴뼈 바로 아래의 횡격막 부근에 부드럽게 놓고 다른 한 손은 이마에 놓는다. 숨이 손에 닿을 정도로 상대가 숨 쉬는 동안 가볍게 잡은 후 부드럽게 흔들어준다.

⬤ 다리

14. 다리 당기기: 두 다리를 가까이 붙이고 두 발목을 잡은 상태로 몸에서 멀어지게 아래로 똑바로 당긴다. 당김을 유지하면서 먼저 두 다리를 함께 왼쪽으로 움직이고 그다음 오른쪽으로 움직인다.

15. 발 마사지: 발 전체를 부드럽게 움켜쥔 후 발등을 두 엄지로 문지르며 마찰한다. 이어서 뼈와 뼈 사이를 찌르지 말고 간단하고 느리게 문지르며 마찰해준다. 엄지로 발바닥을 눌러준다.

16. 다리 마사지: 발부터 엉덩이까지 길고 느리게 미끄러지듯 쓰다듬는다. 이를 7번 반복한다.

똑바로 엎드린 자세(얼굴을 아래로): 15분

⬤ 다리

17. 아킬레스건 늘이기: 다리를 들고 발목에서 발을 굽히면서 종아리 뒤를 늘인다.

18. 종아리 운동: 발목에서 무릎까지 종아리 위를 쓰다듬는다. 종아리의 살 부분을 움켜쥔다.

19. 허벅지 흔들기: 무릎을 굽힌 상태에서 한 손을 허벅지에 놓고 근육을 부드럽게 흔든다.

20. 다리 쓰다듬기: 발꿈치에서 엉덩이 위 너머까지 길게 쓰다듬는다.

■ 등

21. 측면 요추 늘이기: 척추를 따라 양 손바닥의 끝부분을 놓으면서 허리 위에 두 손을 걸친다. 허리를 부드럽게 누르고 신체의 양옆을 향해 쓰다듬는다. 이를 10번 반복한다.

22. 척추 평행하게 쓰다듬기: 양손을 척추 양쪽에 각각 놓고, 어깨 위까지 그리고 팔 바깥으로 단단하면서도 부드럽게 쓰다듬는다. 상대의 두 팔은 허리에 닿아 있어야 한다.

23. 등세모근 움켜쥐기: 어깨의 위를 잡고 움켜쥔다.

24. 척추 옆을 따라 문지르며 마찰하기: 등의 한쪽에 얹은 양손 가장자리로 등 위에서 아래까지 문지르며 마찰한다.

25. 목 후면 움켜쥐기와 늘이기: 목 뒤쪽의 연부 조직(the soft tissue)을 부드럽게 움켜쥔다. 한 손은 머리를 향하고 다른 손은 등 위쪽을 향해 당기면서 이 부위를 늘인다.

26. 천골(골반을 구성하는 뼈) 당기기: 엉덩이 바로 위쪽 등의 맨 밑에 양 손바닥의 끝부분을 놓고 발을 향해 등을 밀면서 부드럽게 누른다.

27. 부드럽게 흔들기: 한 손은 요추 부위에 놓고, 다른 손은 어깨뼈 사이의 위쪽 등에 놓는다. 20초 동안 부드럽게 흔든 다음 1분 동안 정지한 채 잡고 있는다.

이 순서는 요통과 편두통 같은 심한 질환을 지닌 사람을 다룰 때 조금 수정된다.

이 지침은 마사지 치료사에게 주는 간략한 지침으로, 〈BOX 테이블 마사지〉의 설명에
근거한다.

▪ 등

1. 어깨부터 척추 아래까지 척추와 평행하게 등 꾹 누르기.
2. 등 전체를 꾹 누르고 부드럽게 몇 번 흔들기.
3. 등세모근을 움켜쥐기.
4. 어깨뼈와 어깨 부위 손가락으로 누르기.
5. 척추를 따라 척추와 등 손가락으로 누르기.
6. 골반의 엉덩뼈 능선 아래 엉덩이를 원 그리며 쓰다듬기.

▪ 팔

7. 팔을 옆으로 떨어뜨리기. 어깨에서 아래팔까지 팔 주무르기.
8. 위팔과 아래팔에 있는 혈점들 누르기.

▪ 손

9. 손 전체 마사지. 손가락 당기기.
10. 엄지와 검지 사이의 합곡혈을 15~20초 동안 잡기.
11. 팔 당기기. 팔을 옆과 위로 당겨 신체와 조화를 이루도록 하기.

▪ 목·등

12. 목뼈 주무르기.
13. 두개골 아래인 후두골과 목 옆을 따라가며 손가락으로 누르기.
14. 두피 마사지.
15. 등세모근 아래로 누르기. 팔을 아래로 향하면서 손가락으로 누르고 움켜쥐기.
16. 양손의 작은 손가락 측면을 사용해 어깨와 등 아래로 가볍게 두드리면서 끝내기.

∞ 다른 이름의 터치 치료

많은 터치 요법들은 또 다른 이름으로 통한다. 『감각의 자연사A Nat-ural History of the Senses』에서 다이앤 애커먼Diane Ackerman은 "터치가 지닌 치유의 힘은 강력하다. 그래서 우리는 전문적인 터치가들, 예컨대 의사, 미용사, 여성 마사지사, 무용 강사, 미용 전문가, 이발사, 부인과 의사, 발 치료 전문의, 재단사, 등과 허리 조정사, 성매매 종사자, 손 관리사에게 가며, 자주 터치하는 곳, 이를테면 디스코텍, 구두 닦기 부스, 진흙 목욕탕으로 간다"고 서술한다.[19] 우리 문화가 인간관계에서의 터치에 제약을 더 많이 가할수록 대안적인 터치 방식들이 점점 인기를 얻는 듯하다. 마치 정서적 안녕과 신체적 건강을 위해 우리는 최소한의 터치를 필요로 하는 것처럼 보인다. 그래서 채택 가능한 방법들을 찾으며, 미용실에 가듯 때때로 기능적으로 터치받는 방법을 찾는다.

터치 피부 관리　　　여러 피부 관리 업종에 종사하는 이발사, 피부 미용사, 머리 미용사, 손 관리사, 발 관리사 등은 피부 관리와 함께 터치 요법을 제공하고 있다. 미용실에 가면 머리 감는 동안 받는 두피 마사지가 제일 좋다는 사람들이 있다. 어떤 사람들에게는 미용실 방문이 다른 사람의 터치를 받는 유일한 기회다. 마사지 전문 의자로 손님을 안내하고 머리, 손, 발은 물론 신체의 다른 부분도 터치해주는 미용실이 점점 늘고 있다. 어떤 미용실은 갓 엄마가 된 여성이 머리를 감는 동안 아기에게도 마사지를 제공한다.

부다페스트에는 구석구석에 터치 스파가 있다. 그곳에 오는 사람들은 일하러 가는 길에 얼굴 마사지나 신체 마사지를 자주 받기 때문에 스트레스가 없다고 주장한다. 미국 사람은 대부분 일일 마사지 비용이 너무 비싸다고 생각한다. 따라서 마사지 대신 바디 브러시와 샤워 꼭지 마사지 기기들이 점점 더 인기를 끌게 되면서 미국인은 자신에게 고유한 터치 치료를 시도하고 있다. 한 동료 심리학자는 자신의 우울증 환자들 절반에게 샤워할 때 자연 식품점에서 파는 긴 손잡이가 달린 천연 브러시로 자가 마사지를 하라고 권했다. 자신에게 마사지를 한 사람들은 그렇지 않은 사람들보다 우울증을 더 빨리 회복했다.

터치 장난감　　　　터치 장난감 시장은 미국에서 번성하고 있다. 터치 장난감은 브룩스톤Brookstone같이 주로 통신 판매 상품 안내서로 영업하는 인기 있는 회사의 물품 목록에서 거의 30퍼센트를 차지한다. 이런 상품 안내서에서는 주머니 크기부터 몸 전체를 아우를 수 있는 의자 크기까지의 마사지 기기들을 찾을 수 있다. 발 마사지기, 물결치는 침대, 목둘레 마사지기, 안락 마사지 의자, 두피 마사지기, 샴푸 마사지기, 치아 마사지기, 닿기 어려운 신체 부분까지 가동 부품으로 닿게 만든 각이 있는 기기들을 볼 수 있다. 브러시나 빗은 결코 충분하지 않다. 고도로 특수화된 마사지 기기들은 진동도 제공하고 어떤 경우에는 수분과 열도 제공한다. 심지어 어떤 기기들은 깊은 압력 마사지를 제공하는 시아츠 기기라고 광고된다.

중국식 금속 공, 돌기가 있는 구스범프 공goosebump ball, 고무찰흙 놀이, 스트레스 해소용 움켜쥐기 장난감 같은 것도 인기가 있다. 출근 시간에 운전하는 동안 자동차의 담배 라이터에 꽂으면 활성화되는 마사지 및 열 방석도 있다.

터치 스포츠 스포츠는 아마 가장 다양한 터치 자극을 제공할 것이다. 우리는 스포츠를 하면서 사람들을 터치할 뿐만 아니라 주위에 있는 공기, 흙, 물 같은 자연도 터치한다. 예를 들어 조깅, 달리기, 다이빙, 수영, 파도타기 같은 여러 스포츠를 하면서 터치 감각은 우리 옆을 지나는 공기와 물의 흐름 때문에 더욱 민감해진다. 그러나 스포츠에는 부정적 터치도 있다. 발로 차기, 주먹으로 치기, 부딪히기는 미식축구, 축구, 하키, 농구 같은 접촉 스포츠에서 이루어지는 부정적 터치다. 어떤 사람들은 이런 터치들이 공격성에 대한 건강한 배출구라고 주장한다. 하지만 그런 터치들은 골절이나 척추 손상을 비롯해 위험한 결과를 가져올 수 있는 상당한 위험성을 지닌다.

터치 댄싱 모든 형태의 춤은 인기가 늘고 있는 터치 활동이다.

서로 마주보고 상대를 바꾸어가며 추는 콘트라 댄스contra, 네 쌍의 남녀가 마주보고 추는 스퀘어 댄스square, 폴카polka dancing, 지그와 지터벅jigging and jitterbugging, 볼룸 댄스ballroom, 스윙 댄스swing, 라인 댄스line dancing 등의 춤들이 그렇다. 1960년대와 1970년대는 상대와 거리를 두고 추는 로큰롤이 특징적이었지만 오늘날에는 가까운 신체 접촉이 이루어지는 볼룸 댄스, 스윙 댄스, 터치 댄스가 다시 부활하고 있다. 이런 춤들이 다시 인기를 끄는 이유는 에이즈 확산과 가까운 접촉에 의한 감염의 두려움으로 신체적 친밀감의 다른 형태들을 잃어버렸기 때문이다.

터치 게임　　　세계 어디에서나 아이들은 배운 적도 없는데 본능적으로 잡기 놀이를 한다. 아이들은 걷자마자 거친 신체 놀이를 자연적으로 하게 된다. 그 전에 아이들은 기어 다닐 때도 서로에게 다가가 조금 어색하게 서로를 껴안는다. 최근 어떤 치료사는 그녀의 교실에서 한 유아가 등 문지름을 받고 일어서더니 다른 유아에게 가서 그 유아의 등을 문지르기 시작하는 것을 보았다. 마찬가지로 어떤 초등학생 여자아이는 손 문지름을 받은 후 서로의 손을 마사지해주는 아이들의 사슬을 만들기 시작했다. 한편 여섯 살밖에 안 된 미국의 어린이는 학교에서 단지 볼에 뽀뽀한 것이 '성희롱'이 되어 집으로 보내졌다. 학교에서 터치 행위가 받아들여지기 위해서는 아이들이 그들의 친구를 어떻게는 터치할 수 있고 어떻게는 터치할 수 없는지에 대해 배울 필요가 있어 보인다.

적절한 터치를 권장하기 위해 터치 게임은 정리된 방식으로 가정과 학교에서 할 수 있다. 눈 가리기 게임은 모인 사람들이 서로 얼마나 잘 알고 있는지를 살펴볼 수 있는 좋은 게임이다. 사람마다 눈가리개를 하고 상대방이 누구인지 짐작하기 위해 그의 손, 손가락, 얼굴까지 더듬는다. 집과 학교에서 누군가가 등을 문지른 다음 문지른 사람을 맞추는 게임을 할 수도 있고 맞춘 보상으로 등 마사지를 해줄 수도 있다. 성적 학대로 고발될 두려움 때문에 아동을 터치하는 데 조심스러운 교사들에게는 등 문지름은 학생들에게 애정을 표시하는 적절한 방법이다. 학생들끼리 하는 등 문지름도 분별 있는 친밀한 접촉 방법이다. 수업 시간에 알맞은 마사지는 마사지 기차다. 반 전체가 큰 원을 만들어 각자 앞 사람의 등을 마사지하고 방향을 바꾸어 뒤에 있던 사람을 마사지한다(〈사진 6-1〉).

올더는 터치하거나 터치받는 것에 대한 거부감에서 사람들을 자유롭게 하기 위해 강연에서 각기 다른 여섯 가지 유형의 그룹 터치 훈련을 가르친다.[20] 첫 번째는 눈송이라고 부르는 행위로, 서 있는 사람이 상대의 어깨를 손가락으로 빠르고 매우 가볍게 두드린다. 두 번째는 빗방울로, 상대의 손가락을 동시에 그리고 좀 더 강력하게 두드린다. 세 번째로 양 손바닥의 끝부분으로 서로 평행하게 상대의 등을 미끄러

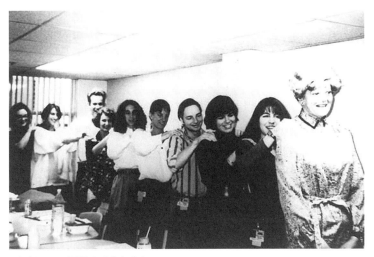

| 사진 6-1 | **사람들의 마사지 기차**

지듯 쓰다듬는다. 네 번째, 손바닥이 움푹 들어가게 모은 두 손으로 상대의 등과 어깨를 말발굽 소리가 나듯 탁탁 친다. 다섯 번째는 소용돌이로, 엄지손가락으로 원을 그리며 꾹꾹 눌러주는 마사지다. 마지막으로 마사지를 받은 사람에게 어느 터치가 좋았는지 묻고 그 터치를 조금 더 해준다. 각 단계는 2분 또는 3분 동안 지속한다. 여섯 단계를 모두 마치면 서로 자리를 바꾸고 다시 첫 번째 단계부터 시작한다.

섹스 터치 요법　　　마스터스와 존슨이 발달시킨 관능 집중 훈련 Sensate focus은 섹스 치료 프로그램들 가운데 가장 유명하다. 이 2주간의 프로그램에 참여한 커플들은 성교는 하지 않고 생식기와 가슴을 제외한 모든 신체 부분을 단지 부드럽게 터치만 하도록 지도받는다. 파트너들은 번갈아가며 상대를 터치하고 터치받는다. 이 프로그램은 수행 불안을 제거하고 섹스에 대한 각성과 욕구를 증진하고자 고안되었다. 어떤 커플이든 이 방법을 시도한 이후에도 여전히 수행 불안을 겪는다면 그들은 더욱 체계화된 마사지 절차를 계속 시도할 수 있다. 불안감 없는 친밀감을 제공하기 위한 또 다른 훈련은 같이 샤워하기, 서로 머리 감겨주기, 서로 족욕 해주기, 서로 등 닦아주기를 포함한다. 섹스 치료를 통해 공식적으로 하든 가정에서 비공식적으로 하든 간에 이런 터치 프로그램은 성적 친밀감을 향상한다.

자기 터치와 터치 대상물　　　여러 형태의 자기 터치self-touch와 터치 대상물도 터치 자극을 제공할 수 있다. 한 연구에서는 신생아들을 천연 새끼 양털 위에 눕혔다. 이때 아늑한 새끼 양털이 신생아를 자극해 몸무게가 증가하는 데 기여했으며 덜 보채게 하고 잠도 더 잘 자게 하는 것으로 나타났다. 더욱이 조산아들을 새끼 양털에 놓았을 때 체온 손실이 더 적었다. 우리는 이 시도를 인조 양털로 하는 실수를 한 적이 있다. 이때 조산아들도 섬유를 뽑아내서 입으로 빨 수 있다는 것을 알았는데, 이는 상당히 위험할 수 있었다.

　아기를 포대기로 감싸는 것도, 아기의 팔다리가 움직이지 못하도록 바르게 감쌀 때, 아기를 달랠 수 있는 계속적인 터치 자극을 제공한다. 엘리자베스 애니스필드Elizabeth Anisfield는 아기를 앞으로 안고 다니게끔 천으로 만든 캐리어들을 조사했다.[21] 딱딱한 좌석이 있는 캐리어들과 비교했을 때 부드러운 캐리어가 엄마와 아기 사이에 더 좋은 상호작용을 낳게 했다. 엄마와 아기는 서로에게 더 자주 말했으며, 일반적으로 서로에게 더 잘 반응했다. 이런 캐리어를 사용하는 부모들은 일반적으로 아이 얼굴을 그들 가슴 쪽으로 향하게 하는데, 보통 이 자세에서 아이들은 잠이 든다. 특히 아이들은 그들이 졸리지 않을 때는 얼굴을 밖으로 향하게 함으로써 바깥세상을 보는 것도 좋아한다는 사실을 우리가 행한 연구에서 밝혀냈다.[22]

연구원 베치 로조프Betsy Lozoff는 비산업사회에서는 아기가 모유 수유를 하기 쉽도록 아기 포대나 주머니 안에 아기를 안고 다녔다는 사실을 알았다.[23] 마치 부모 옷 안쪽의 캥거루 주머니 속에 있는 것처럼 살과 살을 맞대며 조산아를 데리고 다니는 캥거루 케어(3장에서 서술)는 아기 몸무게의 더 큰 증가와 조산 및 이와 관련된 의학적 문제에서 더 빠른 임상적 개선으로 이어진다. 껴안을 수 있는 봉제 동물 인형이나 실제 애완동물 그리고 아이들이 들고 다니는 안심 담요 같은 터치물도 아이를 진정하는 터치 자극을 준다. 고무젖꼭지 빨기, 엄지손가락 빨기, 흔들기, 성기 갖고 놀기 같은 서로 다른 유형의 자기 자극도 마찬가지다.

우리가 행한 수많은 연구는 외과적 처치를 하는 동안에 고무젖꼭지를 빠는 것이 긍정적 효과가 있음을 보였다. 그 효과는 몸무게 증가 및 울음 감소부터 스트레스 호르몬인 코르티솔 수준 저하에 이른다.[24] 비록 일반 의사들과 치과 의사들이 고무젖꼭지는 가지런한 치아 발달에 나쁘다고 계속 조언하더라도, 고무젖꼭지는 부정적인 효과보다는 긍정적인 효과가 더 많아 보인다.

손톱 각질 파내기, 머리 긁적이기, 손톱 물어뜯기, 강박적인 손 문지름 같은 몇몇 나쁜 습관들은 자기 터치 활동으로 분류될 수 있다. 그 밖에 나쁜 습관들은 다른 사람의 말을 들으면서 팔짱을 끼고 있거나 손가락을 불안하게 두드리는 것 같은 비호감적인 터치 몸짓들이다.

이런 형태의 자기 터치 또는 '다른 이름의 터치 치료'는 그 자체로 건강과 안녕을 위해 중요하다. 다이어트 및 운동과 마찬가지로, 우리에게는 터치의 일일 복용량이 필요하다.

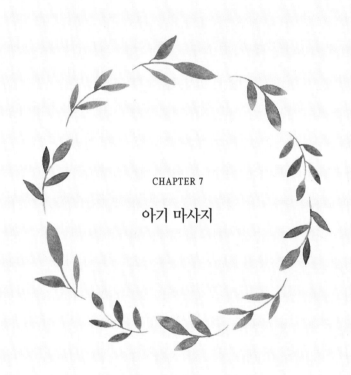

CHAPTER 7

아기 마사지

아기 마사지는 전 세계 대부분에서 실행되고 있다. 나이지리아, 우간다, 인디아, 발리, 피지, 뉴기니, 뉴질랜드(마오리족), 베네수엘라, 러시아를 비롯한 많은 나라에서 아기들은 태어난 후 첫 몇 개월 동안 일상적인 목욕을 한 다음과 잠에 들기 전에 오일로 마사지를 받는다.

아기 마사지는 아주 최근에야 서구 세계에 알려지고 연구되었다. 미국의 거의 모든 도시에는 자신의 아기에게 마사지하는 법을 가르쳐 주는 마사지 요법 학교가 있다. 그곳에서 사용하는 기법들은 인도에서 훈련받았던 비멀라 슈나이더 매클루어 Vimala Schneider McClure[1]와 어밀리아 오킷 Amelia Auckett[2]이라는 두 마사지 치료사들의 가르침에 근거한다.

인도에서 아기 마사지는 거의 태어난 첫날부터 시작되는 일상적인 일이다. 먼저 엄마의 뻗은 두 다리 위에 배를 대고 누인 아기 신체의 부분이 개별적으로 당겨진다. 따뜻한 물과 비누로 다리, 팔, 등을 만져 준 다음 아기의 몸을 돌려서 배, 목, 얼굴도 만져준다. 나는 이 마사가 오래된 빨래판 위에서 옷을 주무르는 것같이 매우 힘들고 고되 보여서 부모들에게 권할 수 없었다. 그런데 아기들은 이 마사지를 받고 포대기로 감싸진 다음에는 오랫동안 잠을 잤다(아마 마사지 스트레스에서 회복하려고 그럴 수 있다). 이 마사지를 좋아하는 몇몇 아기 마사지 치료사들은 아기들의 조숙한 운동 발달을 아기가 받은 일상적 마사지 덕으로 돌린다. 그들은 마사지가 순환, 소화, 배설, 호흡을 돕는 이완과 자극을 제공한다고 주장한다.[3] 마사지를 받은 아기들은 더 깊이 잔다. 그리고 마사지는 가스와 콜릭을 줄여주고, 아기가 코막힘 같은 점액에 의한 막힘과 통증을 완화함으로써 치유 과정을 돕는다.[4]

네팔에서는 여성의 약 90퍼센트가 상당히 자주 아기에게 겨자씨유로 오일 마사지를 한다.[5] 신생아는 태어난 지 12시간 안에 할머니나 그 집의 또 다른 중장년 여성에게 마사지를 받는다. 데운 오일에는 마늘과 향료도 종종 첨가된다. 이런 마사지는 하루에 세 번 반복된다. 네팔 사람들은 마사지를 받은 신생아는 감기에 걸리지 않고 피부도 부드러워지며 뼈도 튼튼해진다고 믿는다.[6]

현재 미국 대부분의 지역에 아기 마사지 훈련 그룹이 있지만 건강한 아기들과 함께한 아기 마사지에 대한 조사는 거의 이루어지지 않았다. 그렇지만 아기 마사지 치료사들은 건강한 아기를 마사지해주면 따뜻하고 긍정적인 관계의 증진을 돕는다고 말한다. 또한 예방 접종같이 고통스러운 절차에 따른 아픔도 줄여주며 콜릭, 변비, 이가 날 때의 고통, 수면 문제도 줄인다. 부모들도 자신의 아기를 마사지하면서 기분이 좋아진다. 나아가 시각·청각 장애, 신체 마비, 뇌성마비를 앓는 아기들도 마사지로 혜택을 본다고 아기 마사지 훈련 그룹들은 보고한다.

만삭아들과 함께한 마사지 치료　　　　조산아들과 함께한 연구가 마사지 연구의 가장 큰 부분을 차지하지만 임신 주수를 다 채우고 나온 만삭아들 역시 엄마가 해주는 마사지의 혜택을 받았다. 우리의 한 연구에서는 약한 압력보다 적당한 압력의 마사지를 받았던 아기들이 태어난 첫 달 동안 몸무게가 더 늘었고 발달도 더 양호했다.[7] 잠에 들지 못하는 sleep onset 문제를 지닌 아기와 유아에게 부모가 취침 시간에 마사지를 해주었더니 한 달 후 잠에 들지 못하는 시간이 더 짧아졌다.[8] 콜릭과 수면 문제를 지닌 아기의 부모들은 그들의 아기와 함께한 우리의 마사지 연구들이 자신들의 결혼 생활을 구해주었다고 말했다. 한편 또 다른 사람들은 7세 아이가 잠에 들려면 아직도 마사지가 필요하다며, 마치 마사지에 중독되었다고 할 정도로 마사지가 너무 지나쳤다고 말했다.

조산아들과의 마사지 치료　　　　아기 마사지의 효과에 대한 대부분의 자료는 조산아들에 대한 연구에서 나온다. 지난 30년 동안 수많은 연구가 이루어졌는데, **마사지**massage라는 단어를 피하기 위해 그 연구의 대부분은 촉각을 이용한 운동역학적 자극이라는 이름을 붙였다.[9] 발표된 결과들은 일반적으로 긍정적이다. 이런 연구들 가운데 19개 연구에서 얻은 자료에 대한 포괄적 분석은 마사지를 받은 아기들의 72퍼센트가 긍정적인 효과를 보았다고 밝혔다.[10] 대부분의 아기들이 더 큰 몸무게 증가와 더 나은 발달 과제 수행력을 보여주었다. 의미 있는 몸무게 증가를 보고하지 않은 연구들에서는 잘못된 종류의 터치, 즉 간지럽히는 느낌이 들어 아기들이 좋아하지 않는 가벼운 쓰다듬기를 해주었다. 몸무게가 늘었던 아기들은 촉각 및 압력수용기들 – 압력에 반응하는 특수화된 신경 말단 – 을 모두 자극하는 더 깊은 압력 마사지를 받았다.

이 포괄적 분석에 사용된 연구들 가운데 하나는 우리의 실험실에서 실행되었다(〈사진 7-1〉).[11] 우리는 조산아들에게 10일 동안 매일 45분을 15분씩 세 번 나누어 마사지 치료를 했다. 이 아기들은 평균 9주 일찍 태어났으며 몸무게는 각각 약 2파운드[약 1킬로그램_옮긴이]였다. 모든 아기가 연구 참여 이전 약 3주 동안 신생아 집중 치료실에서 치료받았고, 아기를 살찌우는 일이 주목적인 '성장실grower nursery'에서 아기가 나왔을 때 연구가 시작되었다. 마사지 치료 과정은 세 단계로 나뉜다. 처음과 마지막 단계에서 조산아를 배를 깔고 엎드리게 눕히고, 다음의 순서로 각 부분을 샅샅이 1분씩(약 5초에 한 번 쓰다듬는 운동으로 총 12회) 5단계에 걸쳐 쓰다듬는다. ① 머리 꼭대기에서 목까지, ② 목에서 어깨까지, ③ 등 위에서 허리까지, ④ 양다리의 허벅지에서 발, 다

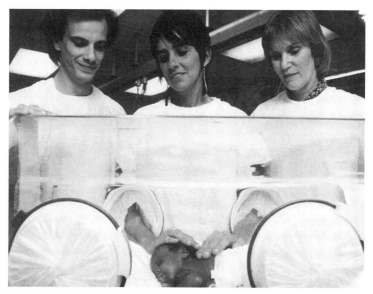

| 사진 7-1 | **인큐베이터에서 마사지를 받고 있는 조숙아들**

시 발에서 허벅지로, ⑤ 양팔의 어깨에서 손, 다시 손에서 어깨로 마사
지한다. 우리는 아기들이 적당한 압력을 좋아할 것이라고 생각해 스웨
덴식 마사지를 해주었다. 중간 단계에서는 아기가 드러누워 있는 동안
자전거를 타듯이 아기의 팔과 다리를 앞뒤로 움직여주었다.

　이 연구에서 두 그룹 모두 같은 양의 분유를 먹었는데도 마사지를
받은 조산아들이 마사지를 받지 않은 조산아들보다 몸무게가 47퍼센
트 더 늘었다(〈그림 7-1〉). 마사지를 받은 조산아들이 잠을 더 많이 잘
것이라는 우리의 기대와는 달리 그 당시 잠을 자지 않고 더 활동적이

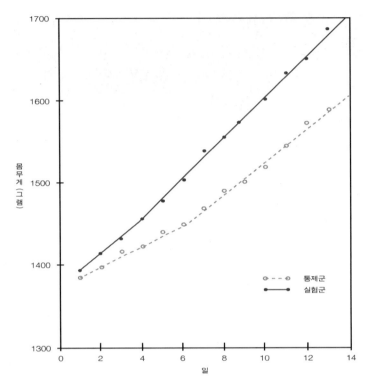

| 그림 7-1 | **12일에 걸친 조숙아들의 날짜별 몸무게 증가**

었다. 즉, 아기들은 실험자의 얼굴과 목소리에 더욱 민첩하게 행동하고 즉각적인 반응을 보였다. 또한 브라젤턴 신생아 진단 척도에서 더욱 체계적인 팔다리 운동을 보여주었다. 결국 마사지를 받은 조산아들이 다른 아기들보다 평균 6일 정도 일찍 병원에서 퇴원했다. 이것은 그 당시 아기당 약 3천 달러의 병원비를 덜어준 것으로, 오늘날로 치

면 약 1만 달러에 상당하는 금액이다. 만약 연간 47만 명의 조산아가 마사지를 받는다면 그에 따라 절감되는 총비용은 연간 약 47억 달러가 될 것이다. 우리가 10일 동안 했던 똑같은 연구를 5일로 줄였을 때도 마자시를 받은 조산아들의 몸무게는 여전히 47퍼센트 더 늘었다. 이는 10일보다 5일간의 마사지가 비용 면에서 더욱 효율적일 것이라는 점을 시사한다.[12] 세계의 다른 나라에서도 이 연구가 이루어졌다. 예를 들어, 필리핀에서 허미니아 시프라 박사Dr. Herminia Cifra와 그의 동료들은 조산아들에게 똑같은 과정으로 마사지한 다음 47퍼센트의 몸무게 증가라는 동일한 결과를 얻었다.[13]

타이완의 또 다른 신생아 학자들은 그들의 연구 대상인 아기들이 몸무게 증가는 물론이고 키와 머리둘레의 성장도 보였다고 보고했다.[14] 이스라엘에서는 아기들의 엄마가 마사지 치료사가 되어 똑같은 과정으로 마사지했다. 이 연구를 기록한 저자들은 아기의 몸무게가 증가한 것과 함께 엄마들의 산후우울증도 감소했다고 보고했다.[15]

그 밖에 또 다른 연구에서는 조숙아의 생화학적·임상적 반응들이 평가되었다.[16] 마사지 시작 전 45분과 끝나고 약 1시간 이후에 스트레스 호르몬인 코르티솔의 수준을 측정하기 위해 혈액 표본을 채취한 결과 마사지 후 코르티솔 수준은 한결같이 줄었다.

우리의 연구에서도 적당한 압력의 마사지 치료를 받았던 조산아들이 덜 보채고, 덜 울고, 스트레스 행동도 덜 보였다.[17] 오일로 마시지를 받은 아기들이 마사지를 받지 않은 아기들보다 찡그리거나 주먹을 꽉 쥐는 행위를 포함한 스트레스 행동을 더 적게 보였다.[18] 이때 오일은 흡수될 수 있으며 영양적 목적으로 쓰이기도 한다. 예를 들어, 오일 마사지를 한 후 이루어진 혈액검사에서는 그동안 검출되지 않던 중성지방과 리놀렌산이 검출되었다.[19] 그렇지만 오일 마사지 후 알레르기성 발진이 생긴 아기들도 있었다.

또 다른 긍정적 효과들은 마사지 이후 향상된 엄마-아기 상호작용을 비롯해 더욱 성숙한 뇌파 활동과 시각 기능, 혈청 코르티솔과 노르에피네프린 수치 저하를 반영하는 스트레스 감소, 신경 및 운동과 행동 발달의 향상, 수면 패턴 개선, 몸무게 증가, 통증 반응 감소, 체온 상승, 소화 향상과 에너지 소비량 저하, 심박수 변동성 또는 미주신경 활동성 감소, 인슐린과 IGF-1(성장인자) 증가, 위의 운동성 증진, 뼈 형성 증진, 후발성 패혈증 발병 감소를 포함한다.[20] 이런 효과들은 입원 기간을 단축하고 의료비 감소에 기여한다.[21]

14건의 연구에 대한 코크란 리뷰a Cochran review는 마사지를 받은 조숙아들이 평균 5그램의 몸무게 증가와 5일의 입원 기간 단축을 통해 병원비가 상당히 줄었다고 결론 내렸다. 그러나 그 저자들은 이런 결과들이 반복적으로 나오게 하기 위해서는 추가적인 연구가 필요하다고 주장했다.[22] 코크란 연구가 발표된 2004년부터 24건의 무작위 연구들이 조산아 마사지에 대한 긍정적인 장단기 효과들을 발표했다. 우리 그룹도 최근 리뷰에서 적당한 압력이 조산아의 몸무게 증가와 입원 기간 단축에 핵심적인 작용을 한다고 결론 내렸다.[23] 또한 마사지 치료 효과에 대한 기저의 메커니즘을 이해하기 위해서는 더 많은 조사 연구가 필요하다고 보고했다. 또 다른 그룹은 15건의 무작위 제어 실험을 포함한 총 17건의 실험에 대한 메타 분석을 통해 똑같은 결론에 도달했다.[24]

우리가 조산아에 대한 연구를 수행하고 있을 무렵에 듀크대학교 의과대학의 솔 샌버그, 신시아 쿤Cynthia Kuhn 그리고 그의 동료들은 새끼 쥐에게 비슷한 실험을 수행하고 있었다.[25] 그들은 터치 결핍을 탐구하기 위해 어미 쥐에게서 새끼 쥐를 떼어냈다. 이전에 말했듯이, 어미 쥐가 혀로 새끼 쥐를 핥아주는 만큼 연구원들은 페인트 붓으로 우울해하는 새끼 쥐들을 많이 쓰다듬었고, 그 결과 새끼 쥐들은 정상적으로 자랄 수 있었다. 여러 연구를 통해 듀크대학교 팀은 어미 쥐와 떨어진 새끼 쥐의 성장 호르몬이 줄어든다는 것을 확인했다. 이 감소는 심장, 간, 뇌를 비롯한 모든 기관에서 나타났는데, 새끼 쥐들을 페인트 붓으로 쓰다듬자 정상 수치로 돌아왔다. 듀크대학교 팀이 최근에 이룬 쾌거로, 터치에 반응하는 성장 유전자의 발견은 터치와 성장의 강력한 유전적 관련성을 시사한다.

듀크대학교 팀의 관찰과 스웨덴에서의 연구 결과는 터치와 몸무게 증가의 관련성을 어떻게 설명할지에 대해 몇몇 아이디어를 제시했다.[26] 스웨덴의 연구는 신생아의 입을 (그리고 모유를 먹이는 엄마의 가슴을) 자극하는 것이 음식-흡수 호르몬인 가스트린과 인슐린의 증가로 이어졌다고 보고했다. 더 나아가, 그 밖의 신체 부위에 대한 마사지 치료도 음식-흡수 호르몬의 증가로 이어진다고 제시했다. 이것이 몸무게 증가를 설명할 수 있기 때문에 우리는 이런 호르몬(포도당과 인슐린)을 측정하기 시작했고, 마사지를 받은 아기들의 인슐린 수치가 더 높다는 사실을 발견했다. 다만 몸무게 증가를 원하지 않는, 모유를 수유하는 엄마 역시 같은 이유로 몸무게가 증가할 수 있다는 것이 단점으로 꼽혔다.

∞가능한 기저 메커니즘

마사지는 여러 신생아 집중 치료실에 있는 조숙아의 몸무게 증가로 이어졌다.[27] 이에 따라 몸무게 증가의 바탕에 있는 잠재적인 메커니즘들이 탐구되었다. 처음 몇몇의 연구에서 조숙아의 몸무게 증가는 미주신경 활동 및 위 운동의 증진과 연결되었고, 이는 더욱 효율적인 음식 흡수로 이어진다고 여겨졌다.[28] 또 다른 연구에서는 마사지를 받은 조숙아들이 몸무게, 인슐린, 성장인자인 IGF-1 수치에서 커다란 증가를 보였다.[29] 우리가 탐구한 또 다른 메커니즘은 마사지 치료 동안 조숙아가 보인 체온 상승과 관련된 에너지 소비량의 감소였다.[30] 마사지 치료 시간에는 인큐베이터의 둥근 창들이 열려 있어서 체온이 더 낮을 것이라 기대했음에도 마사지를 받는 아기들의 체온이 더 높았다. 에너지 소비량의 감소는 대사 에너지 측정 기구를 사용해 직접 열량 측정법으로 대사량을 측정했던 그룹도 마찬가지로 보고했다.[31] 에너지 소비량은 마사지가 없던 기간 이후보다 5일 동안의 마사지 치료 이후에 상당히 더 낮아졌다.

적당한 압력의 마사지를 받은 조숙아들은 아마 스트레스도 적게 겪을 것이다. 적어도 우리 그룹에서 진행한 한 연구에서는 스트레스 행동이 더 적다고 나타났다.[32] 가벼운 압력보다 적당한 압력으로 마사지를 받은 그룹이 하루 동안 더 많은 몸무게가 증가했으며, 아기들도 활성 수면, 보채기, 울기, 움직임, 딸꾹질 같은 스트레스 행동이 줄었다. 또한 아기들은 덜 깊은 수면, 더 낮은 심박수, 더 커진 미주신경 활동을 보였는데, 이는 마사지를 받은 생후 4주 이전 조숙아들의 면역 기능 향상에 관해 설명할 수 있을 것이다. 예를 들어, 엄마에게서 마사지를 받은 조숙아들 그룹에서 지연성 패혈증이 더 감소했다.[33] 마사지를 받은 신생아 그룹도 입원 기간이 7일로 더 짧았는데, 이는 이 아기들이 질병에 덜 걸렸던 것과 관련될 것이다. 염증 유발 면역세포들이 측정되어 이것들로 인한 패혈증과 마사지 치료에 의한 패혈증 감소 가능성이 평가되어야 한다. 나아가 자신의 아기를 마사지했던 엄마들도 긍정적 효과들을 경험했을 것으로 본다.

∞ 코카인에 노출된 조숙아 마사지

우리는 코카인에 노출된 조숙아들 역시 마사지 치료의 효과를 받을 수 있을 것으로 기대하며 이 아기들을 마사지했다.[34] 우리는 앞서 서술한 10일 동안 매일 15분씩 세 번하는 마사지와 똑같은 유형으로 아기들을 치료했다. 치료 이후 아기들은 의학적 합병증과 피자극성을 더 적게 겪었다. 그들은 마사지를 받지 않은 비슷한 아기들에 비해 하루 동안 몸무게가 28퍼센트 더 증가했으며 더 성숙한 운동 활동성을 보여주었다.

∞ 인간 면역 결핍 바이러스에 노출된 신생아

후천면역결핍증후군AIDS 확산으로 출생 전 HIV에 노출된 아기의 수가 증가하게 되었다. 우리는 마사지 치료가 이 아이들의 정신 발달, 운동성 증진, 사회 발달에 도움이 되었는지를 판단하기 위해, 엄마들에게 자신의 아기를 마사지하는 법을 가르쳤던 곳에서 연구를 수행했다.[35] 우리는 엄마들에게 거의 100퍼센트 협조를 얻었는데, 흔치 않은 이 높은 비율은 자신의 아기를 HIV에 노출시킨 데 대한 엄마들의 죄의식에서 나왔을 것이다. 2주간의 마사지 치료 이후 이 아기들은 통제군의 신생아들보다 더 많은 몸무게 증가, 신생아 테스트의 사회 및 운동

항목에서 더 우수한 수행, 더 적은 스트레스 행동을 나타냈다.

∞조산 예방을 위한 산모 마사지

마사지는 조산율을 최적으로 낮출 수 있었다. 우리는 적어도 3건의 연구에서 산모에 대한 마사지 치료로 스트레스 호르몬들이 줄고 조산율이 낮아졌다고 보고했다.[36] 나아가 임신 기간에 가벼운 압력 마사지보다는 적당한 압력의 마사지를 받은 우울한 산모의 신생아들이 더 최적의 수행도를 보였다.[37] 이 연구에서 적당한 압력의 마사지를 받았던 엄마에게서 태어난 신생아 그룹은 관찰 시간의 상당 부분에서 웃고 옹알이를 했다. 또한 브라젤턴 신생아 행동 평가 척도의 오리엔테이션, 운동, 흥분성과 우울성 항목들에서 더 좋은 점수를 받았다.

∞우울한 산모들의 아기 마사지

우리는 부모들에게 마사지하는 법을 정기적으로 가르친다. 비용이 들지 않으며 아기에게 매일 마사지를 해줄 수 있고 부모도 마사지를 해주면서 얻는 것이 있기 때문이다. 예를 들어, 우리는 산후우울증을 줄이고 신생아의 스트레스 행동과 수면 장애를 줄이기 위해 우울한 산모들에게 자신의 아기를 마사지하는 법을 가르쳤다.[38] 이 연구를 위해 우리는 엄마들에게 2주 동안 매일 15분씩 마사지를 하도록 요구했다. 그 결과 2주 후 아기들은 더 빨리 잠을 잘 수 있었으며, 더 오래 잤고, 덜 보챘다. 산모들도 아기들과 더 편하게 놀았다.

∞마사지 치료사로서 아버지

호주의 한 TV 채널에서 방영될 영상을 제작하는 동안에 우리는 아빠들에게 아기 마사지하는 법을 보여주었다. 영상 제작자는 아빠들이 아기 돌봄에 더 많이 관여하는 것이 중요하다고 생각했는데, 그가 말

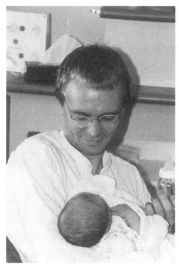
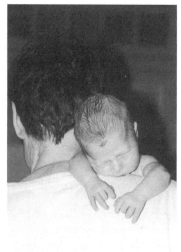

| 사진 7-2 | **아기를 돌보고 있는 아빠들**

하기를 "호주에서는 아빠들이 아기와 보내는 시간이 거의 없기" 때문이었다. 자신의 아기를 마사지하는 호주 아빠들에 대한 후속 연구는 그들이 자신의 아기에게 더 많이 관여한다는 것을 시사했으며, 아기들도 더 우수한 사회 행동을 보여주었다(〈사진 7-2〉).[39] 이어서 우리는 처음 아빠가 되는 미국인 아빠 그룹을 대상으로 비슷한 연구를 수행했다. 이들 역시 한 달 동안 아기를 마사지한 다음에는 자신의 아기와 더 많이 상호작용하게 되었다.[40]

∞ 마사지 치료사로서 조부모 자원봉사자

조숙아 마사지에 대한 가장 큰 장애물 가운데 하나는 마사지 비용이었다. 앞서 말했듯이 우리는 '조부모' 자원봉사자들에게 아기 마사지하는 법을 가르침으로써 비용이 들지 않도록 중재했다. 이 연구에서는 자원봉사자로 하여금 보호소에서 무시되고 학대받은 아이들을 마사지하도록 했다. 이들 봉사자는 아기들의 친조부모는 아니었지만 그들은 **어르신**elderly 이라는 말을 좋아했다.[41] 어떤 아기들과 마찬가지로 어떤 노인들은 터치 결핍 때문에 성장 장애를 경험한다. 아기 마사지는 그런 노인들에게도 좋은 치료다.[42] 성장 장애와 우울증은 노인들에게 상당히 흔하다(5~26퍼센트).[43] 더 젊은 사람들에게 나타나는 것과 비슷한 증상들로 신체적 문제, 절망과 무가치한 느낌, 기억장애, 부정적 기분

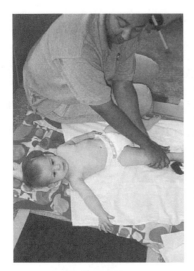
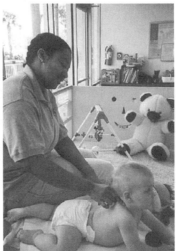
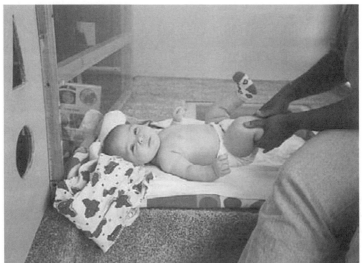

| 사진 7-3 | **아기 마사지의 몇 가지 기법들**

상태, 집중력 저하 등의 질환을 포함한다.[44] 나아가 밤에 계속해서 깨는 불면, 스트레스 호르몬 수치 증가, 면역 체계의 문제도 있을 수 있다.[45] 이는 식욕부진과 몸무게 감소, 전반적인 건강 상태 약화를 동반하는 성장 장애를 초래할 수 있다.[46] 노인들이 지닌 이런 모든 우울 증상에는 애완동물을 키우거나 안아주는 동물 매개 치료pet therapy가 효과적이었다.[47] 그렇지만 마사지 치료가 더욱더 효과적으로 보이며, 특히 노인들이 누군가에게 직접 마사지를 해줄 때 더 효과적이다.

우리의 연구에서 조부모 자원봉사자들이 서로 마사지를 주고받은 후 우울 증상 감소, 기분 개선, 불안 수준 감소를 보였으며, 그들의 스트레스 호르몬 수치도 줄었다.[48] 한 달 동안 마사지 치료를 주고받은 다음에는 사회적 접촉이 더 많아지고, 병원을 덜 방문했으며, 하루에 커피를 덜 마시는 등 생활방식이 개선되었다. 이런 변화는 그들의 수면 개선과 자긍심 향상을 도왔을 것이다. 다소 놀랍게도 이런 향상은 그들이 한 달 동안 서로 마사지를 해준 다음보다 그들이 아기들에게 마사지를 해준 다음에 더 컸다. 이 연구는 마사지 치료가 아기들뿐만 아니라 아기를 마사지하는 어른들에게도 도움이 되었다는 것을 보여준다. 마사지는 비용이 들지 않으면서 모두가 혜택을 보는 것과 같다(〈BOX 아기 마사지 교육〉).

마사지는 받는 아기들과 해주는 사람들 모두에게 이롭다. 따라서 모든 신생아와 자라나는 아기들의 일상에 반드시 포함되어야 한다.

3~24개월 사이의 큰 아기의 마사지 과정은 앞서 설명한 생후 3개월 이내의 갓난아이 대상의 마사지 과정보다 조금 더 복잡하고 흥미롭다. 큰 아기는 변화가 많은 것을 더 좋아하기 때문에 이 마사지는 더욱 다양한 기법으로 실행된다(〈사진 7-3〉). 이 마사지는 대략 15분이 소요된다.

아기의 얼굴을 위로 하고 시작

1. 얼굴: 양 볼을 따라 강하게 쓰다듬어주는 운동.
2. 다리: 엉덩이에서 한쪽 발까지 오일로 부드럽게 쓰다듬어준다. 손으로 한 다리를 둘러 감고 발목을 향해 젖을 짜듯이 길게 몇 번 쓰다듬는다. 발부터 엉덩이까지 젖은 천을 짜듯 두 손으로 꽉 쥐고 비튼다. 엄지를 번갈아 움직여 발바닥 전체를 골고루 마사지한다. 발가락 각각을 살짝 쥔 다음 부드럽게 당기며 마친다. 주먹으로 아기의 발바닥을 누른다. 발목과 발등 전체를 조그만 원을 그리며 문지른다. 두 손으로 아기의 한쪽 다리를 감싸 잡은 다음 발목에서 심장을 향해 젖을 짜듯이 길게 쓰다듬고 다시 발목으로 돌아온다. 두 손 사이에 아기의 한쪽 다리를 놓고 무릎부터 발목까지 굴린다. 발목을 향해 길고 부드럽게 몇 번 쓰다듬어준다. 다른 쪽 다리도 해준다.
3. 배: 패들 바퀴가 굴러가듯 손을 번갈아 움직이면서 배 위쪽으로 갔다가 내려온다. 맹장이 있는 아기의 오른쪽 아랫배에서 시작해 시계 방향으로 손가락으로 원을 그리며 만진다. 배에 공기가 찼는지 부드럽게 느껴본 다음 시계 방향으로 움직이며 공기를 나가게 한다.
4. 가슴: 손가락을 평평하게 펴서 붙인 다음 아기의 가슴 양옆을 중앙에서 바깥으로 몇 번 쓰다듬어준다. 가슴 가운데에서 시작해 양어깨까지 손을 번갈아가면서 몇 번 쓰다듬는다. 두 손을 평평하게 해 가슴에서 양어깨를 향해가며 가슴의 양옆을 동시에 몇 번 쓰다듬어준다.
5. 팔: 오일로 어깨에서 손까지 길고 부드럽게 몇 번 쓰다듬는다. 다리에도 똑같이 한다.

6. 얼굴: 얼굴 양옆을 따라 몇 번 쓰다듬는다. 손가락을 평평하게 모아 이마를 만져준다. 관자놀이와 턱관절 부분을 원을 그리며 쓰다듬는다. 평평한 손가락으로 아기의 코, 볼, 턱, 아래턱을 만진다. 두 귀의 뒷면을 가볍게 마사지한 후 나머지 두피를 원을 그리며 계속 마사지한다.

아기의 얼굴을 아래로 돌리고 마사지

1. 등: 아래로 길게 몇 번 쓰다듬으면서 오일을 부드럽게 바른다. 등 양옆을 포함한 등 전체를 옆에서 옆으로 두 손을 움직여가며 어루만져준다. 평평한 두 손을 번갈아가면서 등 윤곽을 따라 등 위에서 엉덩이까지 만져준다. 등에서 두 발바닥까지 내려가면서 부드럽게 몇 번 쓰다듬어준다. 손가락 끝으로 척추 양쪽의 긴 근육 위를 머리부터 엉덩이까지 원을 그리며 만져준다(척추 위는 문지르지 않는다). 아기의 목과 어깨에 원을 그리는 몇 번의 부드러운 쓰다듬기로 가볍게 마무리한다.

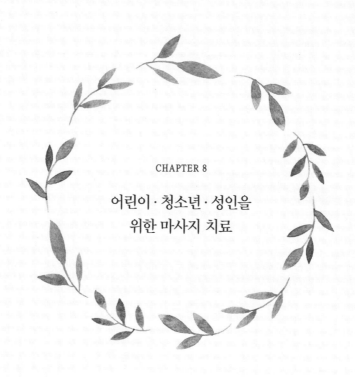

CHAPTER 8

어린이·청소년·성인을
위한 마사지 치료

인도의 가장 오래된 의학서로 알려진 아유르베다Ayurveda(기원전 1800년경)는 그 당시 식이요법, 운동과 더불어 마사지를 가장 주요한 치유 관행으로 언급한다. 올더가 말했듯이, 보통 머리 마사지도 포함하는 샴푸shampoo라는 영어 단어는 '누르다'라는 뜻을 가진 고대 힌두어 참프나champna에서 유래했다.[1] 마사지 치료는 오랜 역사에 걸쳐 분만 진통부터 정신적 질병에 이르는 여러 질환을 위해 사용되었다. 마사지는 부러지거나, 접질리거나, 부상당한 팔다리의 운동을 회복하는 것은 물론이고 류마티스 질병, 모유 촉진을 위한 가슴 자극, 복통 완화, 노화 방지를 위해 행해졌다. 마사지는 순환을 향상하며, 노폐물 제거를 돕고, 부기를 줄이며, 말초 및 중추신경계를 진정한다. 또한 다른 용법들로는 누워만 있는 환자들의 욕창 치료, 잇몸 질환을 위한 잇몸 마사지, 전립선염 치료를 위한 전립선 마사지가 있다. 마사지를 금기할 가능성이 있는 유일한 질환들은 관절에 생기는 염증인 점액낭염bursitis, 다리에 생기는 염증인 봉와직염cellulitis, 감염에 의한 염증, 극심한 하지

정맥류varicose veins다. 일부 내과 의사들은 목 부위를 마사지하면 위험할 수 있다고 경고하지만 이런 금기는 연구 자료에 기초하지 않았다.

올더는 색다르게 실행되는 여러 다른 문화의 마사지를 언급한다. 뉴질랜드의 마오리 부족 엄마들은 아기의 코를 예쁘게 만들기 위해 아기의 코를 마사지하며, 다리가 더 길고 곧게 자라도록 다리를 마사지한다고 말한다.[2] 쿠바에서는 '위에 머물고 있는 음식이 통증과 열을 일으킨다'는 이유로 마늘과 오일을 이용해 배를 마사지해준다. 사모아섬에서는 마사지가 편두통에서 설사에 이르는 모든 장애를 위해 행해진다. 사모아섬 사람들은 코코넛 우유, 나무와 열매의 꽃, 풀뿌리 등을 섞어서 마사지하는 데 사용한다.[3]

터치 분야에서는 마사지 치료가 가장 많이 주목받아왔다. 이는 마사지가 가장 인기 있는 터치 요법 가운데 하나이며, 그 자체가 많은 질환, 대부분의 통증 증후군과 스트레스에 적합하기 때문일 것이다. 마지막으로 마사지 치료는 가장 오래된 터치 요법 가운데 하나다. 모든 마사지 요법 가운데 스웨덴식 마사지가 대중적으로 제일 인기 있는데, 수행하기 가장 쉬운 요법의 하나이기 때문일 것이다.

의료계는 마사지 치료를 계속해서 받아들이고 있다. 마사지 요법은 기원전 400년경 히포크라테스 시대부터 서양에서 의학의 기초였는데, 히포크라테스는 "의학은 문지름의 기술the art of rubbing이다"라고 말했다. 이런 요법은 1940년대 의약품 출현 이후 약물로 대치되었다. 1950년대 초반까지도 환자들은 대부분 병원에서 매일 마사지(적어도 한 번의 등 문지름)를 받았다. 하지만 불행하게도 마사지는 병원의 요법보다는 이른바 안마 시술소와 연관되었다. 그러나 지난 몇 년 동안 마사지 치료의 긍정적 효과에 대한 연구 자료가 증가하면서 전문 직업 및 합법적 치료로서의 마사지에 대한 인기가 증가하게 되었다. 의사들은 부작용이 없는 이런 덜 외과적인 치료가 특별한 질환에 도움을 줄 수 있는지 밝히기 위해 관절염, 요통, 편두통 같은 통증 질환의 경우 약물이나 수술 처방 이전에 마사지를 처방하기 시작했다.

보험 회사는 마사지 치료에 대한 보상 제공에 느렸다. 부분적인 이유는 마사지의 혜택에 대한 많은 연구가 잘 통제되지 않았기 때문이다. 마사지 연구에 참여한 성인은 추가적인 관심을 받고 있고, 또한 치료된다는 확실한 기대가 있기 때문에 연구 결과는 그저 플라시보 효과placebo effects로 간주될 수도 있을 것이다. 이런 종류의 연구들이 허위 통제 집단(허위 마사지 그룹은 압력이 전혀 없는 마사지를 받는다), 관심 통제 집단(관심은 조금 받지만 마사지 치료는 받지 않는다), 치료 비교 집단(마사지 치료를 받는 것이 아니라 이완 치료 같은 다른 종류의 치료를 받는다) 없이 수행될 경우 그 연구와 그에 따른 결과는 과학적이고 전통 있는 의학 공동체에서는 받아들여지지 않는다. 지금부터는 적절한 관심 통제 집단이나 치료 비교 집단이 존재했던, 어린이와 성인 대상의 마사지 치료 연구에 관해 간단히 요약해본다.

∞ 각성 촉진

각성의 뇌전도 패턴 향상　　　직업 스트레스에 대한 한 연구에서는 의과대학 직원과 교수들이 매일 점심시간에 15분씩 그들의 사무실에 있는 마사지 의자에서 마사지를 받았다(마사지 의자는 〈사진 8-1〉).[4] 한 달 동안 특정 시간에 그들은 등, 어깨, 목, 머리 부위에 적당한 압력의 마사지를 받았다. 우리는 참가자들이 한낮에 마사지를 받은 다음에는 평소보다 더 졸릴 것이라고 생각했지만, 그들은 오히려 달리기 애호가가 느끼는 쾌감a runner's high과 무척 비슷한, 고양된 각성을 경험했다고 보고했다. 그래서 우리는 마사지 세션 이전, 중간, 이후에 그들의 뇌전도EEG 패턴을 기록하게 되었다.

　그들에게서 나타난 세타파theta waves의 증가와 베타파beta waves의 감소를 동반한 알파파alpha waves의 감소는 고양된 각성 패턴을 시사했다. 우리는 고양된 각성의 뇌전도 패턴이 수행도로 이어질 수 있는지 밝히기 위해 참가자들에게 수학 계산을 요구했다. 마사지 후 그들의 계산 시간은 상당히 줄었고 계산의 정확도도 증가했다. 이는 15분의 마사지가 사실상 그들의 각성과 인지 수행도를 향상했다는 점을 시사한다.

주의력을 높이는 마사지 치료　　　마사지 이후 증진된 주의력은 증진된 미주신경 활동과 관계될 것이다. 미주신경은 심박수를 늦추는 심

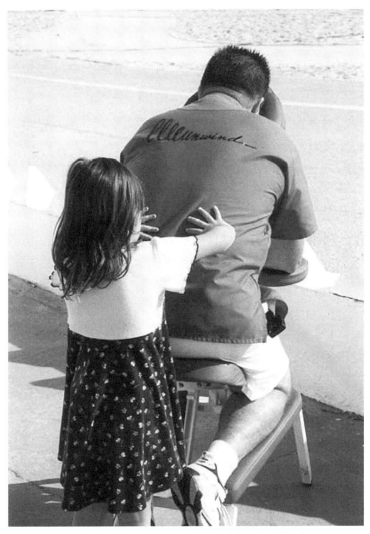

| 사진 8-1 | **마사지 의자에 앉은 마사지 치료사 친구를 마사지하는 어린아이**

장의 한 부분에도 있다.[5] 주의력 증가는 심박수 감소와 종종 연관된다.[6] 가벼운 압력보다 적당한 압력의 마사지가 피부 밑 압력수용기를 자극한다. 압력수용기는 증가한 주의력, 더 느린 심박수, 각성의 뇌전도 패턴과 연관된다.[7] 이는 자폐증 어린이와 주의력결핍과다활동장애 청소년에 대한 마사지 치료 이후에 따라오는 주의력 향상도 설명할 수 있을 것이다.

∞주의력 결핍

자폐증   자폐증 어린이는 터치에 극도로 민감하다고 자주 묘사된다. 그들은 보통 터치되는 것을 싫어한다는 것이다. 그럼에도 우리는 이 아이들이 마사지 받는 것을 애호한다는 사실을 알아냈다. 아마도 마사지가 사회적 상황에서 임의로 행해지는 터치와 달리 예측 가능하기 때문일 것이다. 유치원의 자폐증 어린이들에 대한 우리의 첫 연구에서는 교실에서 이루어지는 그들의 파괴적 행동이 줄었고, 10일 동안의 마사지 이후에는 자신들의 교사를 이해하는 능력이 향상되었다.[8] 우리의 두 번째 연구에서는 매일 밤 부모들이 자폐증을 앓고 있는 자신의 아이를 마사지했다.[9] 아이들은 첫 번째 연구에서와 똑같은 효과를 경험했고, 수면도 개선되었다.

마사지와 등 문지름은 교사나 부모가 배우기 쉬운 요법이며, 분명

부모와 교사의 기분을 더 좋게 해준다. 왜냐하면 보통 터치받는 것을 좋아하지 않는 자폐증 어린이의 행동으로 인해 부모와 교사들은 자신의 애정이 거부된다는 좌절감을 느낄 수 있기 때문이다. 최근 논평은 마사지가 자폐증 어린이에게 미치는 또 다른 장점 몇 가지를 시사했는데, 언어 및 사회적 의사소통의 향상과 행동 장애의 감소가 포함된다.[10]

주의력결핍과다활동장애   주의력결핍과다활동장애를 지닌 청소년들에게 마사지 치료 또는 이완 치료(통제 집단)를 10일 동안 매일 30분씩 행한 비슷한 연구가 있다.[11] 그 결과 이완 요법을 받은 그룹보다 마사지 치료를 받은 그룹이 '더 행복하다'고 평가했으며, 참관인들도 그들이 특별 시간 이후 안절부절못하는 모습을 적게 보였다고 평가했다. 2주가 지난 다음에는 교사들이 어떤 학생이 어떤 치료를 받았는지 전혀 몰랐는데도, 마사지를 받은 것으로 밝혀진 학생들이 자신의 일에 더 많은 시간을 보냈으며, 교실 행동에 근거한 과잉행동 문제 척도가 더 낮았다고 보고했다. 그리고 우리 그룹의 또 다른 연구도 비슷한 결과를 보였다.[12]

∞ 우울증과 불안 완화

마사지 치료는 우울증도 줄였다. 17건의 연구에 대한 최근의 메타 분석은 마사지를 받으면 우울증이 언제나 경감된다고 제시했다.[13] 우울증을 앓는 성인의 뇌전도는 보통 왼쪽 전두보다 오른쪽 전두에서 더욱 활성화된다. 오른쪽 전두의 더 큰 뇌전도 활성화는 부정적인 정서와도 연관된다. 이전에 우울증을 앓았던 성인들은 더 이상 행동적 증상을 갖지 않을 때조차 오른쪽 전두골의 뇌전도 활성화가 더 크다.[14]

마사지는 뇌전도의 활성화를 오른쪽 전두에서 왼쪽 전두로 옮기는데, 왼쪽 전두의 뇌전도가 긍정적인 정서를 느끼는 동안 일어나기 때문에 이는 좋은 변화다.[15] 또한 우울증이 있는 개인들의 특히 더 낮은 미주신경 활동이 마사지를 받는 동안 증가했다.[16] 우울증이 있는 사람들의 밋밋한 얼굴 표정과 목소리는 저조한 미주신경 활동 때문이다. 뇌에서 나오는 12개의 뇌신경 가운데 하나인 미주신경은 얼굴과 성대의 근육을 자극한다고 간주된다.[17]

코르티솔 같은 스트레스 호르몬은 우울할 때 더 높아지고 마사지 치료를 받은 다음 감소한다.[18] 마찬가지로 노르에피네프린 같은 스트레스 신경전달물질도 마사지를 받은 다음에 감소한다.[19] 세로토닌 같은 뇌의 천연 항우울제 수준도 마사지 치료 이후에 증가했다.[20] 사람의 터치나 마사지가 다른 형태의 자극보다 더 효과적일 것처럼 보이지만 요가 같은 운동 역시 자기 마사지의 한 형태에 속한다. 팔다리를 서로 맞대거나 혹은 바닥에 누워 팔다리를 문지르는 것은 마사지 효과를 촉진할 수 있을 것이다.[21] 우리의 실험 자료에 의하면, 임산부 마사지 같은 출산 전 요가는 허리와 다리의 통증을 줄일 수 있으며 코르티솔 수준도 낮춘다.[22] 그리고 사람의 손 마사지보다는 덜 효과적일지라도 마사지 기기 역시 효과적일 것이다.

학대받고 방치된 어린이　　　　우울증과 불안은 학대받고 방치된 어린이가 지닌 큰 문제다. 우리가 행한 한 연구에서는 보호소 직원과 자원봉사자가 성적으로나 육체적으로 학대받은 한 무리의 아이들에게 한 달 동안 매일 15분씩 마사지를 해주었다.[23] 이 그룹은 그림책 작가로 유명한 닥터 수스Dr. Seuss의 이야기를 청취한 다른 그룹과 비교되었다. 한 달 동안의 마사지 요법 이후 아이들은 잠이 늘었다. 그들은 더 초롱초롱해지고 덜 우울해했다. 돌보는 이들도 아이들이 더욱 활동적이며 사회적이 되었다고 보고했다. 이야기를 청취한 그룹은 그만큼의 개선을 나타내지 못했다.

외상후스트레스장애　　　　많은 어린이가 허리케인 같은 자연재해를 겪은 후에는 외상후스트레스장애를 겪는다. 허리케인이 지나간 뒤에 충격받은 한 그룹의 어린이들에게 우리는 한 달 동안 매주 2회씩 마사지 치료를 했다.[24] 마시지 치료를 받은 집단과 마음을 안정시키는 동영상을 본 통제 집단을 비교한 결과, 마사지 치료를 받은 아이들은 외상후스트레스장애와 우울증이 감소했지만 동영상을 본 아이들은 그렇지 않았다. 아이들이 가진 문제가 그들이 그린 그림에서 나타난다고 할 때 마사지를 받은 아이들의 그룹에서 불안도 감소했다. 예를 들어, 마사지 치료 첫날에 한 소녀는 자신을 아주 작고 얼굴 표정도 전혀 없는 검은 모습으로 그렸다. 마사지 치료 마지막 날 그 아이는 풍선, 햇빛, 새, 친구들로 둘러싸인 자신의 생일 파티 광경을 그렸다.

아동 및 청소년 정신 질환자　　　아동 및 청소년 정신 질환자들은 보통 극도로 우울하고 불안해한다. 우리는 입원 중에 있으면서 우울증을 앓는 어린이와 청소년에게 일주일 동안 등 마사지를 해주고, 마음을 안정시키는 동영상을 본 통제 집단과 그들을 비교했다.[25] 한 달 후 마사지를 받은 아동과 청소년은 덜 우울해하고 덜 불안해했으며 스트레스 호르몬 수준들이 더 낮아졌다. 즉, 그들의 소변 코르티솔과 노르에피네프린의 수치뿐만 아니라 타액 코르티솔 수치도 더 낮았다. 그들의 수면 행동을 기록한 동영상은 더욱 안정적인 수면 패턴을 보여주었다. 더욱이 연구 마지막 날에는 그 부서의 간호사들도 마사지를 받은 그룹이 통제 집단에 비해 덜 불안해하고 더 협동적이라고 평가했다. 비슷한 효과들이 공격적인 청소년에게서도 나타났다.[26] 5주 동안 매주 2회씩 마사지를 받은 청소년은 덜 불안해하고 덜 공격적이었다.

사춘기 소녀의 폭식증과 거식증　　　과식하고 토해내는 폭식증을 지
닌 청소년도 심각한 우울증을 겪는다. 그들이 지닌 문제의 거의 대부
분이 이 우울증에서 나올 것이다. 한 달 동안의 마사지가 끝난 후 폭식
증 청소년은 우울 증상이 더 적어졌고 불안 수준과 소변 코르티솔 수
치로 측정한 스트레스 호르몬 수준도 더 낮았다.[27] 그들의 식습관은
단기간에 개선되었고, 덜 왜곡된 신체 이미지를 갖게 되었다.

만성피로증후군　　　최근 일부 의사들이 만성피로가 면역질환일
수 있다고 추정했는데도, 만성피로증후군 환자들 역시 우울증 척도에
서 매우 높은 점수가 나오곤 한다. 최근 우리는 마사지 치료를 받는 만
성피로증후군 환자들과 플라시보 효과를 위해 꺼져 있는 허위 TENS
를 받고 있는 환자들을 비교 연구했다.[28] 연구의 첫날과 마지막 날 마
사지 치료 후에 허위 TENS 그룹과의 대조에서 마사지 치료 그룹은 우
울과 불안 점수가 더 낮았고, 타액 코르티솔 수치로 본 스트레스 호르
몬 수준도 더 낮았다. 첫날과 마지막 날을 비교한 결과 마사지 치료 그
룹이 허위 TENS 그룹보다 신체적 스트레스 증상이 더 적고, 덜 우울했
다. 또한 소변 코르티솔로 본 스트레스 호르몬 수준이 더 낮고, 수면
시간이 더 길며, 소변 도파민(대게 항우울 효과가 있음) 수치가 더 높다는

것을 보여주었다.

알코올 및 약물 중독　　　　경우에 따라서 중독이 우울증의 영향을 줄이기 위한 방편으로 출발해도 역설적으로 알코올과 약물은 보통 우울증을 악화한다. 우리는 적합한 통제 집단이나 비교 치료를 찾는 어려움 때문에 아직까지 중독에 대한 마사지 치료를 시도할 수 없었다. 그러나 또 다른 연구 그룹이 중독된 사람, 약물 의존성 치료 프로그램을 듣는 사람의 상담원, 치료 후 회복된 사람에게 마사지 치료를 행하는 연구를 수행했다.[29] 이 연구에서는 비록 적합한 통제 집단은 없었지만 마사지가 더 깊은 이완, 더 적은 우울, 더 빠른 알코올 및 약물 중독 치료 등에 이점이 있다고 언급되었다.

　흡연자들을 대상으로 한 우리의 자기 마사지 연구도 비슷한 성공을 이루었다. 우리는 흡연 여성에게는 자신의 귓불을 마사지하는 방법을, 자신의 귓불을 마사지하는 것을 부끄러워했던 흡연 남성에게는 자신의 손을 마사지하는 방법을 가르쳤다.[30] 그리고 그들이 담배를 피우고 싶은 충동이 일어날 때마다 자기 마사지를 하도록 교육했다. 그러자 그들의 하루 흡연량이 줄었고, 참가자의 27퍼센트가 담배를 완전히 끊었다.

우울증 감소　　　　지금까지의 모든 연구에서 우울증과 불안 수준이 감소했으며 노르에피네프린, 에피네프린, 코르티솔 같은 스트레스 호르몬이 감소했다. 이는 우리 연구에서 언급한 뇌파의 변화로 설명할 수 있다. 마사지를 받은 후 뇌전도는 우울증이 있는 사람에게서 전형적으로 나타나는 오른쪽 전두의 활성화에서, 행복한 사람에게서 전형적으로 나타나는 왼쪽 전두의 활성화로 전이되었다. 이런 변화는 긍정적인 기분의 증진을 동반했다.

우울증이 있는 청소년기 나이의 엄마들과 그들의 아기에 대한 우리의 연구에서는 20분 동안의 마사지 이후 그들의 오른쪽 전두의 뇌전도 활성화가 왼쪽 전두의 뇌전도 방향으로 바뀌었다.[31] 이런 전기생리학적 변화들(뇌전도 패턴이 부정적인 것에서 긍정적인 것으로 바뀜)과 연관된 화학적 변화들(코르티솔 감소)은 마사지 치료 후 우울증 감소에 바탕이 되었을 것이다. 더욱이 항우울제로 증가하는 신경전달물질인 세로토닌과 도파민이 마사지 치료 이후 증가했다는 사실은 연구 결과를 더 자세히 설명할 수 있었다. 흥미롭게도 타액이나 소변을 분석한 몇 건의 연구에 걸쳐 코르티솔 수준은 평균 31퍼센트 감소했고, 세로토닌과 도파민 수준은 평균 31퍼센트 증가했다.[32]

통증 완화   마사지는 임신 기간에 발생하는 요통에서부터 분만 통증, 편두통, 섬유근육통, 소아 류마티스 관절염에 이르는 통증 질환에도 이롭다.[33] 만성 통증 질환을 점점 더 심하게 겪고 있는 어린이와 청소년도 마사지 이후 통증 완화를 경험했다.[34] 이 연구에 참여한 어린이와 청소년은 고통, 불편함, 우울감을 덜 느꼈다. 등 마사지도 수술에 따른 통증과 불안을 줄이는 데 도움이 되었다.[35]

임신과 분만 마사지　　　　인도를 포함한 많은 나라에서 임산부는 이완을 위해 그리고 불안 수준을 줄이기 위해 매일 몇 번씩 마사지를 받는다. 이 치료는 임산부와 태아에게 모두 이롭다. 우리는 터치 연구소에서 임산부의 파트너에게 임신과 분만 기간에 여성을 마사지하도록 가르쳤다.[36] 마사지하는 동안 매우 행복해하는 태아의 몇몇 반응들이 초음파 이미지에 찍혔다. 초음파에 나타난 태아의 '웃음들(편안한 얼굴들)'로 볼 수 있듯이 태아는 대부분 마사지를 좋아하는 듯이 보였다. 마사지 이후 태아의 운동을 부호화했을 때 우리는 태아의 활동 수준이 정규화되었다는 사실을 발견했다. 즉, 초음파 검사자의 판단처럼 태아는 지나치게 활동적이지도 지나치게 비활동적이지도 않았다. 이는 마사지 이후 임산부의 불안과 우울이 줄고 코르티솔이나 노르에피네프린 같은 스트레스 호르몬이 감소했기 때문일 것이다.[37] 나아가 이는 출생 전 마사지를 한 다음에는 조산과 저체중아의 발생률이 훨씬 낮은 이유를 설명할 수 있을 것이다.[38] 최근 들어 우리는 산전우울증과 상승된 노르에피네프린의 잠재적인 기저 메커니즘을 탐구하고 있다. 노르에피네프린의 상승은 자궁 동맥 저항을 증가시키고, 이는 태아에게

가는 산소와 영양분의 감소로 이어진다.

우리는 단지 호흡 훈련만 한 산모들(통제 집단)보다 마사지를 받은 산모들의 분만 시간이 더 짧았으며, 약물 복용이나 제왕절개를 할 필요성도 줄어 병원비가 상당히 줄었음을 발견했다.[39] 최종적으로, 통제 집단의 신생아들보다 분만 동안 마사지를 받은 엄마의 신생아들이 신생아 검사에서 자기 위안 행동 및 표정과 소리에 대한 반응을 더 잘 수행했다. 중요한 부수 효과는 분만에 참여한 파트너들의 불안도 단지 그들이 마사지를 해줌으로써 감소되었다는 것이다. 우리의 연구에서 약물 알레르기가 있던 일부 여성들은 의사에게 통증을 위한 선택 의료로서 마사지 치료의 처방을 요구했다. 더욱 최근의 연구는 분만 마사지 이후 통증 감소는 물론이고 경막외 진통제에 대한 필요도 줄었다는 것을 시사한다.[40]

화상 환자에 대한 죽은 조직 제거술　　　　　심한 화상을 입은 후에 하는 죽은 조직 제거술(스킨 브러싱 skin brushing)은 가장 고통스러운 의료 시술에 속한다. 이런 시술을 받기 전에는 예기불안이 고조되는 경향이 있다. 하지만 마사지 치료는 죽은 조직 제거술 이전에 이런 불안을 줄일 수 있고 시술하는 동안의 고통을 간접적으로 경감할 수 있다(〈사진 8-2〉). 화상 환자들은 죽은 조직 제거술을 받기 전 5일 동안 매일 30분씩 마사지를 받았는데, 이후 불안이 줄고 관련 스트레스 호르몬도 감

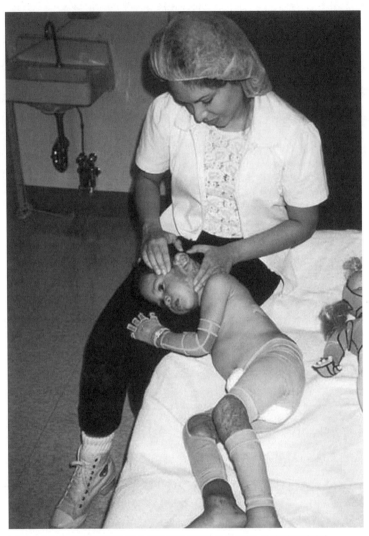

| 사진 8-2 |　**엄마에게 화상을 입지 않은 신체 부위를 마사지받는 화상 입은 어린이**

소했다.[41] 5일의 연구 기간에는 통증도 상당히 줄었으며, 통증 감소 때문이었는지 우울증도 줄었다. 우리는 어린이들과 함께한 두 번째 연구에서도 비슷한 결과를 얻었다.[42] 세 번째 연구에서 우리는 병원에서 퇴원해 치유 과정에 있는 성인 화상자들을 마사지했다. 이때의 치유 과정은 잔류 통증뿐만 아니라 심한 가려움증을 수반한다. 우리는 코코아버터를 이용한 화상 부위 마사지가 그들의 통증과 가려움증 완화를 돕는다는 점을 발견했다.[43] 화상을 입은 청소년의 경우에도 마사지를 받은 후 통증과 가려움증이 줄었다.[44]

수술 후 통증　　　흉부외과 수술을 받은 환자 116명의 수술 후 통증에 대한 연구에서 환자들은 마사지를 받기 전과 후에 자신의 통증을 1~10의 등급으로 평가했다.[45] 마사지를 받은 후 그들의 통증 수준은 상당히 낮아졌다. 그러나 유감스럽게도 이런 종류로 행하는 많은 마사지 치료 연구처럼 이 연구에서도 통제 집단은 존재하지 않았다. 그래서 이런 감소는 단지 추가적인 관심을 받는 데 대한 반응일 수 있다는 것이 표준적인 정통 의학적 의견이다. 더 최근의 연구들이 휴식 시간과 비교할 때 마사지 이후 통증과 근육긴장의 상당한 감소를,[46] 통상적인 돌봄과 비교할 때 마사지 이후 더 낮은 수술 후 혈압을 비롯한 긍정적인 결과를 보여주었지만, 이들 연구에서도 관심 통제 집단은 없었다.[47] 이 같은 통제 집단의 결여 문제는 마사지 그룹이 통증을 덜 느꼈

던 적어도 하나의 연구에 관심 통제 집단을 포함함으로써 교정되었다.[48]

류마티스 관절염　　　청소년 류마티스 관절염을 앓는 어린이는 만성 통증을 겪는다. 그들의 통증을 줄이는 항염증제의 효과는 단지 부분적이며, 마취제 같은 다른 약물은 그 약의 잠재적인 중독 효과로 사용할 수 없기 때문이다. 이에 마사지 치료를 비롯한 다른 통증 완화 요법들이 류마티스 관절염을 앓는 어린이들과 함께 분석되고 있다. 부모들이 청소년 류마티스 관절염을 앓는 아이에게 한 달 동안 매일 마사지를 해주며 진행한 연구에서 몇 가지 긍정적인 결과가 눈에 띄었다.[49] 점진적 근육 이완 치료를 받은 통제 집단 아이들에 비해 마사지 치료를 받은 아이들은 마사지 치료를 맨 처음 받았을 때와 마지막으로 받았을 때 불안과 코르티솔 스트레스 수준이 줄었으며 한 달에 걸쳐 통증이 감소했다.

관절염에 대한 통증 완화의 또 다른 사례는 더욱 최근에 우리가 행한 연구에서 나온다.[50] 이 연구에서 양팔에 류마티스 관절염을 지닌 42명의 성인들은 적당한 압력 또는 가벼운 압력 마사지 그룹에 무작위로 배정되었다. 적당한 압력 그룹이 통증이 더 적었고 지각된 악력이 더 컸으며, 손목과 커다란 상부 관절들(팔꿈치와 어깨)의 운동 범위가 더 컸다.

마사지 치료로 손 통증과 손목 터널 통증도 감소했다. 적어도 두 개의 연구에서 손목터널증후군이 줄었다.[51] 우리 그룹의 또 다른 연구에서는 매일 자기 마사지를 하도록 한 마사지 치료 그룹의 구성원들이 통증도 적고 악력도 더 컸다. 그리고 4주가 지나자 우울감과 수면 장애가 더 적게 나타났다.[52]

통증 감소에 대한 하나의 가능한 설명은 마사지를 하는 동안 자극된 압력 신경들의 섬유가 더 길어져 뇌에 그들의 압력 메시지를 더 빠르게 전달한다는 것이다. 압력 메시지를 받은 문은 더 짧은 섬유를 통해 전송된 통증 신호에는 닫힌다.[53] 또 다른 가능성은 세로토닌 산출 증가다. 적절한 세로토닌 수준의 증가는 두통을 위한 마사지 치료 이후 보고되었다.[54]

섬유근육통　　　섬유근육통에 대한 연구에서 이 증후군을 가진 사람들은 마사지 치료 그룹, TENS 그룹, 경피 신경 전기 자극을 받기로 되어 있지만 기계는 꺼져 있는 (허위 TENS) 그룹에 무작위로 배정되었다. (작은 금속 봉을 통해 미약한 전류를 신체에 흐르게 하는 경피 신경 전기 자극은 마사지 치료 그룹에서 마사지되는 동일 신체 부위에 시행한다.) 치료는 5주 동안 주 2회로 30분 동안 실행했다.[55]

마사지 치료 그룹은 TENS 그룹과 허위 TENS 그룹에 비해 더 낮은 불안과 우울을 보고했다. 그들의 스트레스 호르몬 수준도 연구의 첫날과 마지막 날 마사지 시간이 끝난 직후에 더 낮았다. TENS 그룹도 비슷한 변화를 보였지만, 이는 오직 연구의 마지막 날 치료 후에 나타났다. 마사지 치료 그룹은 추가적으로 통증과 경직, 피로, 수면 장애가 더 적었다고 보고했다. 두 번째 연구에서 우리는 활동 시계로 수면을 추적하고 타액 내 통증 야기 물질인 P를 분석 검사했다.[56] 물질 P는 조용한 수면quiet sleep 을 적게 취했던 사람에게서 더 높았다. 마사지 그룹은 조용한 수면 상태를 더 많이 보였으며 물질 P의 수치도 더 낮았다. 8건의 섬유근육통 연구들에 대한 최근의 검토는 마사지의 긍정적인 효과들을 확증했다.[57]

두통 만성 긴장성 두통을 겪는 여성들은 처음에 실시되는 매우 부드러운 기법의 마사지, 그리고 머리를 제외한 윗몸을 깊이 눌러주는 압력 기법 마사지를 10회에 걸쳐 받았다.[58] 이때 근육이 뭉친 부위인 통증 유발점들이 세심하면서도 힘차게 마사지되었다. 그 결과 연구 마지막 날에 그들의 목 운동 범위가 넓어졌고, 두통이 있는 날도 많이 줄었으며, 치료 기간 이후에도 덜 우울해했다. 하지만 이 연구에서도 역시 통제 집단은 없었다. 그러나 우리의 편두통 연구는 마사지를 받은 그룹이 이완 치료를 받은 통제 집단보다 편두통이 상당히 더 적었다는 것을 이미 보여주었다.[59] 이러한 편두통 연구의 시작은 뜻밖이었다. 메릴랜드대학교 의과대학에 있는 어떤 외과 의사가 환자의 두개골 아래에 있는 힘줄을 실수로 잘랐는데, 그 후 그녀의 편두통이 사라졌다. 편두통 환자들과 함께한 우리의 마사지 연구는 바로 그 힘줄이 있는 부위에 집중되었는데 엄청나게 성공적이었다. 세로토닌 수치도 상당히 증가했고 두통이 없는 날도 많아졌다. 또 다른 연구에서도 마사지 치료를 통해 편두통이 감소했는데,[60] 이 연구에서는 심박수와 코르티솔도 줄었다.

두통의 감소는 마사지를 받은 다음 눈에 띈 목 통증의 감소와 연관된다.[61] 이 연구에서는 일본의 전통적 마사지인 안마 요법Amma therapy이 행해졌다. 그 결과, 목과 어깨 통증이 있는 12명의 마사지 치료 수혜자들에 대한 메타 분석에서 긍정적인 효과들이 나타났다.[62]

요통　　우리의 터치 연구소에서 수행한 또 다른 만성적 통증 연구에서는 요통이 있는 그룹에게도 마사지 치료를 했는데,[63] 연구의 마지막 날 그들의 요통이 감소했다. 더욱이 운동 범위 검사에서 향상을 보였으며 세로토닌과 도파민 수치도 더 높았다. 이 결과들은 다른 연구에 의해서도 반복되었다.[64] 우리의 연구 그룹도 마사지 이후 몸의 굴곡 운동이 증진되고 수면 장애가 줄어든다는 것을 발견했다.[65]

암 통증　　암 통증을 극복하기 위해 여러 방법이 시도되어왔는데, 여기에는 기분 전환, 이완, 마사지가 포함된다. 이들 방법 모두 통중 관리, 통증을 줄일 수 있는 지각 능력, 치료 전후에 측정된 통증 강도 등급에서 효과적이라고 판명되었는데,[66] 그중에서도 마사지 치료가 제일 효과적이었다. 또 다른 연구에서는 진행된 암으로 인해 보통에서 심한 수준의 통증을 겪는 성인들이 마사지를 받으면서 통증과 기분이 즉각적으로 변하는 것을 경험했다.[67] 마사지의 긍정적인 효과에 기초해 미국의 몇몇 커다란 암 센터들은 그들의 프로그램에 마사지 치료를 포함하기 시작했다.[68]

일반적 통증　　　마사지 치료는 보통 타인을 통해 진행되지만 이 연구에서는 더마 포인트 마사지 롤러the Dermapoints Massageroller라는 터치 기구로 자기 마사지를 했다.[69] 이 롤러는 피부 위에서 가로질러 나아가게 만든 삼각형 모양의 작고 뾰족한 강철 바퀴들이 달린 휴대용 막대로, 밀가루 반죽을 미는 데 쓰는 작은 밀방망이 같지만 뾰족한 끝이 있다. 마사지 롤러는 피부의 체온을 높여 혈액 순환을 증진했고 근육 긴장도 줄였다.

　또 다른 연구에서는 일반적인 통증을 완화하기 위해 마사지 치료사가 결합 조직 마사지connective tissue massage를 실행했다.[70] 이때 30분 동안의 결합 조직 마사지 1회를 전후로 해서 통증 완화와 연관된 뇌신경전달물질인 베타 엔도르핀 수치를 12명의 자원자의 혈액을 통해 측정했다. 마사지 이후 베타 엔도르핀 수치가 적당히 증가했으며 한 시간 동안 지속되었는데, 이는 치료 이후 통증 완화와 행복감이 연결되었다는 것을 의미한다.

∞통증 감소에 대한 마사지의 가능한 기저 메커니즘

통증 증후군에 대한 마사지 치료의 효과를 설명하기 위해 가장 자주 사용되는 메커니즘은 관문이론이다.[71] 관문이론에 따르면, 통증은 섬유 길이가 더 짧고 섬유를 감싸는 말이집이 적기에 절연도가 더 낮은 신경섬유를 자극한다. 따라서 통증 신호는 입력 신호보다 뇌에 도달하는 시간이 더 오래 걸린다. 반면 압력 신호는 더욱 절연되고 길이가 더 긴 신경섬유들에 의해 운반됨으로써 자극을 더 빨리 전송할 수 있다. 압력 자극에서 온 메시지는 통증 메시지보다 뇌에 일찍 도착하고 통증 자극에 대해 '문을 닫는다'. 일어날 공산이 있는 이런 전기 및 화학적 변화에 대한 은유는 부딪혀서 미치도록 아픈 뼈를 쥐어 잡았을 때 발생하는 고통의 감소 효과를 설명하는 데 흔히 사용되었다.

자주 언급되는 또 다른 이론은 깊은 수면 이론the deep sleep theory이다.[72] 깊은 수면 상태에서는 통증의 원인이 되는 통증 화학물질 P가 적게 방출되기 때문에 통증이 적게 발생한다. 우리는 섬유근육통에 관한 연구에서 '물질 P의 감소를 유도하는 향상된 깊은 수면' 이론을 직접 시험해보았다. 그리고 마사지 치료 기간 이후 깊은 수면 시간이 더 길어졌고, 채취된 타액 표본에서 물질 P의 수치가 더 낮아졌다는 것을 발견했다. 이 밖에도 신체의 자연적 항통증 화학물질인 세로토닌의 증가가 통증을 줄인다는 이론도 존재한다. 세로토닌 역시 물질 P와 다른 통증 유발 화학물질을 감소한다.[73]

∞신경근육계 문제의 감소

다운증후군　　　우리 그룹의 연구에서 마사지 치료 이후 다운증후군 어린이들의 운동 기능과 근긴장도가 개선되었다.[74] 게다가 그들의 근긴장도가 개선되어 근육의 저긴장성이 줄어들면서 미세 근육 및 큰 근육에 대한 평가들을 더욱 잘 수행할 수 있었다.

뇌성마비　　　이 연구에서 우리는 아이들이 자신의 운동 활동을 더욱 많이 통제할 수 있도록 경련성 동작을 줄이는 일에 관심을 두었다.[75] 한 달 동안의 마사지 이후 뇌성마비 어린이들은 경련을 덜 일으켰고 근육의 과긴장성이 줄어들었다. 나아가 운동 평가에 대한 그들의 수행도 역시 증진되었다.

다발성 경화증　　　다발성 경화증을 지닌 여성들은 한 달 동안 매주 2회씩 30분간 마사지를 받은 후 그들의 기능적 활동이 개선되었고 여기저기 다닐 수 있는 능력도 아주 조금 향상되었는데, 그 결과 그들은 덜 우울했을 것이다.[76] 나아가 그들의 악력도 증가했는데, 이는 그들의 일상 활동의 개선에 기여했을 것이다. 최근의 연구에서도 통증 감소뿐만 아니라 동적 균형 및 걷는 속도의 증진을 시사하는 비슷한 결과들이 언급되었다.[77]

파킨슨병　　또 다른 신경근육계 질환인 파킨슨병을 지닌 환자들은 전통적인 일본식 마사지 치료를 받았다. 최근의 연구에서 환자들은 보행 속도와 어깨 관절 운동의 범위에서 개선을 보였고 그 밖의 증상들의 중증도가 줄었다.[78]

척수 손상　　마사지 치료는 척수 손상을 입은 성인 그룹에서도 비슷하게 긍정적인 효과들을 보였다.[79] 5주 동안 매주 2회의 마사지를 받은 후 그들의 기능적 활동성이 개선되었으며, 손목과 팔꿈치의 운동 범위 증가를 경험했다.

∞ 자가면역질환

천식　　천식은 신체가 자기 자신의 면역 체계와 싸우는 자가면역질환으로 간주된다. 천식 발작을 예상하는 것이 어린이를 더 불안하게 만든다고 여겨지며, 이런 불안감은 천식 상태를 더 악화한다. 마사지 치료 이후 더 낮은 불안 수준을 보인 다른 임상 질환에 대한 연구들을 참고해 우리는 천식을 앓는 아이들에게 마사지 치료를 시도했다. 부모는 아이에게 한 달 동안 매일 20분간 취침 마사지를 해주었다.[80] 그 결과, 마사지 직후 부모의 불안감이 줄었고 아이의 자기보고 불안 수준도 줄었다. 또한 아이의 기분이 향상되었으며, 스트레스 호르몬인 코르티솔 수치도 내려갔다. 또 다른 연구에서도 천식을 앓는 청소년 자녀를 마사지해준 엄마의 불안이 줄었다. 이는 마사지를 받는 사람과 마찬가지로 마사지를 해주는 사람도 혜택이 있다는 점을 다시금 시사한다.[81] 더욱 중요한 것은 한 달 동안의 마사지 이후 아이들의 천식 발작이 의미심장하게 줄었고 폐 기능도 상당히 개선되었는데, 여기에는 자신의 폐를 얼마나 효과적으로 채우고 비울 수 있는지를 측정하는 최대 호기 유량의 증진도 포함된다. 더욱 최근에 다른 연구원들도 폐활량의 증가를 확증했다.[82]

소아 당뇨　　1형 당뇨인 소아 청소년 당뇨는 또 다른 자가면역질환이다. 이 경우는 췌장이 인슐린을 선천적으로 충분히 생산하지 못해 신체의 포도당 수치를 정상으로 유지할 수 없다. 천식의 경우와 마찬가지로 이 질환 역시 아이는 물론 부모에게도 많은 스트레스를 준다. 부모들이 아이의 치료에 개입하면서 부정적인 경험을 많이 하기 때문이다. 예를 들어, 부모들은 식이요법 이행 정도를 추적해야 하고, 혈액 표본을 채취해야 하며, 아이에게 인슐린 주사를 놓으면서 스트레스가 많고 불쾌한 모든 과제를 해야 한다. 우리는 부모에게 매일 취침 전에 아이를 마사지해주도록 하면 부모가 아이의 치료에 좀 더 긍정적인 역할을 할 수 있으리라 기대했고, 결국 우리가 옳았다.[83] 부모의 불안과 우울감 수준이 낮아졌으며, 마사지 치료 다음에 아이의 불안 수준과 우울감 수준도 즉각적으로 낮아졌다. 한 달 동안의 연구가 끝날 때 아이의 인슐린과 음식 조절 점수가 향상되었으며 혈당 수치도 매우 높은 평균 수치에서 정상 범위로(158에서 118로) 내려갔다고 부모들이 보고했다.

어린이 피부염   습진이 있는 어린이는 자신의 피부 상태로 인해 자주 우울해진다. 이 경우 부모들이 아이에게 의약 크림을 발라주면서 마사지를 함께 했더니 홍반, 부스럼, 가려움이 줄면서 아이들의 상태가 개선되었다.[84]

∞ 면역 기능

건강한 대학생   한 면역 연구에서 대학생 50명이 눈을 감고 조용히 누워 있기, 마사지 치료, 점진적 근육 이완 치료(몸 전체의 근육을 순서대로 긴장시킨 다음 이완하기), 시각적 심상 치료, 혹은 통제 집단 등 여러 이완 요법 그룹 가운데 한 곳에 배정되었다.[85]

그리고 20분 동안의 마사지 전후에 채취한 그들의 타액 표본에서 면역반응(면역글로불린 A)과 스트레스 호르몬 수치(코르티솔)를 측정했다. 그 결과 서로 다른 그룹 가운데 마사지 그룹에 속한 학생들의 타액 면역글로불린 농도가 가장 크게 증가했다. 그다음은 점진적 근육 이완 그룹과 시각적 심상 그룹의 순서였다. 이는 마사지가 면역 체계에 매우 이롭다는 점을 보여준다.

암 환자　　　암을 앓고 있는 어린이도 마사지 요법의 혜택을 받았다.[86] 매주 네 번의 마사지 시간과 부모가 해주는 매주 네 번의 휴식 통제 시간을 번갈아 시행한 후 아이들의 심박수와 불안 수준은 더 낮아졌다.

부드러운 등 마사지가 유방암으로 방사선 치료를 받고 있는 여성들의 전체적 건강과 행복well-being에 미치는 효과를 조사하기 위해 예비 연구가 수행되었다.[87] 이 연구에서는 여성들 스스로가 자신을 통제했다. 그들은 등 마사지 치료를 따르면서 마사지 전과 후의 측정을 비교했다. 이 여성들은 걱정이 훨씬 줄고, 평온과 활력이 증진되었으며, 긴장과 피로감이 줄었다고 보고했다.

우리의 유방암 연구에서는 마사지 치료를 받은 한 달 후에 자연살생세포의 증가를 보여줄 수 있었다.[88] 자연살생세포가 암세포를 막아내기 때문에 이는 아마도 질병 진행을 늦추는 데 기여할 것이다. 또한 이보다 최근의 연구도 방사선 치료 후 일반적으로 저하되어 있던 자연살생세포의 증가를 확인했다.[89]

마사지 치료 이후 자연살생세포와 그 세포의 활동성이 증가했다는 사실을 보여준 연구들이 있다.[90] 자연살생세포가 면역 체계의 맨 앞줄에서 바이러스성 세포, 세균 세포, 암세포를 막아낸다는 점에서 이는 증진된 면역 기능을 시사한다. 코르티솔은 면역세포를 죽이며, 자연살생세포는 세균, 바이러스성 세포, 암 세포들을 죽인다. 또한 염증 유발 면역세포(사이토카인cytokine) 같은 또 다른 면역 기능도 관련될 수 있다. 예를 들어, 마사지는 면역 기능을 손상하는 염증세포의 생산을 약화했다.[91] 유방암에 관한 우리의 연구에서도 자연살생세포 활동의 증가가 나타났고, 이는 또다시 증진된 면역 기능을 시사한다.[92] 마사지의 압력수용기 자극은 미주신경 활동을 증진해서 코르티솔 수준을 낮추고 면역 기능을 향상할 것이다.[93] 최근의 비평은 적어도 25건의 연구에서 마사지 이후 심박수가 감소했고(미주신경 활동이 증가했다는 점을 시사한다) 코르티솔 수준도 감소했다고 보고한다.[94] 이런 변화는 자연살생세포가 생존할 수 있게 할 것이다.

유방암 수술로 생긴 흉터는 유방의 정상 윤곽선에 지장을 줄 수 있는데, 이는 흉터를 자주 마사지해주면서 줄어들었다.[95] 불행하게도,

대부분의 주에서는 오직 내과 의사만 여성의 가슴을 만지도록 허용되기 때문에 이 같은 연구는 반복하기 어려울 것이다. 많은 여성이 유방 수술을 받은 후에는 마사지를 좋아하지 않거나 파트너가 마사지하게 하지도 않는다. 이런 요인이 합쳐져서 마사지가 유방 흉터 축소에 미치는 효과를 평가하기 어렵다.

HIV 양성 성인과 청소년　　　　HIV 양성 성인들에 대한 연구에서는 20일 동안의 마사지 이후 면역 체계 맨 앞줄에 있는 면역세포인 자연살생세포가 증가했다.[96] 이 연구에서 HIV 양성 20명과 HIV 음성 9명으로 이루어진 총 29명의 게이 남성들은 한 달 동안은 마사지를 받고 그다음 달은 마사지를 받지 않았다. 그리고 마사지를 받은 달과 받지 않은 달을 비교한 결과 마사지를 받은 달에는 자연살생세포가 증가했지만 보통 HIV 바이러스에 의해 살생되는 CD4 세포의 증가는 없었다. 이는 아마도 HIV에 걸린 사람들이 이미 면역력이 심각하게 약해졌기 때문일 것이다. 또한 스트레스 호르몬인 코르티솔 수준도 내려갔는데, 스트레스 호르몬은 자연살생세포를 포함한 면역세포를 죽인다. 마사지 치료와 연관된 자연살생세포의 증가는 마사지 치료에 따른 이런 스트레스 호르몬의 감소와 관련될 것이다. 자연살생세포는 면역 체계에서 방어의 맨 앞에 있으며, 바이러스성 세포와 암세포의 성장 및 증식과 싸운다. 따라서 마사지 치료를 받은 HIV 환자들은 그들에게는 치명적일 수 있는 폐렴과 그 밖의 다른 바이러스 감염을 더 적게 겪었을 것이다.

면역 저하가 덜한 HIV 청소년을 대상으로 한 우리의 후속 연구에서는 DC4 세포의 증가를 볼 수 있었다.[97] 자연살생세포는 마사지 한 달 이후에 증가했다.[98] 어떤 사람들은 HIV 바이러스로 파괴되는 세포인 CD4 세포를 자연살생세포가 대체할 수 있다고 말한다. 이런 자료들은 마사지 치료로 질병 과정 자체가 지연되고 있다는 점을 시사한다. 더욱 최근 연구들에 대한 비평은 마사지가 HIV·AIDS 환자들의 면역 기능에 미치는 긍정적인 효과를 지지한다.[99]

∞ 적당한 압력의 중요성

적당한 압력 마사지의 즉각적인 효과를 가벼운 압력 마사지와 비교한 우리의 연구에서는 적당한 압력으로 마사지했을 때 심박수가 더 낮아졌다. 뇌전도 패턴은 델타 활동성의 증가와 알파 및 베타 활동성의 감소를 포함했는데, 이는 가벼운 압력이 아닌 적당한 압력의 마사지 동안에 이완 반응과 더 낮은 각성이 있었다는 것을 나타낸다.[100] 이는 적당한 압력이 마사지 치료의 긍정적 효과에 필수적임을 시사한다.[101] 또한 임신 기간에 적당한 압력의 마사지를 받은 여성들의 신생아에게서 조산과 저체중이 더 적게 나타났다는 좋은 결과가 있었다.[102] 마지막으로, 어머니에게 적당한 압력의 마사지를 받은 신생아들이 가벼운 압력의 마사지를 받은 신생아보다 첫 한 달 동안 몸무게가 더 늘고 발달 점수도 우수했다.[103] 이런 결과는 압력수용기의 개입을 시사한다. 동물 연구에서는 압력수용기 자극이 미주신경을 활성화했다.[104]

미주신경 활동은 마사지 치료를 받는 동안과 그 후에 증가한다.[105] 이는 신호를 시상하부에 전송하는 피부 속과 밑의 압력수용기들을 자극함으로써 발생한 것이며, 신경 시스템의 조절과 코르티솔 분비와 관련된다.

해부학적 연구는 피부 속과 피부 밑에 있는 압력수용기들과 기계 수용기들(예컨대 파치니 소체)이 미주신경에 신호를 전송한다고 제시한다.[106] 전기적인 미주신경 자극은 우울증에 걸린 성인의 코르티솔 수준을 감소한다고 알려졌다.[107] 우리와 또 다른 그룹들의 자료는 마사지 치료가 심박수를 줄이고 혈압을 낮추며 코르티솔 수준도 낮춘다고 보고한다.[108] 더 나아가 fMRI에 의하면, 마사지 요법은 편도체와 시상하부같이 우울과 스트레스 조절에 관련된 몇몇 뇌 부위로 흘러들어가는 혈액을 증진한다.[109]

증진된 미주신경 활동은 심박수 및 혈압 감소 같은 생리 기능과 코르티솔의 감소로 이어진다.[110] 예를 들어 한 연구에서는 심박수가 줄었고 최대혈압과 최소혈압도 줄었다.[111] 증진된 미주신경 활동도 코르티솔의 감소로 이어진다. 다른 사람들도 미주신경 활동의 스트레스 호르몬 억제 효과를 보고했다.[112] 증진된 미주신경 활동은 노르에피네프린의 감소와 세로토닌 및 도파민의 증진으로 이어질 수 있다. 노르에피네프린은 스트레스 신경전달물질이며, 세로토닌은 뇌의 천연 항우울제 및 항통증 화학물질이고, 도파민은 활성화 신경전달물질이다.[113] 이러한 생화학적 변화도 마사지 치료 이후 증진된 미주신경 활동에 의해 중재되는 것 같다. 그리고 우리는 측정 기술의 진보와 더불어 마사지 치료 효과들의 기저 메커니즘에 관해 더 많이 알게 될 것이다.

∞ 요약

이런 개개의 질환들이 마사지 치료의 혜택을 받은 것으로 보인다. 천식에서 최대 호기 유량 증가 혹은 당뇨에서 혈당 수치 감소 같은 독특한 변화는 매번 진행된 연구에서 나타났다. 나아가 대부분의 연구가 보고하는 공통 결과는 불안과 우울 및 코르티솔을 비롯한 스트레스 호르몬 감소를 포함한다. 생리적 각성과 스트레스 호르몬들은 마사지와 연관된 압력 자극에 의해 낮아지는 것으로 보인다. 코르티솔이 면역세포를 살생하기 때문에 스트레스 호르몬 감소는 면역 기능의 증진으로 이어질 것이다. 여기서 우리는 압력이 핵심적이라는 것을 알게 되었다. 가벼운 쓰다듬기를 일반적으로 싫어하는 이유는 그것이 간지럼힘 같기 때문이다.

그 밖의 결과들은 특별한 연구들에서만 고유한데, 그 연구들이 해당 결과를 측정한 유일한 연구들이었기 때문이다. 예를 들면, 고조된 각성도의 뇌전도 패턴에 따른 각성 향상과 수학 수행도에 관한 우리의 연구가 그렇다. 그러나 우리는 마사지를 받은 모든 사람이 아마 이런 혜택을 경험했으리라고 틀림없이 말할 수 있다. 이런 변화는 미주신경을 자극함으로써 증진된 미주신경 활동과 관련될 것이다. 미주신경 활동이 증가하면 이완이 증진되고, 스트레스 호르몬이 줄며, 심박수가 느려지고 각성이 증가한다. 미주신경 활동이 불안해하는 시스템을 더 높은 각성과 이완 상태로 가라앉히면서, 사람들은 기분이 좋아질 뿐만 아니라 그들의 수행도 향상되며 잠도 더 잘 자고 병에도 잘 걸리지 않는다. 이 같은 현상은 감소된 스트레스 호르몬과 그에 따라 향상된 면역 기능으로 인해 발생한다.

그 밖에 다른 결과들은 특수할 수 있는 조건으로 인해 일반화하기는 어렵다. 예를 들어, 조산아는 몸무게 증가가 필요하지만 만삭아는 그렇지 않으며, 산욕기 산모도 마사지에 따른 몸무게 증가를 결코 원치 않을 것이다. 조산아의 경우 마사지가 수반한 미주신경 활동 증가가 글루코스 수치 같은 음식 흡수 호르몬을 증가시켜(미주신경의 한 지류가 위장관에서 음식 흡수 호르몬의 방출을 자극한다) 몸무게가 증가할 수 있다. 이것을 만삭아에게 적용하면 안 되는 이유는 만삭아의 몸무게는 이미 적정 수준이기 때문이다. 또 다른 사례가 있다. 천식이 있는 사람은 숨쉬기가 개선될 필요가 있으며 마사지의 부수 효과는 더 개선된 숨쉬기다. 이는 아마 증진된 미주신경 활동과 그것의 중추신경계 진정 효과 때문일 것이다. 이런 모든 마사지 치료 연구에서 우리는 특히 질병 상태의 변화를 희망했다.

몇몇의 반복된 실험도 다행히 비슷하게 긍정적인 결과를 보였다. 이게 다행인 이유는 우리 대부분이 적어도 이 질환들 가운데 하나를 앓고 있으며, 마사지를 할 경우 우리 모두 스트레스를 덜 받고 기분이 좋아질 것이기 때문이다. 셀 수 없이 많은 전 세계의 여러 문화에서 마사지 치료는 좋은 결과가 있었기 때문에 건강 우선순위 목록의 맨 위에 식이요법 및 운동과 함께 올라가 있어야만 한다.

이번 개정판은 초판과 마찬가지로 터치에 대한 경험적 연구를 간단히 요약한다. 그 연구에는 초기 발달에서 터치의 역할, 터치 결핍, 터치 회피가 포함된다. 개정판에 더해진 더욱 최근의 연구들은 감정이 터치로 어떻게 소통될 수 있는지, 대인 관계를 위한 터치의 역할은 무엇인지, 터치가 여러 다른 상황에서의 규정 준수에 어떻게 영향을 주는지에 대한 것이다. 나아가 더욱 새로워진 fMRI 자료들도 검토되었다. 이 자료들은 애정 어린 정서적 터치를 하는 동안 안와 전두 피질과 미상 피질의 활성화와 절연의 민말이집 C 구심신경들the unmyelinated C afferents을 통한 활성화의 전이를 보여준다. 또한 터치의 생리적·생화학적 효과에 대한 반복 실험 자료들도 요약했는데, 여기에는 심박수, 혈압, 코르티솔의 감소와 옥시토신의 증가가 포함된다. 이런 변화는 가벼운 압력의 마사지보다 적당한 압력의 마사지 이후 관찰되었으며, 이는 압력수용기에 대한 자극과 이에 따른 미주신경 활동의 증가에 의해 매개되는 것으로 보인다. 이런 변화는 세로토닌의 증가와 물질 P 수준의 감소로 이어지며, 이것이 마사지의 통증 완화 효과들을 설명할 수 있을 것이다. 적당한 압력의 마사지는 전두 뇌전도에서의 긍정적 변화, 증진된 각성, 우울 감소, 면역 기능 향상, 자연살생세포의 수와 활동성 증가로 이어진다. 이는 모두 적당한 압력의 마사지가 효과적 치유법임을 시사한다.

터치 과학the science of touch에서 이룬 중대한 진전은 fMRI 같은 측정 기술 덕분이다. 그런데 fMRI가 뇌 여러 부분의 활성도를 보여주더라도, 이는 터치의 생리적·생화학적 반응 혹은 정서적·신체적 효과에 관해 많은 것을 말해주지는 않을 것이다. 행동 관찰, 심박수와 혈압 추적 관찰, 타액 코르티솔과 면역 인자 변화에 대한 분석 시험들은 비침습적이고 비용 효율적인 방법으로서 기저 메커니즘 모델을 개발하는 데 도움을 주었다.

새로운 터치 현상들이 실험실 연구에서 관찰되었지만 실험실 외부 세상에서 그 현상들의 실재를 확인하기 위해서는 자연주의적 관찰이 필요하다. 예를 들어, 최근 연구는 서로 다른 종류의 터치가 서로 다른 감정을 전달한다고 제시한다. 그러나 미국에서의 터치 금지 명령과 인터넷 및 소셜 미디어의 과도한 사용은 감정이 터치로는 경험되지 않을 것임을 시사한다. 부모가 손을 잡거나 안아주는 행위는 실험실 연구에서는 스트레스를 낮추지만, 공공장소나 집에서 얼마나 자주 이런 행동을 하는지는 알지 못한다.

친밀한 관계와 모든 발달 과정에서 터치는 필수적이라고 여겨진다. 미국 대부분의 학교가 내린 터치 금지 명령으로 인해 신생아기에서 아동기로 넘어가는 아이들이 터치를 덜 받는다는 것을 학교 연구들을 통해 알 수 있다. 그러나 우리는 신생아나 아이들이 집에서는 어떤 유형의 터치를 얼마만큼 받고 있는지 모른다. 부모인 부부는 자녀를 키우면서 서로 터치를 덜할 것이고, 조부모는 자신의 반려자를 잃고 나서 터치를 충분히 받지 못할 것이다. 아이를 마사지 해주는 부모는 자녀에 대한 무관심이 덜할 것이고, 서로를 더 자주 터치하는 커플은 매우 큰 친밀감을 느끼며 덜 싸우고 더 건강한 관계를 유지할 것이다. 촉각 척도는 개발되고 있다. 그러나 민감도의 개인 차이 그리고 사회적 터치 및 터치 치료에 대한 회피 반응은 연구되지 않았다.

터치 결핍은 적어도 루마니아 고아원에서 자란 아이들처럼 터치가 극도로 부족했던 아이들의 경우에는 인지 발달에 확실히 부정적인 영향을 준다. 그러나 공공 학교에서 내린 터치 금지 명령 그리고 과도한 인터넷과 소셜 미디어의 영향으로 인해 결핍이 덜한 경우에 대해서는 알려진 것이 거의 없다. 동물에 관한 자료들은 터치 결핍이 폭력으로 이어지며, 또래의 애정 어린 터치 결핍은 언어적·신체적 공격과 관련된다고 제시한다. 인터넷 시대에서 또래들은 서로 터치를 덜할 것이나 인터넷 관계는 터치 없이 살아남지 못할 것이다. 혼자 사는 성인 그리고 배우자를 여읜 노인은 터치 결핍으로 면역 기능이 약화되면서 질병을 더 자주 앓을 것이다.

늘고 있는 터치와 마사지 치료 연구 문헌들은 신체적·정신적 발달을 위한 터치의 중요성과 마사지의 치료적 효과를 강조한다. 터치와 터치가 관계에서 행하는 역할에 소셜 미디어가 어떤 영향을 주는지 탐구하려면 추가적인 연구가 필요하다. 그러한 후속 연구는 터치에 대한 오명과 터치 금지를 줄이는 데 도움이 될 것이다.

갓난아기 잘 크라고, 아픈 사람 덜 아프라고, 마음과 몸이 맑아지라고, 친밀감을 전하려고 상대를 터치해본 사람은 그런 터치에 얼마나 많은 정성이 깃들었는지 안다. 피부와 피부가 맞닿으면서 마음이 행복해지는 경험을 해보지 않은 사람은 아마 없을 것이다. 하지만 우리는 이렇게 터치의 힘을 확신하는데도 정작 이 터치가 어떻게 작용하는지는 잘 모른다.

이 책에서 많은 관찰 사례와 실험을 접하며 오늘날 터치 과학의 수준을 알 수 있었다. 적당한 압력의 마사지는 전두 뇌전도에서의 긍적적 변화, 각성 증진, 우울 감소, 면역 기능 향상, 자연살생세포의 수와 활동성 증가로 이어진다. 이 같은 마사지의 치료 효과는 기능적 자기공명영상으로 뇌의 활성도 변화를 추적하고, 심박수와 혈압 추적관찰, 타액 코르티솔과 면역인자들의 변화를 반복 분석하는 생리 및 생화학적 연구 결과로 실증되었다. 그 메커니즘을 설명하려는 이론도 많다. 예를 들어, 자극을 운반하는 신경 섬유의 차이에 의해 뇌가 압력 자극을 일찍 받아들이고 통증 자극에 대해 문을 닫아 버린다는 관문이론은 우리가 어디에 부딪혀 아플 때 그 부위를 세게 누르곤 하는 경험과 맞아 떨어진다. 요즈음 다른 감각보다 촉각으로 이루어지는 감정 소통이 빠르고 정확하다는 실험 결과를 소개하는 신문 기사들이 눈에 띈다. 터치로 어떻게 감정 소통이 이루어지는지 그리고 대인관계에서 터치가 어떤 역할을 하는지가 향후 터치 연구의 주요 주제가 될 것이라고 한다.

현재 마사지를 비롯한 촉각의 여러 운동역학적인 자극이 비침습적인 치료 형태로 의료 현장에 도입되고 있다. 마사지 효과는 약물 효과에 비해 얼마나 오래 갈까? 다이어트를 중단하면 다이어트의 장기적 효과를 기대할 수 없듯이 마사지를 중단하면 마사지의 장기적 효과도 기대할 수 없지 않겠느냐는 저자의 대답은 솔직하다. 터치 치료가 약물 치료를 대체하는 것은 아니다. 식이요법이나 운동이 치료를 대체하는 것이 아닌 것처럼 말이다. 약물의 효과를 제대로 보기 위해서는 올바르게 처방된 양을 먹어야 하며 약물과다의 부작용을 인식해야 한다. 식이요법이나 운동도 올바른 실천 방법이 있다. 그러나 마사지를 비롯한 터치 치료의 올바른 방법에 대해서 그리고 터치의 결핍으로 어떤 부작용이 생기는지에 대해서는 관심이 적다.

터치는 생존에도 건강한 삶에도 필수적이다. 어미 쥐의 핥기가 새끼 쥐의 생존에 필수적이었고, 아가 원숭이도 젖만 주는 철망 모조 원숭이보다 터치를 느낄 수 있는 헝겊 엄마 원숭이가 필요했으며, 적당한 압력의 마사지는 조숙아가 정상적으로 성장하는 데 필수적이었다. 마사시가 아이들의 건강한 성장과 발달에 도움이 되었음은 말할 것도 없다. 아이들은 물론 청소년과 어른들도 서로 다양한 형태의 터치를 통해 관계가 발전하고 관계의 회복이 이루어진다. 개인마다 차이는 있지만, 일반적으로 터치 결핍은 정서적 장애의 원인이 되어 우울증과 자폐 행동, 과잉 행동, 성적 일탈, 약물 남용, 폭력과 공격적 행동으로 이어진다고 여러 연구가 밝히고 있다. 남녀노소를 막론하고 터치의 하루 복용량을 채운 사람들이 건강하고 행복하게 살아간다고 한다. 우리의 경험이 이 관찰 결과를 뒷받침한다.

그런데 터치는 성적 학대와 성희롱의 문제와 가장 얽혀 있는 감각이다. 더욱이 마사지도 사회적 오명을 다 벗지 못했다. 한국 사회에서도 '노 터치No touch', '돈 터치, 티치Don't touch, teach'라는 구호가 자주 들린다. 그렇지만 이런 터치 금지의 분위기가 터치에 씌워진 오명을 벗겨내는 것 같지 않다. 관찰 사례들을 보면 오히려 터치 금지로 인해 특히 어린 아이들, 청소년들, 노인들 사이에서 친밀한 터치들이 부정되는 사건이 많이 일어났다. 나의 사례도 있다. 딸들이 네 살이 될 무렵부터 또래 친구가 싫어할 수 있으니 어쩌다 건드리는 일이 생기지 않도록 조심하라고 자주 말했다. 이는 큰 딸이 처음 만난 다섯 살 또래 아이와 서로 팔을 몇 번 터치하며 놀았을 뿐인데 터치하지 말고 놀았으면 좋겠다는 또래 엄마의 말을 듣고 놀라서 세운 방침이었다. 그들은 미국에서 자란 한국인 가족이었다. 나는 터치 금지의 분위기에서 친밀감의 표현인 터치가 거부되어 딸들이 상처받는 게 싫었기 때문에 이런 방침이 과연 옳은지에 대한 반성도 없이 터치하지 말 것을 밀어붙였다.

하지만 이후 아이들을 키우며 우리 개인은 물론 가정, 학교, 직장 어디에서나 터치가 이루어지는 곳의 터치 문화가 투명하고 건강해야함을 절실히 느꼈다. 어린아이의 도토리 배를 문지르는 약손이 터치의 힘이라고 믿는다. 아이들과 대화할 때 터치하며 느끼는 촉감으로 마음을 주고받았으며, 아프고 병든 친지를 어루만지며 느낀 터치의 힘은 어떤 말로도 표현할 수 없을 것이다. 친구와 손잡고 몸을 부딪치며 놀던 기억도 터치의 힘으로 돌아온다고 생각한다. 가족 간의 포옹은 늘 새롭고 힘이 난다. 글을 옮기며 손잡아주고 안아주고 싶은 사람들이 많이 생각났다. 만나면 꼭 터치하리라!

_____미주

_____서문

1 Field, T. M., E. Ignatoff, S. Stringer, J. Brennan, R. Greenberg, S. Widmayer, and G. Anderson. (1982). "Nonnutritive Sucking during Tube Feedings: Effects on Preterm Neonates in an Intensive Care Unit." *Pediatrics* 70:381-384.

2 Diego, M. A., T. Field, C. Sanders, C., and M. Hernandez-Reif.(2004). "Massage Therapy of Moderate and Light Pressure and Vibrator Effects on EEG and Heart Rate." *International Journal of Neuroscience* 114:31-45.

3 Field, T. M., S. Schanberg, F. Scafidi, C. Bower, N. Vega-Lahr, R. Garcia, J. Nystrom, and C. Kuhn. (1986). "Tactile/Kinesthetic Stimulation Effects on Preterm Neonates." *Pediatrics* 77 (5):654-658.

4 Schanberg, S. (1995). "Genetic Basis for Touch Effects." In *Touch in Early Development,* edited by T. M. Field, 211-29. Mahwah, NJ: Erlbaum.

5 Field, T. M., J. Harding, B. Soliday, D. Lasko, N. Gonzalez, and C. Valdeon, C. (1994). "Touching in Infant, Toddler and Preschool Nurseries." *Early Child Development and Care* 98:113-120.

6 Montagu, A. (1986). *Touching: The Human Significance of the Skin.* New York: Harper & Row, 270.

7 Field, T. (2001). *Touch.* Cambridge, MA: MIT Press.

_____CHAPTER 1 터치에 굶주림

1 Settle, F. (1991). "My Experience in a Romanian Orphanage." *Massage Therapy Journal* (Fall):64 -72.

2 Field, T. M., J. Harding, B. Soliday, D. Lasko, N. Gonzalez, and C. Valdeon (1994). "Touching in Infant, Toddler and Preschool Nurseries." *Early Child Development and Care* 98:113-120.

3 "Day Care Center Goes to Extremes to Protect Reputation." *Morning Edition*, NPR, January 4, 1994. Transcript #1252, Segment #6.

4 Montagu, A. (1986). *Touching: The Human Significance of the Skin.* New York: Harper & Row, 270.

5 Bloch, H. (2000). "Learning by Mouth in the First Months of Life." Paper presented at the International Conference on Infant Studies, Brighton, England.

6 Henley, N. M. (1973). "The Politics of Touch." In *Radical Psychology,* edited by P. Brown, 420-33. New York: Colophon Books.

7 Henley. (1973).

8 Jorgenson, J. (1996). "Therapeutic Use of Companion Animals in Health Care." *Journal of Nursing Scholarship* 29:249-254.

9 Schanberg, S., and T. M. Field. (1987). "Sensory Deprivation Stress and Supplemental Stimulation in the Rat Pup and Preterm Human Neonate." *Child Development* 58:1431-1447.

10 Tronick, E., G. A. Morelli, and S. Winn. (1987). "Multiple Caretaking of Efe (Pygmy) Infants." *American Anthropologist* 89:96‒106.

11 Jourard, S. M. (1966). "An Exploratory Study of Body Accessibility." *British Journal of Social and Clinical Psychology* 5:221‒231.

12 Field, T. M. (1999). "Preschoolers in America Are Touched Less and Are More Aggressive Than Preschoolers in France." *Early Child Development and Care* 151:11‒17.

13 Field, T. M. (1999). "American Adolescents Touch Each Other Less and Are More Aggressive toward Their Peers as Compared with French Adolescents." *Adolescence* 34:753‒758.

14 Older, J. (1982). *Touching Is Healing.* New York: Stein and Day, 86.

15 Older. (1982, 129).

16 Older. (1982, 196).

17 Montagu. (1986, 270).

18 Older. (1982).

19 Older. (1982, 179).

20 Older. (1982).

21 Older. (1982, 165).

22 Older. (1982).

23 Older. (1982, 181).

24 Field, T. M. (1998). "Massage Therapy Effects." *American Psychologist* 53:1270‒1281.

25 *The Miami Herald*, May 18, 2013.

26 Subrahmanyam, K., and P. Greenfield. (2008). "Online Communication and Adolescent Relationships." *The Future of Children* 18:119‒146.

27 Lenhart, A., R. Ling, S. Campbell, and K. Purcell. (2010). "Teens and Mobile Phones." Retrieved from http://www.pewinternet.org/2010/04/20/teens-and-mobile-phones/.

28 Pierce, T. (2009). "Social Anxiety and Technology: Face-to-Face Communication versus Technological Communication among Teens." *Computers in Human Behavior* 25:1367‒1372.

29 Underwood, M. K., L. H. Rosen, D. More, S. Ehrenreich, and J. Gentsch. (2012). "The Blackberry Project: Capturing the Content of Adolescents' Text Messaging." *Developmental Psychology* 48:295‒302.

30 Ong, C. S., S. C. Chang, and C. C. Wang. (2011). "Comparative Loneliness of Users versus Nonusers of Online Chatting." *Cyberpsychology, Behavior, and Social Networking* 14:35‒40.

31 Subrahmanyam and Greenfield. (2008).

32 Lenhart et al. (2010).

33 Lenhart et al. (2010).

34 Subrahmanyam and Greenfield. (2008).

35 Sanders, C. E., T. M. Field, M. Diego, and M. Kaplan, M. (2000). "The Relationship of Internet Use to Depression and Social Isolation among Adolescents." *Adolescence* 35:237‒242.

36 Bonetti, L., M. A. Campbell, and L. Gilmore. (2010). "The Relationship of Loneliness and Social Anxiety with Children's and Adolescents' Online Communication." *Cyberpsychology, Behavior, and Social Networking* 13:279‒285.

37 Subrahmanyam, K., & Lin, G. (2007). "Adolescents on the Net: Internet Use and Well-Being."

Adolescence 42:659-677.

38 Subrahmanyam and Lin. (2007).

39 Alapack, R., M. F. Blichfeldt, and A. Elden. (2005). "Flirting on the Internet and the Hickey: A Hermeneutic." *Cyberpsychology and Behavior* 8:52-41.

_____CHAPTER 2 의사소통으로서의 터치

1 Elfenbein, H. A., and N. Ambady. (2002). "Is There an In Group Advantage in Emotion Recognition?" *Psychological Bulletin* 128:243-249.

2 Hertenstein, M. J., D. Keltner, B. App, R. Bulleit, and A. R. Jaskolka(2006). "Touch Communicates Distinct Emotions." *Emotion* 6:528-533. Hertenstein, M. J., R. Holmes, and M. McCullough. (2009). The "Communication of Emotion via Touch." *Emotion* 9:566-573.

3 Elfenbein and Ambady. (2002).

4 Hertenstein et al. (2009).

5 Hertenstein, M. J., and D. Keltner. (2011). "Gender and Communication of Emotion via Touch." *Sex Roles* 64:70-80.

6 Thompson, E. H., and J. A. Hampton. (2011). "The Effect of Relationship Status on Communicating Emotions through Touch." *Cognitive Emotion* 25:295-306.

7 Schanberg, S. (1995). "The Genetic Basis for Touch Effects." In *Touch in Early Development*, edited by T. Field, 67-79. Skillman, New Jersey: Johnson and Johnson.

8 Montagu. (1986). *Touching: The Human Significance of the Skin*. New York: Harper and Row.

9 Field, T. M. (1999a). "Preschoolers in America Are Touched Less and Are More Aggressive Than Preschoolers in France." *Early Child Development and Care* 151:11-17.

10 Field, T. M. (1999b). "American Adolescents Touch Each Other Less and Are More Aggressive toward Their Peers as Compared with French Adolescents." *Adolescence* 34:753-758.

11 Douglas, J. (1978). "Pioneering a Non-Western Psychology." *Science News* 13: 154-158.

12 Field, T., and S. Widmayer. (1981). "Mother-Infant Interactions among Lower SES Black, Cuban, Puerto Rican and South American Immigrants." In *Culture and Early Interactions*, edited by T. Field, A. Sostek, P. Vietze, and A. H. Leiderman. Hillsdale, NJ: Erlbaum.

13 Prescott, J. W., and D. Wallace, D. (1976). "Developmental Sociobiology and the Origins of Aggressive Behavior." Paper presented at the 21st International Congress of Psychology, July 18-25, Paris.

14 Mead, M. (1935). *Sex and Temperament in Three Primitive Societies*. New York: Morrow, 40-41.

15 Konner, M. J. (1976). "Maternal Care, Infant Behavior and Development among the Kung." In (eds.), *Kalahari Hunter-Gatherers* edited by R. B. Lee and I. DeVore, 219-245. Cambridge, MA: Harvard University Press.

16 Suomi, S. J. (1984). "The Role of Touch in Rhesus Monkey Social Development." In *The Many Facets of Touch. Johnson and Johnson Pediatric Round Table #10*, edited by C. C. Brown, K. Barnard, and T. B. Brazelton, 41-50.

17 Montagu. (1986, 358).

18 Montagu. (1986, 359).

19 Radcliffe-Brown, A. R. (1933). *The Andaman Islanders*. Cambridge: Cambridge University Press, 117.

20 Cohen, S. (1987). *The Magic of Touch*. New York: Harper and Row, 146.

21 Jourard, S. M. (1966). "An Exploratory Study of Body Accessibility." *British Journal of Social and Clinical Psychology* 5:221–231.

22 Montagu, A. (1995). "Animadversions on the Development of a Theory of Touch." In *Culture and Early Interactions*, edited by T. Field, A. Sostek, P. Vietze, and A. H. Leiderman, 1–0. Hillsdale, NJ: Erlbaum.,

23 Older, J. (1982). *Touching Is Healing*. New York: Stein and Day, 161.

24 Fisher, J. A., and S. J. Gallant. (1990). "Effect of Touch on Hospitalized Patients." In *Advances in Touch*, edited by N. Gunzenhauser, T. B. Brazelton, and T. M. Field, 1–47. Skillman, NJ: Johnson and Johnson.

25 Montagu. (1986).

26 Jourard. (1966).

27 Jourard. (1966).

28 Henley, N. (1977). *Body Politics: Power, Sex and Nonverbal Communication*. Englewood Cliffs, NJ: Prentice Hall.

29 Henley. (1977).

30 Major, B. (1990). "Gender and Status Patterns in Social Touch. The Impact of Setting and Age." In *Advances in Touch*, edited by N. Gunzenhauser, T. B. Brazelton, and T. M. Field, 148–156. Skillman, NJ: Johnson & Johnson

31 Jourard. (1966).

32 Cigales, M., T. M. Field, Z. Hossain, M. Pelaez-Nogueras, and J. Gewirtz. (1996). "Touch among Children at Nursery School." *Early Child Development and Care* 126:101–110.

33 Triplett, J., and S. Arneson. (1979). "The Use of Verbal and Tactile Comfort to Alleviate Distress in Young Hospitalized Children." *Research in Nursing and Health* 2:22.

34 Montagu. (1986, 393).

35 Eaton, M., I. L. Mitchell-Bonair, and E. Friedmann, E. (1989). "The Effect of Touch on Nutritional Intake of Chronic Organic Brain Syndrome Patients." *Journal of Gerontology* 41:611 –616.

36 Cohen. (1987, 49).

37 Kennedy, A. P., and S. Dean. (1986). *Touching for Pleasure*. Chatsworth, CA: Chatsworth Press.

38 O'Neil, P. M., and K. S. Calhoun. (1975). "Sensory Deficits and Behavioral Deterioration in Senescence." *Journal of Abnormal Psychology* 84:579–582.

39 Luce, G. (1979). *Your Second Life*. New York: Basic Books.

40 Lynch, J. (1977). *The Broken Heart*. New York: Basic Books.

41 Field, T. M., M. Hernandez-Reif, O. Quintino, S. Schanberg, and C. Kuhn. (1998). "Elder Retired Volunteers Benefit from Giving Massage Therapy to Infants." *Journal of Applied Gerontology* 17:229–239.

42 Greenbaum, P.E., and H. W. Rosenfeld. (1980). "Varieties of Touching in Greeting: Sequential

Structure and Sex-Related Differences." *Journal of Nonverbal Behavior* 5:13–25.

43 Montagu. (1971).

44 Goff, B. G., H. W. Goddard L. Pointe, and G. B. Jackson. (2007). "Measures of Expression of Love." *Psychological Reports* 101:357–360.

45 Gulledge, N., and J. Fischer-Lokou (2003). "Another Evaluation of Touch and Helping Behavior." *Psychological Reports* 92:62–64.

46 Ditzen, B., I. D. Neumann, G. Bodenmann, B. von Dawans, R. A. Tuner, U. Ehlert, et al. (2007). "Effects of Different Kinds of Couple Interaction on Cortisol and Heart Rate Responses to Stress in Woman." *Psychoneuroendocrinology* 32:565–574.

47 Holt-Lunstad, J., W. A. Birmingham, and K. C. Light. (2008). "Influence of a 'Warm Touch' Support Enhancement Intervention among Married Couples on Ambulatory Blood Pressure, Oxytocin, Alpha Amylase, and Cortisol." *Psychosomatic Medicine* 70:976–985.

48 Holt-Lunstad, J., W. Birmingham, and K. C. Light. (2011). "The Influence of Depressive Symptomatology and Perceived Stress on Plasma and Salivary Oxytocin before, during and after a Support Enhancement Intervention." *Psychoneuroendocrionology* 36(8):1249–1256.

49 Grewen, K. M., B. J. Anderson, S. S. Girdler, and K. C. Light. (2003). "Nonverbal Encouragement of Participation in a Course: The Effect of Touching." *Social Psychology of Education* 7:89–98.

50 Grewen, K. M., S. S. Girdler, J. Amico, and K. C. Light. (2005). "Effects of Partner Support on Resting Oxytocin, Cortisol, Norepinephrine, and Blood Pressure before and after Warm Partner Contact." *Psychosomatic Medicine* 67:531–538.

51 Light, K. C., K. M. Grewen, and J. Amico. (2005). "More Frequent Partner Hugs and Higher Oxytocin Levels Are Linked to Lower Blood Pressure and Heart Rate in Premenopausal Women." *Biological Psychology* 69:5–21.

52 Schneiderman, I., O. Zagoory-Sharon, J. F. Leckman, and R. Feldman.(2012). "Oxytocin during the Initial Stages of Romantic Attachment: Relations to Couples' Interactive Reciprocity. "*Psychoneuroendocrinology* 37:1277–1285.

53 Feldman, R. (2012). "Oxytocin and Social Affiliation in Humans." *Hormonal Behavior* 61:380–391.

54 Dunbar, R.I.M. (2010). "The Social Role of Touch in Humans and Primates: Behavioral Function and Neurobiological Mechanisms." *Neuroscience and Biobehavioral Reviews* 34:260–268.

55 Motamedi, N. (2007). *Keep in Touch: A Tactile-Vision Intimate Interface*. British Columbia: Simon Fraser University.

56 Mulleler, F., F. Vetere, M. R. Gibbs, J. Kjeldskov, S. Pedell, and S. Howard. (2005). "Hug over a Distance." *Extended Abstracts CHI* 2005, 1673–1676.

57 Haans, A., W. A. IJsselsteijn, M. P. Graus, and J. A. Salminen.(2008). "The Virtual Midas Touch: Helping Behavior after a Mediated Social Touch." In *Extended Abstracts of CHI* 2008, 3507–3512. New York: ACM Press.

58 Guest, S., G. Essick, J. M. Dessirier, K. Blot, K. Lopetcharat, and F. McGlone. (2009). "Sensory and Affective Judgments of Skin during Inter- and Intrapersonal Touch." *Acta Psychologica*

Amsterdam 130:115–126.

59 Ramachandaran, V. S., and D. Brang. (2008). "Tactile-Emotion Synesthesia." *Neurocase* 14:390 –399.

60 Joule, R. V., and N. Gueguen. (2003). "Touch, Compliance, and Awareness of Tactile Contact." *Perceptual and Motor Skills* 104:581–588.

61 Gueguen, N., and J. Fischer-Lokou. (2003). "Another Evaluation of Touch and Helping Behavior." *Psychological Reports* 92:62–64.

62 Ersceau, D., and N. Gueguen. (2007). Tactile Contact and Evaluation of the Toucher." *Social Psychology* 147:441–444.

63 Gueguen, N. (2004). "Nonverbal Encouragement of Participation in a Course: The Effect of Touching." *Social Psychology of Education* 7:89–98.

64 Heslin, R., and M. L. Patterson. (1982). *Nonverbal Behavior and Social Psychology*. New York: Plenum.

65 Crusco, A., and C. G. Wetzel. (1973). "Touch." *Journal of Personality and Social Psychology* 10:21–29.

66 Fisher, J., M. Rytting, and R. Heslin,. (1976). "Affective and Evaluative Effects of an Interpersonal Touch." *Sociometry* 39:416–421.

67 Vaidis, D. C., and S. G. Halimi-Falkowicz. (2008). "Increasing Compliance with Request: Two Touches Are More Effective Than One." *Psychological Reports* 103: 88–92.

68 Whitcher, S. J., and J. D. Fisher. (1979). "Multidimensional Reaction to Therapeutic Touch in a Hospital Setting." *Journal of Personality and Social Psychology* 37:87–96.

69 Franken, R. A., and M. Franken. (2013). "Hands as Diagnostic Tools in Medicine: Should Physicians Touch Their Patients?" *Arquivos Brasileiros De Cardiologia* 100:12–13.

70 Maheshwari, V., and R. Saraf. (2008). "Tactile Devices to Sense Touch on a Par with a Human Finger." *Angewandte Chemie International Edition* 47:7808–7826.

71 Salud, L. H., and C. M. Pugh. (2011). "Use of Sensor Technology to Explore the Science of Touch." *Studies in Health Technology and Informatics* 163:542–548.

72 Cocksedge, S., B. George, S. Renwick, S., and C. A. Chew-Graham. (2013). "Touch in Primary Care Consultations: Qualitative Investigation of Doctors' and Patients' Perceptions." *British Journal of General Practice* 63:283–290.

73 Elkiss, M. L., and J. A. Jerome (2012). "Touch—ore Than a Basic Science." *Journal of American Osteopathology Association* 112:514–517.

74 Walters, A. (2010). "The Human Touch." *Nursing Standard* 25:16–18.

75 Teng, C. L., C. J. Ng, H. Nik-Sherina, A. H. Zailinawati, and S. F. Tong. (2008). "The Accuracy of Mother's Touch to Detect Fever in Children: A Systematic Review." *Journal of Tropical Pediatric* 54:70–73.

76 Gleeson, M., and A. Higgins. (2009). "Touch in Mental Health Nursing: An Exploratory Study of Nurses' Views and Perceptions." *Journal of Psychiatric and Mental Health Nursing* 16:382–389.

77 Harding, T., N. North, and R. Perkins. (2008). "Sexualizing Men's Touch: Male Nurses and the Uses of Intimate Touch in Clinical Practice." *Research and Theory for Nursing Practice* 22:88–

102.

78 Leder, D., and M. W. Krucoff. (2008). "The Touch That Heals: The Uses and Meanings of Touch in the Clinical Encounter." *Journal of Alternative and Complementary Medicine* 14:321–327.

79 O'Lynn, C., and L. Krautscheid. (2011). "Original Research: 'How Should I Touch You?' A Qualitative Study of Attitudes on Intimate Touch in Nursing Care. *American Journal of Nursing* 111:24–31.

80 Bonitz, V. (2008). "Use of Physical Touch in the 'Talking Cure': A Journey to the Outskirts of Psychotherapy." *Psychotherapy* 45:391–404.

81 Jones, T., and L. Glover. (2012). "Exploring the Psychological Processes Underlying Touch: Lessons from the Alexander Technique." *Clinical Psychology and Psychotherapy* 6:74–79.

82 Henricson, M., A. Ersson, S. Maatta, K. Segesten, and A. L. Berglund. (2008). "The Outcome of Tactile Touch on Stress Parameters in Intensive Care: A Randomized Controlled Trial." *Complementary Therapies in Clinical Practice* 14:244–254.

83 Henricson, M., A. L. Berglund, S. Maatta, R. Ekman, and K. Segesten. (2008). "The Outcome of Tactile Touch on Oxytocin in Intensive Care Patients: A Randomized Controlled Trial." *Journal of Clinical Nursing* 17:2624–2633.

84 Shaltout, H.A, J. A. Tooze, E. Rosenberger, and K. J. Kemper. (2012). "Time, Touch, and Compassion: Effects on Autonomic Nervous System and Well-Being." *Explore* 8:177–184.

85 Papathanassoglou, E. D., and M. D. Mpouzika. (2012). "Touch Effects on Critical Care." *Biological Research for Nursing* 14:431–443.

86 Gueguen, N., S. Meineri, and V. Charles-Sire. (2010). "Improving Medication Adherence by Using Practitioner Nonverbal Techniques: A Field Experiment on the Effect of Touch." *Journal of Behavioral Medicine* 33:466–473.

87 Marta, I. E., S. S. Baldan, A. F. Berton, M. Pavam, and M. J. da Silva. (2010). "The Effectiveness of Therapeutic Touch on Pain, Depression and Sleep in Patients with Chronic Pain: Clinical Trial." *Revista da Escola de Enfermage* 44:1100–1106.

88 Gronowicz, G. A., A. Jhaveri, L. W. Clarke, M. S. Aronow, and T. H. Smith. (2008). "Therapeutic Touch Stimulates the Proliferation of Human Cells in Culture." *Journal of Alternative Complementary Medicine* 14:233–239.

89 Jain, S., G. F. McMahon, P. Hasen, M. P. Kozub, V. Porter, R. King, and E. M. Guarneri. (2012). "Healing Touch with Guided Imagery for PTSD in Returning Active Duty Military: A Randomized Controlled Trial." *Military Medicine* 177:1015–1021.

90 Hart, L. K., M. I. Freel, P. J. Haylock, and S. K. Lutgendorf. (2011). "Healing Touch and Radiation." *Clinical Journal of Oncology Nursing* 15:519–525.

91 Kraus, M. W., C. Huang, and D. Keltner (2010). "Tactile Communication, Cooperation, and Performance: An Ethological Study of the NBA." *Emotion* 10:745–749.

92 Germano, S., T. Olivero, and P. Catton. (2012). "Group Hug: Which Olympic Sport Wins Gold for Touchiest?" *Wall Street Journal*, August 10.

_____CHAPTER 3 초기 발달에서의 터치

1 Levine, S. (1962). "Plasma-Free Corticosteroid Response to Electric Shock in Rats Stimulated in Infancy." *Science* 135:795-796.

2 Dennenberg, V. (1990). "Mother-Infant Touch in Animals." In N. Gunzenhauser, B. Brazelton, and T. Field, *Advances in Touch*, 3-10. Skillman, New Jersey: Johnson and Johnson.

3 Meaney, M. J., D. H. Aitken, S. Bhatnagar, S. R. Bodnoff, J. B. Mitchell, and A. Sarrieau. (1990). "Neonatal Handling and the Development of the Adrenocortical Response to Stress." In N. Gunzenhauser, B. Brazelton, and T. Field, *Advances in Touch*, 11-1. Skillman, New Jersey: Johnson and Johnson.

4 Modi, N., et al., personal communication.

5 Field, T. M. (1998). "Massage Therapy Effects." *American Psychologist* 53:1270-1281.

6 Meaney et al. (1990).

7 Harlow, H., and R. R. Zimmerman. (1958). "The Development of Affectional Responses in Infant Monkeys." *Proceedings, American Philosophical Society* 102:501-509.

8 Suomi, S. J. (1995). "Touch and the Immune System in Rhesus Monkeys." In *Touch in Early Development*, edited by T. Field, 89-103. New Brunswick, New Jersey: Johnson and Johnson.

9 Jean-Pierre LeCanuet (1999), personal communication.

10 Diego, M., J. Dieter, T. Field, J. LeCanuet, M. Hernandez-Reif, J. Beutler, et al. (2002). "Fetal Activity following Vibratory Stimulation of the Mother's Abdomen and Foot and Hand Massage." *Developmental Psychobiology* 41:396-406.

11 Field, T. (2001). *Touch*. Cambridge, MA: MIT Press. Montagu, A. (1986). *Touching: The Human Significance of the Skin*. New York: Harper & Row, 270.

12 Dieter, J. N., T. Field, M. Hernandez-Reif, N. A. Jones, J. P. Lecanuet, F. A. Salman, et al. (2001). "Maternal Depression and Increased Fetal Activity." *Journal of Obstetrics and Gynaecology* 21:468-473. Lagercrantz, H., and J. P. Changeux. (2009). "The Emergence of Human Consciousness: From Fetal to Neonatal Life." *Pediatric Research* 65:255-260.

13 Uvnas-Moberg, K. (1996). "Neuroendocrinology of the Mother-Child Interaction." *Trends in Endocrinology and Metabolism* 7:126-131.

14 Field, T., M. Hernandez-Reif, S. Hart, H. Theakston, S. Schanberg, C. Kuhn, et al. (1999). "Pregnant Women Benefit from Massage Therapy." *Journal of Psychosomatic Obstetrics and Gynecology* 20:31-38.

15 Leboyer, F. (1975). *Birth without Violence*. New York: Basic Books.

16 Klaus, M. (1995). "Touching during and after Childbirth." In *Touch in Early Development*, edited by T. Field, 19-33. New Brunswick, New Jersey: Johnson and Johnson. Kennell, J. (1990). "Doula-Mother and Parent-Infant Contact." In N. Gunzenhauser, B. Brazelton, and T. Field, *Advances in Touch*, 53-61. Skillman, New Jersey: Johnson and Johnson, 53-61.

17 Klaus. (1995).

18 Klaus. (1995).

19 Kennell. (1990).

20 Klaus. (1995).

21 Field, T., M. Hernandez-Reif, S. Taylor, O. Quintino, and I. Burman.(1997). "Labor Pain Is

Reduced by Massage Therapy." *Journal of Psychosomatic Obstetrics and Gynecology* 18:286–291.

22 Field, T., N. Grizzle, F. Scafidi, and S. Schanberg. (1996). "Massage and Relaxation Therapies' Effects on Depressed Adolescent Mothers." *Adolescence* 31:903–911.

23 Jones, N. A., and T. M. Field. (1999). "Massage and Music Therapies Attentuate Frontal EEG asymmetry in Depressed Adolescents." *Adolescence* 34:529–534.

24 Kennell. (1990, 57).

25 Klaus, M., and J. Kennell. (1982). *Parent-Infant Bonding*, 2nd ed. St. Louis: Mosby.

26 Kennell. (1990, 59).

27 Kaitz, M., P. Lapidot, R. Bronner, and A. I. Eidelman. (1992). "Parturient Women Can Recognize Their Infants by Touch." *Developmental Psychology* 28:35–39.

28 Kaitz, M., S. Shiri, S. Danziger, Z. Hershko, and A. I. Eidelman. (1994). "Fathers Can Also Recognize Their Newborns by Touch." *Infant Behavior and Development* 17:205–207.

29 Kaitz, M. (1992). "Recognition of Familiar Individuals by Touch." *Physiology and Behavior* 52:565–567.

30 Shirley, M. (1939). "A Behavior Syndrome Characterizing Prematurely-Born Children." *Child Development* 10:115–128.

31 Field, T. M., D. Sandberg, T. A. Quetel, T. Garcia, and M. Rosario. (1985). "Effects of Ultrasound Feedback on Pregnancy Anxiety, Fetal Activity and Neonatal Outcome." *Obstetrics and Gynecology* 66:525–528.

32 Abrams, S. M., T. M. Field, F. Scafidi, and M. Prodromidis,. (1995). "Newborns of Depressed mothers." *Infant Mental Health Journal* 16:231–237.

33 Lundy, B., T. M. Field, M. Cigales, A. Cuadra, and J. Pickens. (1997). "Vocal and Facial Expression Matching in Infants of Mothers with Depressive Symptoms." *Infant Mental Health Journal* 18:265–273. Field, T., M. Hernandez-Reif, and M. Diego. (2010). "Depressed Mothers' Newborns Are Less Responsive to Animate and Inanimate Stimuli." *Infant and Child Development* 20:94–105.

34 Jones, N. A., T. Field, N. A. Fox, M. Davalos, B. Lundy, and S. Har. (1998). "Newborns of Mothers with Depressive Symptoms Are Physiologically Less Developed." *Infant Behavior and Development* 21:537–541.

35 Dieter, J., T. Field, M. Hernandez-Reif, N. A. Jones, J. P. Lecanuet, F. A. Salman, et al. (2001). "Maternal Depression and Increased Fetal Activity." *Journal of Obstetrics and Gynecology* 21:468–473.

36 Field, T., M. Diego, J. Dieter, M. Hernandez-Reif, S. Schanberg, C. Kuhn, et al. (2004). "Prenatal Depression Effects on the Fetus and the Newborn." *Infant Behavior and Development* 27:216–229.

37 Lundy, B. L., T. Field, A. Cuadra, G. Nearing, M. Cigales, and M. Hashimoto. (1996). "Mothers with Depressive Symptoms Touching Newborns." *Early Development and Parenting* 5:129–134.

38 Klaus and Kennell. (1982).

39 Hofer, M. A. (1975). "Infant Separation Responses and the Maternal Role." *Biological*

Psychiatry 10:149–153.

40 Gottfried, A. W. (1984). "Environment of Newborn Infants in Special Care Units." In *Infants Stress Under Intensive Care: Environmental Neonatology,* edited by A. W. Gottfried and J. L. Gaiter, 28–41. Baltimore: University Park Press.

41 Field, T. M., and E. Goldson. (1984). "Pacifying Effects of Nonnutritive Sucking on Term and Preterm Neonates during Heelstick Procedures." *Pediatrics* 74:1012–1015.

42 Field, T. M., S. M. Schanberg, F. Scafidi, F., C. R. Bauer, N. Vega-Lahr, R. Garcia, et al. (1986). "Tactile/Kinesthetic Stimulation Effects on Preterm Neonates." *Pediatrics* 77:654–658.

43 Neal, M. (1968). "Vestibular Stimulation and Developmental Behavior of the Small, Premature Infant." *Nursing Research Reports* 3:2–5.

44 Freedman, D., H. Boverman, and N. Freedman. (1966). "Effects of Kinesthetic Stimulation on Weight Gain and on Smiling in Premature Infants." Paper presented at the American Orthopsychiatric Association, San Francisco.

45 Rausch, P. B. (1981). "Effects of Tactile and Kinesthetic Stimulation on Premature Infants." *Journal of Obstetrics, Gynecology and Neonatal Nursing* 10:34. White, J., and R. LaBarba. (1976). The Effects of Tactile and Kinesthetic Stimulation on Neonatal Development in the Premature Infant." *Developmental Psychobiology* 9:569–577.

46 Korner, A. F., E. M. Ruppel, and J. M. Rho. (1982). "Effects of Water Beds on the Sleep and Mobility of Theophylline-Treated Preterm Infants." *Pediatrics* 70:864–869.

47 Thoman, E. B., and E. W. Ingersoll. (1988). "Prematures Do Like the Breathing Bear." Poster presented at the International Conference on Infant Studies, Washington, DC.

48 Hofer. (1975).

49 Salk, L. (1960). "The Effects of the Normal Heartbeat Sound on the Behavior of the Newborn Infant: Implications for Mental Health." *World Mental Health* 12:1–8.

50 Field, T. M., E. Ignatoff, S. Stringer, J. Brennan, R. Greenberg, S.Widmayer, and G. Anderson. (1982). "Nonnutritive Sucking during Tube Feedings: Effects on Preterm Neonates in an ICU." *Pediatrics* 70:381–384.

51 Field, T. M., Woodson, R., Greenberg, R., and Cohen, D. (1982). "Discrimination and Imitation of Facial Expressions by Neonates." *Science* 218:179–181.

52 Bellieni, C. V., D. M. Cordelli, S. Marchi, S. Ceccarelli, S. Perrone, M. Maffei, et al. (2007). "Sensorial Saturation for Neonatal Analgesia." *Clinical Journal of Pain* 23:219–221. Ferber, S. G., R. Feldman, and I. R. Makhoul. (2008). "The Development of Maternal Touch across the First Year of Life." *Early Human Development* 84:363–370.

53 Anderson, G. C. (1995). "Touch and the Kangaroo Care Method." In *Touch in Early Development*, edited by T. Field, 35–51. Skillman, New Jersey: Johnson and Johnson.

54 Barr, R. (1990). "Reduction of Infant Crying by Parent Carrying. In N. Gunzenhauser, B. Brazelton, and T. Field, *Advances in Touch*, 105–116. Skillman, New Jersey: Johnson and Johnson.

55 Tronick, E. Z. (1995). "Touch in Mother-Infant Interaction." In *Touch in Early Development*, edited by T. M. Field, 53–65. Skillman, New Jersey: Johnson and Johnson.

56 Jung, M. J., and H. N. Fouts. (2011). "Multiple Caregivers' Touch Interactions with Young

Children among the Bofi Foragers in Central Africa." *International Journal of Psychology* 46:24-32.

57 Barr. (1990).

58 Field, T., M. Hernandez-Reif, and M. Diego. (2010). "Depressed Mothers' Newborns Are Less Responsive to Animate and Inanimate Stimuli." *Infant and Child Development* 20:94-105. Sann, C., and A. Streri. (2008). "The Limit of Newborn's Grasping to Detect Texture in a Cross-Modal Transfer Task." In*fant Behavior and Development* 31: 523-531.

59 Hernandez-Reif, M., T. Field, and M. Diego. (2004). "Differential Sucking by Neonates of Depressed versus Non-Depressed Mothers." *Infant Behavior and Development* 27:465-476.

60 Hernandez-Reif, M., T. Field, M. Diego, and S. Largie. (2003). "Haptic Habituation to Temperature Is Slower in Newborns of Depressed Mothers." *Infancy* 4:47-63.

61 Hernandez-Reif, M., T. Field, M. Diego, and S. Largie. (2002). "Weight Perception by Newborns of Depressed versus Non-Depressed Mothers." *Infant Behavior and Development* 24:305-316.

62 Jung and Fouts. (2011).

63 Corbetta, D., and W. Snapp-Childs. (2009). "Seeing and Touching: The Role of Sensory-Motor Experience on the Development of Infant Reaching." *Infant Behavior and Development* 32:44-58.

64 Ferber et al. (2008). Field, T., J. Harding, B. Soliday, D. Lasko, N. Gonzalez, and C. Valdeon. (1994). "Touching in Infant, Toddler and Preschool Nurseries." *Early Child Development and Care* 98: 113-120.

65 Ferber et al. (2008).

66 Field et al. (1994).

67 Oveis, C., J. Gruber, D. Keltner, J. L. Stamper, and W. T. Boyce, (2009). "Smile Intensity and Warm Touch as Thin Slices of Child and Family Affective Style." *Emotion* 9:544-548.

68 Montagu. (1986, 204).

69 Morris, D. (1973). *Intimate Behavior*. New York: Bantam.

70 Landers, A. (1985). "Sex: Why Women Feel Short-Changed." *Family Circle*, June, 131-132.

71 Hite, S. (1981). *The Hite Report on Male Sexuality*. New York: Random House.

72 Masters, W., and Johnson, V. (1970). *Human Sexual Inadequacy*. Boston: Little, Brown.

73 Schanberg, S. (1995). "The Genetic Basis for Touch Effects." In *Touch in Early Development*, edited by T. Field, 67-79. Skillman, New Jersey: Johnson and Johnson.

_____**CHAPTER 4 터치 결핍**

1 Ardiel, E. L., and C. H. Rankin. (2010). "The Importance of Touch in Development." *Paediatric Child Health* 3:153-156.

2 Frank, D. A., P. E. Klass, F. Earls, and L. Eisenberg. (1996). "Infants and Young Children in Orphanages: One View from Pediatrics and Child Psychiatry." *Pediatrics* 97:569-578.

3 Feldman, R., M. Singer, and O. Zagoory. (2010). "Touch Attenuates Infants' Physiological Reactivity to Stress." *Developmental Science* 13:271-278.

4 Jean, A. D., and. M. Stack. (2012). "Full-Term and Very-Low-Birth-Weight Preterm Infants'

Self-Regulating Behaviors during a Still-Face Interaction: Influences of Maternal Touch." *Infant Behavior Development* 35:779–781.

5 Ferber, S. G., R. Feldman, and I. R. Makhoul. (2008). "The Development of Maternal Touch across the First Year of Life." *Early Human Development* 84:363–370.

6 Feldman et al. (2010).

7 Lovic, V., and A. S. Flemming. (2004). "Artificially-Reared Female Rats Show Reduced Prepulse Inhibition and Deficits in the Attentional Set Shifting Task-Reversal of Effects with Maternal Like Licking Stimulation." *Behavioral Brain Research* 148:209–219.

8 Lovic and Flemming. (2004).

9 Rose, J. K., S. Sangha, S. Rai, K. R. Norman, and C. H. Rankin. (2005). "Decreased Sensory Stimulation Reduces Behavioral Responding, Retards Development and Alters Neuronal Connectivity in *Caenorhabditis elegans*," *Journal of Neuroscience* 25:7159–7168.

10 Rai, S., and C. H. Rankin. (2007). "Reversing the Effects of Early Isolation on Behavior, Size, and Gene Expression." *Developmental Neurobiology* 67:1443–1456.

11 Han, K. A., and Y. C. Kim. (2010). "Courtship Behavior: The Right Touch Stimulates the Proper Song." *Current Biology* 20:25–28.

12 Dunbar, R. I. (2010). "The Social Role of Touch in Humans and Primates: Behavioral Function and Neurobiological Mechanisms." *Neuroscience Biobehavioral Research* 34:260–268.

13 Schino, G., and F. Aureli. (2008). "Grooming Reciprocation among Female Primates: A Meta-Analysis. *Biological Letters* 4:9–11.

14 Weaver, A., R. Richardson, J. Worlein, F. De Waal, and M. Laudenslager. (2004). "Response to Social Challenge in Young Bonnet(*Macaca radiata*) and Pigtail (*Macaca nemestrina*) Macaques Is Related to Early Maternal Experiences." *American Journal of Primatology* 62:243–259.

15 Chugani, H. T., M. E. Behen, O. Muzik, C. Juhasz, F. Nagy, and D.C. Chugani. (2001). "Local Brain Functional Activity following Early Deprivation: A Study of Postinstitutionalized Romanian Orphans." *Neuroimage* 14:1290–1301. MacLean, K, (2003). "The Impact of Institutionalization on Child Development." *Development and Psychopathology* 15:853–884. Nelson, C. A. (2007). "A Neurobiological Perspective on Early Human Deprivation." *Child Development Perspectives* 1:13–18.

16 Beckett, C., B. Maughan, M. Rutter, J. Castle, E. Colvert, C. Groothues, et al. (2006). "Do the Effects of Early Severe Deprivation on Cognition Persist into Early Adolescence? Findings from the English and Romanian Adoptees Study." *Child Development* 77:696–711.

17 Field, T. (2001). *Touch.* Cambridge, MA: MIT Press.

18 Herrera, E., N. Reissland, and J. Shepherd (2004). "Maternal Touch and Maternal Child-Directed Speech: Effects of Depressed Mood in the Postnatal Period." *Journal of Affective Disorder,* 81:29–39.

19 Moszkowski, R. J., D. M. Stack, N. Girouard, T. Field, M. Hernandez-Reif, and M. Diego. (2009). "Touching Behaviors of Infants of Depressed Mothers during Normal and Perturbed Interactions." *Infant Behavior and Development* 32:183–194.

20 Weiss, W. J., P. W. Wilson, and D. Morrison. (2004). "Maternal Tactile Stimulation and the

Neurodevelopment of Low Birth Weight Infants." *Infancy* 5:85–107.

21 Field, T., N. Grizzle, F. Scafidi, S. Abrams, S. Richardson, C. Kuhn, et al. (1996). "Massage Therapy for Infants of Depressed Mothers." *Infant Behavior and Development* 19:107–112.

22 Goldstein-Ferber, S. (2004). "Massage Therapy and Sleep-Wake Rhythms in the Neonate." In *Touch and Massage in Early Child Development,* edited by T. Field, 183–189. New Brunswick, New Jersey: Johnson & Johnson Pediatric Institute. O'Higgins, M., I. St. James Roberts, and V. Glover. (2008). "Postnatal Depression and Mother and Infant Outcomes after Infant Massage." *Journal of Affective Disorders* 109:189–192.

23 Field et al. (1996). Lee, H. K. (2006). "The Effects of Infant Massage on Weight, Height, and Mother-Infant Interaction." *Taehan Kanho Hakhoe Chi* 36:1331–1339.

24 Field, T., M. Hernandez-Reif, M. Diego, S. Schanberg, and C. Kuhn. (2005). "Cortisol Decreases and Serotonin and Dopamine Increase following Massage Therapy." *International Journal of Neuroscience* 115:1397–1413.

25 Neu, M., Laudenslager, and J. Robinson. (2009). "Coregulation in Salivary Cortisol during Maternal Holding of Premature Infants." *Biological Research for Nursing* 10:226–240.

26 Shipp, E. R. (1984). "A Puzzle for Parents: Good Touching or Bad?" *New York Times,* October, C1, C12.

27 Montagu, A. (1995). "Animadversions on the Development of a Theory of Touch." In *Culture and Early Interactions,* edited by T. Field, A. Sostek, P. Vietze, and A. H. Leiderman, 1–10. Hillsdale, NJ: Erlbaum.

28 Field, T. M., J. Harding, B. Soliday, D. Lasko, N. Gonzalez, and C. Valdeon. (1994). "Touching in Infant, Toddler and Preschool Nurseries." *Early Child Development and Care* 98:113–120.

29 Gergen, K. J., M. M. Gergen, and W. H. Barton, (1973). "Deviance in the Dark." *Psychology Today,* October, 129–130.

30 Field, T. M., C. Morrow, C. Valdeon, S. Larson, C. Kuhn, and S. Schanberg. (1992). "Massage Therapy Reduces Anxiety in Child and Adolescent Psychiatric Patients." *Journal of the American Academy of Child and Adolescent Psychiatry* 31:125–131.

31 Howard, J. (1970). *Please Touch.* New York: Bantam. Davis, G. (1971). *Touching.* Garden City Park, NY: Avery Publishing Group. Rogers, C. R. (1973). *Carl Rogers on Encounter Groups.* New York: Harper & Row, 146. Gibb, J. R. (1970). "The Effects of Human Relations Training." In *Handbook of Psychotherapy and Behavior Change,* edited by A. E. Bergin and S. L. Garfield, 2114–2176. New York: Wiley.

32 Prescott, J. H. (1971). "Early Somatosensory Deprivation as an Ontogenetic Process in the Abnormal Development of the Brain and Behavior." In *Medical Primatology,* edited by E. I. Goldsmith and J. Moor-Jankowski, 1–20. New York: S. Karger.

33 Field, T. (2002). "Violence and Touch Deprivation in Adolescents." *Adolescence* 37:735–749.

34 Field, T. (1999a). "Preschoolers in America Are Touched Less and Are More Aggressive Than Preschoolers in France." *Early Child Care and Development,* 151:11–17. Field, T. (1999b). "American Adolescents Touch Each Other Less and Are More Aggressive toward Their Peers as Compared with French Adolescents." *Adolescence* 34:753–758.

35 Diego, M. A., T. Field, M. Hernandez-Reif, J. Shaw, D. Castellanos, and E. Rothe. (2002). "Aggressive Adolescents Benefit from Massage Therapy." *Adolescence* 37:597–608.

36 Field, T., M. Diego, C. Cullen, M. Hernandez-Reif, W. Sunshine, and S. Douglas. (2002). "Fibromyalgia Pain and Substance P Decrease and Sleep Improves after Massage Therapy." *Journal of Clinical Rheumatology* 8:72–76.

37 Heinicke, C. M., and I. Westheimer. (1965). *Brief Separations*. New York: International Universities Press, 12.

38 Field, T. M., and M. Reite. (1984). "Children's Responses to Separation from Mother during the Birth of Another Child." *Child Development* 55:1308–316. Field, T. M. (1991). "Young Children's Adaptations to Repeated Separations from Their Mothers." *Child Development* 62:539–547.

39 Suomi, S. J. (1995). "Touch and the Immune System in Rhesus Monkeys." In *Touch in Early Development*, edited by T. M. Field, 89–103. New Brunswick, New Jersey: Johnson and Johnson.

40 Ironson, G., T. Field, F. Scafidi, M. Hashimoto, M. Kumar, A. Kumar, and A. Price et al. (1996). "Massage Therapy Is Associated with Enhancement of the Immune System's Cytotoxic Capacity." *International Journal of Neuroscience* 84:205–217.

41 Field and Reite. (1984).

42 Field, T. M., N. Grizzle, F. Scafidi, S. Abrams, and S. Richardson. (1996). "Massage Therapy for Infants of Depressed Mothers." *Infant Behavior and Development* 19:109–114.

43 Reite, M., and J. Capitanio. (1985). "On the Nature of Social Separation and Social Attachment." In *The Psychobiology of Attachment and Separation*, edited by M. Reite and T. M. Field, 232–249. Orlando, FL: Academic Press.

44 Schanberg, S. (1995). "The Genetic Basis for Touch Effects." In *Touch in Early Development*, edited by T. M. Field, 67–79. Skillman, New Jersey: Johnson and Johnson.

45 Schanberg. (1995).

46 Powell, G. F., J. A. Brasel, and R. M. Blizzard. (1967). "Emotional Deprivation and Growth Retardation Stimulating Ideopathic Hypopituitarism." *New England Journal of Medicine* 176:1271–1278.

47 Widdowson, E. M. (1951). "Mental Contentment and Physical Growth." *Lancet* 1:1316–1318.

48 Montagu. (1995).

49 Older, J. (1982). *Touching Is Healing*. New York: Stein and Day, 49.

50 Spitz, R. (1945). "Hospitalism." *Psychoanalytic Study of the Child* 1:53–74.

51 Dennis, W. (1973). *Children of the Creche*. New York: Penguin.

52 Dennis, W. (1977). "Psychological Response of Patients with Acute Leukemia to Germ-Free Environments." *Cancer* 40:871–79. Susman, E. J., A. R. Hollenbeck, E. D. Nannis, B. E. Strope, S. P. Hersh, S. P., A. S. Levine et al. (1981). "A Prospective Naturalistic Study of the Impact of an Intensive Medical Treatment on the Social Behavior of Child and Adolescent Cancer Patients." *Journal of Applied Developmental Psychology* 2:29–47.

53 Montagu. (1986, 266).

54 Escalona, A., T. Field, R. Singer-Strunk, C. Cullen, and K. Hartshorn. (2001). "Brief Report:

Improvements in the Behavior of Children with Autism following Massage Therapy." *Journal of Autism and Developmental Disorders* 31:513–516.

55 Field, T., O. Quniton, M. Hernandez-Reif, and G. Koslovsky. (1988). "Adolescents with Attention Deficit Hyperactivity Disorder Benefit from Massage Therapy." *Adolescence* 33:103–108.

56 Field, T. M., T. Henteleff, M. Hernandez-Reif, E. Martinez, K. Mavunda, C. Kuhn, et al. (1998). "Children with Asthma Have Improved Pulmonary Functions after Massage Therapy." *Journal of Pediatrics* 132:854–858. Schachner, L., T. M. Field, M. Hernandez-Reif, A. M. Duarte, and J. Krasnegor. (1998). "Atopic Dermatitis Symptoms Decreased in Children following Massage Therapy." *Pediatric Dermatology* 15:390–395.

57 Kraus, A. S., and A. M. Lillienfeld. (1959). "Some Epidemiological Aspects of the High Mortality Rate in the Young Widowed Group." *Journal of Chronic Diseases* 1:207–217.

58 Carter, H., and P. C. Glick. (1970). *Massage and Divorce: A Social and Economic Study.* Cambridge, MA: Harvard University Press.

59 Holt-Lunstad, J., W. Birmingham, and B. Q. Jones. (2008). "Is There Something Unique about Marriage? The Relative Impact of Marital Status, Relationship Quality, and Network Social Support on Ambulatory Blood Pressure and Mental Health." *Annals of Behavioral Medicine* 35:239–244.

60 Holt-Lunstad, J., B. Q. Jones, and W. Birmingham. (2009). "The Influence of Close Relationships on Nocturnal Blood Pressure Dipping." *International Journal of Psychophysiology* 71:211–217.

61 Grewen, K. M., S. S. Girdler, and K. C. Light. (2005). "Relationship Quality: Effects on Ambulatory Blood Pressure and Negative Affect in a Biracial Sample of Men and Women." *Blood Pressure Monitoring* 10(3):117–124.

62 Burke, J., from a personal meeting.

_____CHAPTER 5 뇌에 하는 터치 마사지

1 Montagu, A. (1995). "Animadversions on the Development of a Theory of Touch." In *Culture and Early Interactions,* edited by T. Field, A. Sostek, P. Vietze, and A. H. Leiderman, 1–10. Hillsdale, NJ: Erlbaum.

2 Montagu, A. (1986). *Touching: The Human Significance of the Skin.* New York: Harper and Row, 128, 366.

3 Montagu, *Touching,* 5.

4 Ibid., 7.

5 Cholewiak, R. W., and A. A. Collins. (1991). "Sensory and Physiological Bases of Touch." In *The Psychology of Touch,* edited by M. A. Heller and W. Schiff. Hillsdale, NJ: Erlbaum, 24.

6 Cholewiak and Collins (1991, 27).

7 Stephens, J. C. (1991). "Thermal Sensitivity." In *The Psychology of Touch,* edited by M. A. Heller and W. Schiff. Hillsdale, NJ: Erlbaum, 62.

8 Stephens. (1991, 63).

9 Sherrick, C. (1991). "Vibrotactile Pattern Perception: Some Findings and Applications." In *The*

Psychology of Touch, edited by M. A. Heller and W. Schiff. Hillsdale, NJ: Erlbaum, 199.

10 Sherrick. (1991, 199).

11 Oller, K. (1990). "Tactile Hearing for Deaf Children." In N. Gunzenhauser, B. Brazelton, and T. Field, *Advances in Touch*, 117. Skillman, New Jersey, Johnson and Johnson.

12 Melzack, R. (1975). "The McGill Pain Questionnaire: Major Properties and Scoring Methods." *Pain* 1:277–300.

13 Melzack, R., and P. D. Wall. (1988). *The Challenge of Pain*. London: Penguin.

14 Rollman, G. B. (1991). In *The Psychology of Touch*, edited by M. A. Heller and W. Schiff,. Hillsdale, N.J.: Erlbaum, 101.

15 Field, T. M., G. Ironson, J. Pickens, T. Nawrocki, N. Fox, F. Scafidi, et al. (1996). "Massage Therapy Reduces Anxiety and Enhances EEG Pattern of Alertness and Math Computations." *International Journal of Neuroscience* 86:197–205.

16 Frey, S., V. Zlatkina, and M. Petrides. (2009). "Encoding Touch and the Orbitofrontal Cortex." *Human Brain Mapping* 30:650–659.

17 Rolls, E. T., J. O'Doherty, M. L. Kringelbach, S. Francis, R. Bowtell, and F. McGlone. (2003). "Representations of Pleasant and Painful Touch in the Human Orbitofrontal and Cingulated Cortices." *Cerebral Cortex* 13:308–317.

18 Rolls, E. T. (2008). "The Affective and Cognitive Processing of Touch, Oral Texture, and Temperature in the Brain." *Neuroscience and Biobehavioral Reviews* 34:237–245.

19 McCabe, C., E. T. Rolls, R. Bilderbeck, and F. McGlone. (2008). "Cognitive Influences on the Affective Representation of Touch and the Sight of Touch in the Human Brain." *Social Cognitive and Affective Neuroscience* 3:97–108.

20 Wessberg, J., H. Olausson, K. W. Fernstrom, and A. B. Vallbo. (2003). "Receptive Field Properties of Unmyelinated Tactile Afferents in the Human Skin." *Journal of Neurophysiology*, 89:1567–1575.

21 McGlone, F., A. B. Vallbo, H. Olausson, L. Loken, and J. Wessberg. (2007). "Discriminative Touch and Emotional Touch." *Canadian Journal of Experimental Psychology* 61:173–183.

22 Gallace, A., and C. Spence. (2009). "The Cognitive and Neural Correlates of Tactile Memory." *Psychological Bulletin* 135:380–406. Montoya, P., and C. Sitges. (2006). "Affective Modulation of Somatosensory-Evoked Potentials Elicited by Tactile Stimulation." *Brain Research* 1068:205–212.

23 Meltzoff, A. N., and R. W. Borton. (1979). "Intermodal Matching by Human Neonates." *Nature* 282:403–404.

24 Bach-y-Rita, P. (2004). "Tactile Sensory Substitution Studies." *Annals of the New York Academy of Science* 113:83–91.

25 Ozdamar, O., C. N. Lopez, D. K. Oller, R. E. Eilers, E. Miskiel, and M. P. Lynch. (1992). "FFT-Based Digital Tactile Vocader System for Real-Time Use." *Medical and Biological Engineering and Computing* 30:213–218.

26 Grewen, K. M., B. J. Anderson, S. S. Girdler, and K. C. Light. (2003). "Nonverbal Encouragement of Participation in a Course: The Effect of Touching." *Social Psychology of Education* 7:89–98.

27 Ditzen, B., I. D. Neumann, G. Bodenmann, B. von Dawans, R. A., Tuner, U. Ehlert, et al. (2007). "Effects of Different Kinds of Couple Interaction on Cortisol and Heart Rate Responses to Stress in Woman." *Psychoneuroendocrinology* 32:565–574.
28 Holt-Lunstad, J., W. A. Birmingham, and K. C. Light. (2008). "Influence of a 'Warm Touch' Support Enhancement Intervention among Married Couples on Ambulatory Blood Pressure, Oxytocin, Alpha Amylase, and Cortisol." *Psychosomatic Medicine* 70:976–985.
29 Shermer, M. (2004). "A Bounty of Science." *Scientific American* 290:33.
30 Light, K., K. Grewen, and J. Amico. (2005). "More Frequent Partner Hugs and Higher Oxytocin Levels Are Linked to Lower Blood Pressure and Heart Rate Premenopausal Woman." *Biological Psychology* 69:5–21.
31 Field, T., D. Diego, and M. Hernandez-Reif. (2010). "Moderate Pressure Is Essential for Massage Therapy Effects." *International Journal of Neuroscience* 120:381–385.
32 Diego, M.A., T. Field, C. Sanders, and M. Hernandez-Reif. (2004). "Massage Therapy of Moderate and Light Pressure and Vibrator Effects on EEG and Heart Rate." *International Journal of Neuroscience* 114:31–45.
33 Field, T., M. Diego, and M. Hernandez-Reif. (2006)."Massage Therapy Research." *Developmental Review* 27:75–89.
34 Geffeney, S. L., and M. B. Goodman. (2012). "How We Feel: Ion Channel Partnerships That Detect Mechanical Inputs and Give Rise to Touch and Pain Perception." *Neuron* 74:609–619.
35 Winter, R., V. Harrar, M. Gozdzik, and L. R. Harris. (2008). "The Relative Timing of Active and Passive Touch." *Brain Research* 42:54–58.
36 Guest, S., J. M. Dessirier, A. Mehrabyan, F. McGlone, G. Essick, G. Gescheider, G., et al. (2011). "The Development and Validation of Sensory and Emotional Scales of Touch Perception." *Attention, Perception and Psychophysics* 73:531–550.
37 Eek, E., L. W. Holmqvist, and D. K. Sommerfeld,. (2012). "Adult Norms of the Perceptual Threshold of Touch (PTT) in the Hands and Feet in Relation to Age, Gender, and Right and left Side Using Transcutaneous Electrical Nerve Stimulation." *Physiotherapy Theory and Practice* 28:373–383.
38 Reuter, E. M, C. Voelcker-Rehage, S. Vieluf, and B. Godde. (2012). "Touch Perception throughout Working Life: Effects of Age and Expertise." *Experimental Brain Research* 216:287–297.
39 Schaefer, M., H. J. Heinze, and M. Rotte. (2012). "Touch and Personality: Extraversion Predicts Somatosensory Brain Response." *Neuroimage* 62:432–438.
40 Miller, G. (2009). "Fingerprints Enhance the Sense of Touch." *Science* 323:572–573.
41 Brozzoli, C., M. Ishihara, S. M. Gobel, R. Salemme, Y. Rosetti, and A. Farne. (2008). "Touch Perception Reveals the Dominance of Spatial over Digital Representation of Numbers." *Proceedings of the National Academy of Science* 105:5644–5648.
42 Bolognini, N., A. Rossetti, A. Maravita, and C. Miniussi. (2012). "Seeing Touch in the Somatosensory Cortex: A TMS Study of the Visual Perception of Touch." *Human Brain Mapping* 32:2104–2114.
43 Cardini, F., M. R. Longo, J. Driver, and P. Haggard. (2012). "Rapid Enhancement of Touch

from Non-Informative Vision of the Hand." *Neuropsychologia* 50:1954–1960.

44 Cardini, F., P. Haggard, P., and E. Ladavas. (2013). "Seeing and Feeling for Self and Other: Proprioceptive Spatial Location Determines Multisensory Enhancement of Touch." *Cognition* 127:84–92.

45 Cardini, F., A. Tajadura-Jimenez, A. Serino, and M. Tsakiris. (2013). "It Feels like It's Me: Interpersonal Multisensory Stimulation Enhances Visual Remapping of Touch from Other to Self." *Journal of Experimental Psychology: Human Perception and Performance.* Epub ahead of print.

46 Streltsova, A., and J. P. McCleery. (2013). "Neural Time-Course of the Observation of Human and Non-Human Object Touch." *Social Cognitive and Affective Neuroscience.*" Epub ahead of print.

47 Meyer, K., J. T. Kaplan, R. Essex, H. Damasio, and A. Damasio. (2011). "Seeing Touch Is Correlated with Content-Specific Activity in Primary Somatosensory Cortex." *Cerebral Cortex* 21:2113–2121.

48 Fitzgibbon, B. M., P. G. Enticott, A. N. Rich, M. J. Giummarra, N. Georgiou-Karistianis, and J. L. Bradshaw. (2012). "Mirror-Sensory Synaesthesia: Exploring 'Shared' Sensory Experiences as Synaesthesia." *Neuroscience Biobehavioral Review* 36:645–657.

49 Maister, L., M. J. Banissy, and M. Tsakiris. (2013). "Mirror-Touch Synaesthesia Changes Representations of Self-Identity. "*Neuropsychologia* 13. Epub ahead of print.

50 Simner, J., and V. U. Ludwig. (2012). "The Color of Touch: A Case of Tactile-Visual Synaesthesia." *Neurocase* 18:167–180.

51 Banissy, M. J., R. Cohen Kadosh, G. W. Maus, V. Walsh, and J. Ward. (2009). "Prevalence, Characteristics and a Neurocognitive Model of Mirror Touch Synaesthesia." *Experimental Brain Research* 198:261–272.

52 Maister, L., E. Tsiakkas, and M. Tsakiris. (2013). "I Feel Your Fear: Shared Touch between Faces Facilitates Recognition of Fearful Facial Expressions." *Emotion,*13:7–13.

53 Cardini, F., C. Bertini, A. Serino, and E. Ladavas. (2012). "Emotional Modulation of Visual Remapping of Touch." *Emotion* 12:980–987.

54 Schaefer, M., H. J. Heinze, and M. Rott. (2012). "Embodied Empathy for Tactile Events: Interindividual Differences and Vicarious Somatosensory Responses during Touch Observation." *Neuroimage* 60:952–957.

55 Martinez-Jauand, M., A. M. Gonzalez-Roldan, M. A. Munoz, C. Sitges, I. Cifre, and P. Montoya. (2012). "Somatosensory Activity Modulation during Observation of Other's Pain and Touch." *Brain Research* 23:48–55.

56 Fitzgibbon, B. M., M. J. Giummarra, N. Georgiou-Karistianis, P. G. Enticott, and J. L. Bradshaw. (2010). "Shared Pain: From Empathy to Synaesthesia." *Neuroscience Biobehavioral Research* 34:500–512.

57 Schmalzl, L., C. Ragno, and H. Ehrsson. (2013). "An Alternative to Traditional Mirror Therapy: Illusory Touch Can Reduce Phantom Pain When Illusory Movement Does Not." *Clinical Journal of Pain.* Epub ahead of print.

58 Booth, D. A., O. Sharpe, R. P. Freeman, and M. T. Conner. (2011). "Insight into Sight, Touch,

Taste, and Smell by Multiple Discriminations from Norm." *Seeing and Perceiving* 24:485-511.

59 Petkova, V. I., H. Zetterberg, and H. H. Ehrsson. (2012). "Rubber Hands Feel Touch But Not in Blind Individuals." *PLos One* 7:114-118.

60 Sturz, B. R., M. L. Green, K. A. Gaskin, A. C. Evans, A. A. Graves, and J. E. Roberts. (2013). "More Than a Feeling: Incidental Learning of Array Geometry by Blindfolded Adult Humans Revealed through Touch." *Journal of Experimental Biology* 216:87-593.

61 Kim, J. K., and R. J. Zatorre. (2010). "Can You Hear Shapes You Touch?" *Experimental Brain Research* 202:747-754.

62 Giudice, N. A., M. R. Betty, and J. M. Loomis. (2011). "Functional Equivalence of Spatial Images from Touch and Vision: Evidence from Spatial Updating in Blind and Sighted Individuals." *Journal of Experimental Psychology: Learning, Memory, and Cognition* 37:621-634.

63 Kassuba, T., C. Klinge, C. Holig, C. B. Roder, and H. R. Sieber. (2013). "Vision Holds a Greater Share in Visuo-Haptic Object Recognition Than Touch." *Neuroimage* 65:59-68.

64 Derzeit ist sie Dozentin an der Hochschule für Politik München.Wismeijer, D. A., K. R. Gegenfurtner, and K. Drewig. (2012). "Learning from Vision-to-Touch Is Different Than Learning from Touch-to-Vision." *Frontiers in Integrative Neuroscience* 6:105.

65 Dopjans, L., H. H. Bulthoff, and C. Wallraven. (2012). "Serial Exploration of Faces: Comparing Vision and Touch." *Journal Vision* 12:105-111.

66 Whitaker, T. A., C. Simoes Frankling, and F. N. Newell. (2008). "Vision and Touch: Independent or Integrated Systems for the Perception of Texture?" *Brain Research* 1242:59-72.

67 Lacey, S., and K. Sathian. (2012). "Representation of Object Form in Vision and Touch." *Frontiers in Neuroscience* 10:116-120.

68 Norman, J. F., A. M. Clayton, H. F. Norman, and C. E. Crabtree. (2008)."Learning to Perceive Differences in Solid Shape through Vision and Touch." *Perception* 37:185-196.

69 Anema, H. A., A. M. de Haan, T. Gebuis, and H. C. Dijkerman. (2012). "Thinking about Touch Facilitates Tactile But Not Auditory Processing." *Experimental Brain Research* 218:373-380.

70 Ro, T., J. Hsu, L. C. Elmore, and M. S. Beauchamp. (2009). "Sound Enhances Touch Perception." *Experimental Brain Research* 195:135-143.

71 Humes, L. E., T. A. Busey, J. C. Craig, and D. Kewley-Port. (2009). "The Effects of Age on Sensory Thresholds and Temporal Gap Detection in Hearing, Vision, and Touch." *Attention, Perception, and Psychophysics* 71:860-871.

72 Reed-Geahjan, E., and S. Maricich. (2011). "Peripheral Somatosensation: A Touch of Genetics." *Current Opinion Genetics and Development* 21:240-248.

73 Roudaut, Y., A. Lonigro, B. Coste, J. Hao, P. Delmas, and M. Crest. (2012). "Touch Sense: Functional Organization and Molecular Determinants of Mechanosensitive Receptors." *Channels* 6:234-245.

74 Lumpkin, E. A., K. L. Marshall, and A. M. Nelson. (2010). "The Cell Biology of Touch." *Journal of Cell Biology* 191:237-248.

75 Hua, Q. P., and F. Luo. (2007). "Alternative Tactile System: C-Fibers Coding the Affective Aspect." *Sheng Li Ke Xue Jin Zhan* 38:323-326.

76 Rolls, E. T. (2010). "The Affective and Cognitive Processing of Touch, Oral Texture, and Temperature in the Brain." *Neuroscience Biobehavioral Reviews* 34:237–245.

77 McGlone, F., and S. Spence. (2010). "The Cutaneous Senses: Touch, Temperature, Pain Itch, and Pleasure." *Neuroscience and Biobehavioral Reviews* 34:145–147.

78 Rolls. (2010).

79 Bjornsdotter, M., I. Morrison, and H. Olausson. (2010). "Feeling Good: On the Role of C Fiber Mediated Touch in Interoception." *Experimental Brain Research* 207:149–155.

80 Morrison, I., L. S. Loken, J. Minde, J. Wessberg, I. Perini, I. Nennesmo, et al. (2011). "Reduced C-Afferent Fiber Density Affects Perceived Pleasantness and Empathy for Touch." *Brain* 134:1116–1126.

81 Loken, L. S., M. Evert, and J. Wessberg. (2011). "Pleasantness of Touch in Human Glabrous and Hairy Skin: Order Effects on Affective Ratings." *Brain Research* 1417:9–15.

82 McGlone, F., H. Olausson, J. A. Boyle, M. Jones-Gotman, C. Dancer, S. Guest, et al. (2012). "Touching and Feeling: Differences in Pleasant Touch Processing between Glabrous and Hairy Skin in Humans." *European Journal of Neuroscience* 35:1782–1788.

83 Gordon, I., A. C. Voos, R. H. Bennett, D. Z. Bolling, K. A. Pelphrey, and M. D. Kaiser. (2011). "Brain Mechanisms for Processing Affective Touch." *Human Brain Mapping* 18:110–118.

84 Morrison, I., M. Bjornsdotter, and H. Olausson. (2011). "Vicarious Responses to Social Touch in Posterior Insular Cortex Are Tuned to Pleasant Caressing Speeds." *Journal of Neuroscience* 31:9554–9562.

85 Master, S., and F. Tremblay. (2010). "Selective Increase in Motor Excitability with Intraactive (Self) versus Interactive Touch." *Neuroreport* 21:206–209.

86 Ackerley, R., E. Hassan, A. Curran, J. Wessberg, H. Olausson, and F. McGlone (2012). "An fMRI Study on Corticol Responses during Active Self-Touch and Passive Touch from Others." *Frontiers in Behavioral Neuroscience* 6:51.

87 Kress, I. U., L. Minati, S. Ferraro, and H. D. Critchley. (2011). "Direct Skin-to-Skin versus Indirect Touch Modulates Neural Responses to Stroking versus Tapping." *Neuroreport* 22:646–651.

88 Kida, T., and K. Shinohara. (2013). "Gentle Touch Activates the Prefrontal Cortex in Infancy: An NIRS Study." *Neuroscience Letters*. Epub ahead of print.

89 Mammarella, N., B. Fairfield, and A. Di Domenico. (2012). "When Touch Matters: An Affective Tactile Intervention for Older Adults." *Geriatrics and Gerontology International* 12:722–724.

90 Gazzola, V., M. L. Spezio, J. A. Etzel, F. Castelli, R. Adolphs, and C. Keysers. (2009). "Primary Somatosensory Cortex Discriminates Affective Significance in Social Touch." *Proceedings of the National Academy of Sciences* 109:1657–1666.

91 Harper, D. E., and M. Hollins. (2012). "Is Touch Gating due to Sensory or Cognitive Interference?" *Pain* 153:1082–1090.

92 Craig, A. D. (2010). "Why a Soft Touch Can Hurt." *Journal of Physiology* 588:13.

_____CHAPTER 6 터치 치료

1 Eisenberg, D. M., R. C. Kessler, C. Foster, F. E. Norlock, D. R. Calkins, and T. L. Delbanco. (1993). "Unconventional Medicine in the United States: Prevalence, Costs, and Patterns of Use." *New England Journal of Medicine* 246-252.

2 Caldwell, K., M. Harrison, M. Adams, and N. T. Triplett. (2009). "Effects of Pilates and Taiji Quan Training on Self-Efficacy, Sleep Quality, Mood, and Physical Performance of College Students." *Journal of Bodywork and Movement Therapies* 13:155-163. Field, T. (2010). "Tai Chi Research Review." *Complementary Therapies in Clinical Practice* 16:1-6. Hernandez-Reif, M., T. Field, and E. Thimas. (2001). "Attention Deficit Hyperactivity Disorder: Benefits from Tai Chi." *Journal of Bodywork and Movement Therapies* 5:120-123. Wang, C., C. H. Schmid, P. L. Hibberd, R. Kalish, R Roubenoff, R. Rones, et al. (2009). "Tai Chi Is Effective in Treating Knee Osteoarthritis: A Randomized Controlled Trial." *Arthritis and Rheumatism,* 61:1545-1553. Hung, J. W., C. W. Liou, P. W. Wang, S. H. Yeh, L. W.Lin, S. K. Lo et al. (2009). "Effect of 12-Week Tai Chi Chuan Exercise on Peripheral Nerve Modulation in Patients with Type 2 Diabetes Mellitus." *Journal of Rehabilitation Medicine* 41:924-929. Xu, D., J. Li, and Y. Hong. (2005). "Effect of Regular Tai Chi and Jogging Exercise on Neuromuscular Reaction in Older People." *Age and Aging* 34:439-444. Yeh, S., H. Chuang, L. Lin, C. Y. Hsiao, and H. Eng. (2006). "Regular Tai Chi Exercise Enhances Functional Mobility and CD4CD25 Regulatory T Cells." *British Journal of Sports Medicine* 40:239-243. Wolf, S., M. O'Grandy, K. Easley, Y. Guo, R. Kressig, and M. Kutner. (2006). "The Influence of Intense Tai Chi Training on Physical Performance and Hemodynamic Outcomes in Transitionally Frail Older Adults." *Journal of Gerontology A Biological Science and Medical Science* 61:184-189. Ko, G., P. Tsang, and H. Chan. (2006). "A 10-Week Tai-Chi Program Improved the Blood Pressure, Lipid Profile and SF-36 Scores in Hong Kong Chinese Women." *Medical Science Monitor* 12:196-199. Hui, S.S.C., J. Woo, and T. Kwok. (2009). "Evaluation of Energy Expenditure and Cardiovascular Health Effects from Tai Chi and Walking Exercise." *Hong Kong Medicine Journal* 15:4-7. Song, R., E. Lee, P. Lam, and S. Bae. (2003). "Effects of Tai Chi Exercise on Pain, Balance, Muscle Strength, and Perceived Difficulties in Physical Functioning in Older Women with Osteoarthritis: A Randomized Clinical Trial." *Journal of Rheumatology* 30:2039-2044. Mao, D.W., Y. Hong, and J. X. Li. (2006). "Characteristics of Foot Movement in Tai Chi Exercise." *Physical Therapy* 86:215-222.

3 Motivala, S., J. Sollers, J. Thayer, and M. Irwin. (2006). "Tai Chi Chih Acutely Decreases Sympathetic Nervous System Activity in Older Adults." *Journal of Gerontology and Biological Science and Medical Science* 61:1177-1180. 1 Field, T. (2009). *Complementary and Alternative Therapies Research. Washington, DC: American Psychological Association.*

4 Field, T. (2012). *Yoga Research.* Philadelphia: Xlibris.

5 Field, T., M. Diego, J. Delgado, and L. Medina, L. (2012). "Tai Chi/ Yoga Reduces Prenatal Depression, Anxiety, and Sleep Disturbances." *Complementary Therapies in Clinical Practice* 18:1-5.

6 Shin, Y. H., T. I. Kim, M. S. Shin, and H. S. Juon. (2004). "Effect of Acupressure on Nausea and Vomiting during Chemotherapy Cycle for Korean Postoperative Stomach Cancer Patients."

Cancer Nursing 27:267-274. Hsieh, L. L., C. H. Kuo, M. F. Yen, and T. H. Chen. (2004). "A Randomized Controlled Clinical Trial for Low Back Pain Treated by Acupressure and Physical Therapy." *Preventive Medicine* 39:168-176. Wu, H. S., S. C. Wu, J. G. Lin, and L. C. Lin. (2004). "Effectiveness of Acupressure in Improving Dyspnoea in Chronic Obstructive Pulmonary Disease." *Journal of Advanced Nursing* 45:252-259. Tsay, S. L., J. R. Rong, and P. F. Lin. (2003). "Acupoints Massage in Improving the Quality of Sleep and Quality of Life in Patients with End-Stage Renal Disease." *Journal of Advanced Nursing* 42:134-142.

7 Namikoshi, T. (1994). *Shiatsu: Japanese Finger Pressure Therapy.* New York: Japan Publications.

8 Eisenberg, D. M., R. C. Kessler, C. Foster, F. E. Norlock, D. R. Calkins, and T. L. Delbanco. (1993). "Unconventional Medicine in the United States: Prevalence, Costs, and Patterns of Use." *New England Journal of Medicine* 29:246-252.

9 Eisenberg, D. (1985). *Encounters with Qi: Exploring Chinese Medicine.* New York: Norton.

10 Karst, M., M. Winterhalter, S. Munte, B. Francki, A. Hondronikos, A. Eckardt et al. (2007). "Auricular Acupuncture for Dental Anxiety: A Randomized Controlled Trial." *Anesthesia Analog* 104:295-300. White, A., and R. Moody. (2006). "The Effects of Auricular Acupuncture on Smoking Cessation May Not Depend on the Point Chosen: An Exploratory Meta-Analysis." *Acupuncture Medicine* 24:149-156. White, A., N. Foster, M. Cummings, and P. Barlas. (2007). "Acupuncture Treatment for Chronic Knee Pain: A Systematic Review." *Rheumatology* 46:384-390. Martin, D., C. Sletten, B. Williams, and I. Berger. (2006). "Improvement in Fibromyalgia Symptoms with Acupuncture: Results of a Randomized Controlled Trials." *Mayo Clinical Procedure* 81: 749-757. Melchart, D., W. Weidenhammer, A. Streng, A. Hoppe, V. Pfaffenrath, and K. Linde. (2006). "Acupuncture for Chronic Headaches: An Epidemiological Study." *Headache* 46:632-641. Trinh, K., N. Graham, A., Gross, C. Goldsmith, E. Wang, I. Cameron et al. (2007). "Acupuncture for Neck Disorders." *Spine* 32:236-243. Inoue, M., H. Kitakoji, N. Ishizaki, M. Tawa, T. Yano, Y. Katsumi et al. (2006). "Relief of Low Back Pain Immediately after Acupuncture Treatment: A Randomized, Placebo Controlled Trial." *Acupuncture Medicine* 24:103-108.

11 Diego, M., J. Dieter, T., Field, J. LeCanuet, M. Hernandez-Reif, J., Beutler, J., et al. (2002). "Fetal Activity following Vibratory Stimulation of the Mother's Abdomen and Foot and Hand Massage." *Developmental Psychobiology* 41:396-406.

12 Older, J. (1982). *Touching Is Healing.* New York: Stein and Day, 87.

13 Ironson, G., T. Field, F. Scafidi, M. Hashimoto, M Kumar, A. Kumar et al. (1996). "Massage Therapy Is Associated with Enhancement of the Immune System's Cytotoxic Capacity." *International Journal of Neuroscience* 84:205-217.

14 Inkeles, G. (1980). *The New Massage.* New York: Pedigree Books.

15 Downing, G. (1972). *The Massage Book.* New York: Bookworks.

16 Reich, W. (1949). *Character Analysis.* New York: Farrar, Straus, and Giroux. Reich, W. (1961). *The Function of the Orgasm.* New York: Farrar, Straus, and Giroux.

17 Cohen, S. (1987). *The Magic of Touch.* New York: Harper & Row, 105.

18 Cohen. (1987, 115).

19 Ackerman, D. (1990). *A Natural History of the Senses.* New York: Vintage, 119.

20 Older. (1982, 251).

21 Anisfeld, E., V. Casper, M. Nozyce, and N. Cunningham. (1990). "Does Infant Carrying Promote Attachment? An Experimental Study of the Effects of Increased Physical Contact on the Development of Attachment." *Child Development* 61:1617-1627.

22 Field, T., J. Malphurs, K. Carraway, and M. Pelaez-Nogueras. (1996). "Carrying Position Influences Infant Behavior." *Early Child Development and Care* 121:49-54.

23 Lozoff, B., and G. Buttenham. (1979). "Infant Care: Cache or Cassy." *Journal of Pediatrics* 95:478-483.

24 Field, T. M., and E. Goldson. (1984). "Pacifying Effects of Non-Nutritive Sucking on Term and Preterm Neonates during Heelstick Procedures." *Pediatrics* 74:12-15.

CHAPTER 7 아기 마사지

1 Mclure, V. S. (1989). *Infant Massage.* New York: Bantam.

2 Auckett, A. D. (1981). *Baby Massage.* New York: Newmarket Press.

3 Grossman, R. (1985). *The Other Medicines: An Invitation to Understanding and Using Them for Health and Healing.* Garden City, NY: Doubleday.

4 Auckett, A. D. (1981). *Baby Massage.* New York: Newmarket Press.

5 Mullany, L. C., G. L. Darmstadt, S. K. Khatry, and J. M. Tielsch. (2005). "Traditional Massage of Newborns in Nepal: Implications for Trials of Improved Practice. *Journal of Tropical Pediatrics* 51:82-86.

6 Darmstadt, G. L., and S. K. Saha. (2002). "Traditional Practice of Oil Massage of Neonates in Bangladesh." *Journal of Health, Population and Nutrition* 20:184-188.

7 Field, T., M. Diego, M. Hernandez-Reif, O. Deeds, and B. Figueredo. (2006). "Moderate versus Light Pressure Massage Therapy Leads to Greater Weight Gain in Preterm Infants." *Infant Behavior and Development* 29:574-578.

8 Field, T., & M. Hernandez-Reif. (2001). "Sleep Problems in Infants Decrease following Massage Therapy." *Early Child Development and Care* 168:95-104.

9 Barnard, K. E., and H. L. Bee. (1983). "The Impact of Temporally Patterned Stimulation on the Development of Preterm Infants." *Child Development* 54:1156-1167. Rice, R.D., and Rausch, P. B. (1981). "Neurophysiological Development in Premature Infants following Stimulation." *Developmental Psychology* 13:69-76. Solkoff, N., and D. Matuszak. (1975). "Tactile Stimulation and Behavioral Development among Low-Birthweight Infants." *Child Psychiatry and Human Development* 6: 33-37. White, J. L., and R. C. LaBarba. (1976). "The Effects of Tactile and Kinesthetic Stimulation on Neonatal Development in the Premature Infant." *Developmental Psychobiology* 6:569-577.

10 Ottenbacher, K. J., L. Muller, D. Brandt, A. Heintzelman, P. Hojem, and P. Sharpe. (1987). "The Effectiveness of Tactile Stimulation as a Form of Early Intervention: A Quantitative Evaluation." *Journal of Developmental and Behavioral Pediatrics* 8:68-76.

11 Field, T. M., S. Schanberg, F. Scafidi, C. Bower, N. Vega-Lahr, R. Garcia, et al. (1986). "Tactile/Kinesthetic Stimulation Effects on Preterm Neonates." *Pediatrics* 77:654-658.

12 Field et al. (1986).

13 Jinon, S. (1996). "The Effect of Infant Massage on Growth of the Preterm Infant." In *Increasing Safe and Successful Pregnancy,* edited by C. Yarbes-Almirante and M. De Luma, 265–269. Amsterdam: Elsevier Science.

14 Tang, C. (2001). "Increased Growth in Preterm Neonates following Massage Therapy." Paper presented at Society for Research in Child Development, Chicago.

15 Goldstein-Ferber, S. (1997). "Massage in Premature Infants." Paper presented at the Child Development Conference, BarElon, Israel.

16 Acolet, D., X. Giannakoulopoulos, C. Bond, W. Weg, A. Clow, and V. Glove. (1993). "Changes in Plasma Cortisol and Catecholamine Concentrations in Response to Massage in Preterm Infants." *Archives of Disease in Childhood* 68:29–31.

17 Field et al. (2006).

18 Field, T. T., S. Schanberg, M. Davalos, and J. Malphurs. (1996). "Massage with Oil Has More Positive Effects on Newborn Infants." *Pre Perinatal Psychology Journal* 11:73–78.

19 Solanki, K., M. Matnani, M. Kale, K. Joshi, A. Bavdekar, S. Bhave et al. (1987). "Transcutaneous Absorption of Topically Massaged Oil in Neonates." *Indian Pediatrics* 24:1111–1116. Soriana, C. R., F. E. Martinez, and S. M. Jorge. (2000). "Cutaneous Application of Vegetable Oil as a Coadjuvant in the Nutritional Management of Preterm Infants." *Journal of Pediatric Gastroenterology and Nutrition* 31:378–390.

20 Lee, H. K. (2006). "The Effects of Infant Massage on Weight, Height, and Mother-Infant Interaction." *Tahan Kanho Hakhoe Chi* 36:1331–1339. Guzzetta, A., M. G. D'Acunto, M. Carotenuto, N. Berardi, A. Bancale, E. Biagioni, E., et al. (2009). "The Effects of Preterm Infant Massage on Brain Electrical Activity." *Journal of Neuroscience* 29:6042–6051, Procianoy, R. S., E. W. Mendes, and R. C. Silveira. (2010). "Massage Therapy Improves Neurodevelopment Outcome at Two Years Corrected Age for Very Low Birth Weight Infants." *Early Human Development* 86:7–11. Ang, J. Y., J. L. Lua, A. Mathur, R. Thomas, B. I. Asmar, S. Savasan, et al. (2012). "Randomized Placebo- Controlled Trial of Massage Therapy on the Immune System of Preterm Infants." *Pediatrics* 130:1549–1558. Mathai, S., A. Fernandez, J. Mondkar, and W. Kanbur. (2001). "Effects of Tactile- Kinesthetic Stimulation in Preterms: A Controlled Trial." *Indian Pediatrics* 38:1091–1098. Diego, M., T. Field, and M. Hernandez-Reif. (2009). "Procedural Pain Heart Rate Responses in Massaged Preterm Infants." *Infant Behavior and Development* 32:226–229. Jain, S., P. Kumar, and D. D. McMillan. (2006). "Prior Leg Massage Decreases Pain Responses to Heel Stick in Preterm Babies." *Journal of Pediatrics and Child Health* 42:505–508. Diego, M., T. Field, and M. Hernandez- Reif. (2008). "Temperature Increases in Preterm Infants during Massage Therapy." *Infant Behavior and Development* 31:149–152. Lahat, S., F. B. Mimouni, G. Ashbel, and S. Dollberg. (2007). "Energy Expenditure in Growing Preterm Infants Receiving Massage Therapy." *Journal of American College of Nutrition* 26:356–359. Diego, M., T. Field, M. Hernandez-Reif, O. Deeds, A. Ascencio, and G. Begert. (2007). "Preterm Infant Massage Elicits Consistent Increases in Vagal Activity and Gastric Motility That Are Associated with Greater Weight Gain." *Acta Paediatrica* 96:1588–1591. Smith, S. L., R. Lux, S. Haley, H. Slater, J. Beechy, and L. J. Moyer-Mileur.

(2013). "The Effect of Massage on Heart Rate Variability in Preterm Infants." *Journal of Perinatology* 33:59–64. Field, T., M. Diego, M. Hernandez-Reif, J. N. Dieter, A. M. Kumar, and S. Schanberg. (2008). "Insulin and Insulin Like Growth Factor-1 Increased in Preterm Neonates following Massage Therapy." *Journal of Developmental and Behavioral Pediatrics* 29:463–466. Moyer-Milieur, L. J., S. Hale, H. Slater, J. Beachy, and S. L. Smith. (2012). "Massage Improves Growth Quality by Decreasing Body Fat Deposition in Male Preterm Infants." *Journal of Pediatrics* 32:116–119. Aly, H., M. F. Moustafa, S. M. Hassanein, A. N. Massaro, H. A. Amer, and K. Patel. (2004). "Physical Activity Combined with Massage Improves Bone Mineralization in Premature Infants: A Randomized Trial." *Journal of Perinatology* 24:305–309. Mendes, E. W., and R. S. Procianoy. (2008). "Massage Therapy Reduces Hospital Stay and Occurrence of Late-Onset Sepsis in Very Preterm Neonates." *Journal of Perinatology* 28:815–820.

21 Field et al. (1986). Lahat, S., F. B. Mimouni, G. Ashbel, and S. Dollberg. (2007). "Energy Expenditure in Growing Preterm Infants Receiving Massage Therapy." *Journal of the American College of Nutrition* 26:356–359.

22 Vickers, A., A. Ohlsson, J. B. Lacy, and A. Horsley. (2004). Massage for Promoting Growth and Development of Preterm and/or Low Birth Weight Infants." *Cochrane Database System Review* 2:105–112.

23 Field, T., M. Diego, and M. Hernandez-Reif. (2010). "Preterm Infant Massage Therapy Research: A Review." *Infant Behavior and Development* 33:115–124.

24 Wang, L., J. L. He, and X. H. Zhang. (2013). "The Efficacy of Massage on Preterm Infants: A Meta-Analysis." *American Journal of Perinatology* 9:731–738.

25 Schanberg, S., and T. M. Field. (1988). "Maternal Deprivation and Supplemental Stimulation." In *Stress and Coping across Development*, edited by T. M. Field, P. McCabe, and N. Schneiderman, 112–119. Hillsdale, NJ: Erlbaum.

26 Uvnas-Moberg, K., A. M. Widstrom, G. Marchine, and J. Windberg. (1987). "Release of GI Hormone in Mothers and Infants by Sensory Stimulation." *Acta Paediatrica Scandinavia* 76:851–860.

27 Field et al. (2010).

28 Diego et al. (2007).

29 Field et al. (2008).

30 Diego et al. (2008).

31 Lahat et al. (2007).

32 Field et al. (2006).

33 Mendes and Procianoy. (2008).

34 Scafidi, F., T. M. Field, A. Wheeden, S. Schanberg, C. Kuhn, R. Symanski, et al. (1996). "Cocaine Exposed Preterm Neonates Show Behavioral and Hormonal Differences." *Pediatrics* 97:851–855.

35 Scafidi, F., and T. M. Field. (1997). "Massage Therapy Improves Behavior in Neonates Born to HIV Positive Mothers." *Journal of Pediatric Psychology* 21:889–897.

36 Solanki et al. (1987). Field, T., M. Diego, M. Hernandez-Reif, S. Schanberg, and C. Kuhn. (2004). "Massage Therapy Effects on Depressed Pregnant Women." *Journal of Psychosomatic*

Obstetrics and Gynecology 25:115-122. Field, T., B. Figueiredo, M. Hernandez-Reif, M. Diego, O. Deeds, and A. Ascencio. (2007). "Massage Therapy Reduces Pain in Pregnant Women, Alleviates Prenatal Depression in Both Parents and Improves Their Relationships." *Journal of Bodywork and Movement Therapies* 12:146-150.

37 Field, T., M. Hernandez-Reif, and M. Diego. (2006). "Newborns of Depressed Mothers Who Received Moderate versus Light Pressure Massage during Pregnancy." *Infant Behavior and Development* 29:54-58.

38 Field, T. M., N. Grizzle, F. Scafidi, S. Abrams, and S. Richardson. (1996). "Massage Therapy for Infants of Depressed Mothers." *Infant Behavior and Development* 19:109-114.

39 Scholz, K., and C. A. Samuels. (1992). "Neonatal Bathing and Massage Intervention with Fathers, Behavioral Effects 12 Weeks after Birth of the First Baby: The Sunraysia Australia Intervention Project." *International Journal of Behavioral Development* 15:67-81.

40 Cullen, C., T. M. Field, A. Escalona, and K. Hartshorn. (2001). "Father-Infant Interactions Are Enhanced by Massage Therapy." *Early Child Development and Care* 164:41-47.

41 Field, T. M., M. Hernandez-Reif, O. Quintino, S. Schanberg, and C. Kuhn. (1998). "Elder Retired Volunteers Benefit from Giving Massage Therapy to Infants." *Journal of Applied Gerontology* 17:229-239.

42 Campion, E., B. Berkman, and T. Fulmer. (1986). "Failure to Thrive in the Elderly." Unpublished report, Harvard Medical School.

43 Copeland, J.R.M., M. E. Dewey, N. Wood, R. Searle, I. A. Davidson, and C. McWilliams. (1987). "Range of Mental Illness among the Elderly in the Community: Prevalence in Liverpool Using the GMSAGECAT Package." *British Journal of Psychiatry* 150:815-823.

44 Campion et al. (1986). Copeland et al. (1987).

45 Gaylord, S. A., and W.W.K. Zung. (1987). "Affective Disorders among the Aging." In *Handbook of Clinical Gerontology*, edited by L. L. Carstensen and B. A. Edelstein, 214-219. New York: Pergamon Books.

46 Post, F. (1982). "Functional Disorder II. Treatment and Its Relationship to Causation." In *The Psychiatry of Late Life*, edited by R. Levy and F. Post. London: Blackwell Scientific.

47 Grossberg, J. M., and E. F. Alf, Jr. (1985). "Interaction with Pet Dogs: Effects on Human Cardiovascular Response." *Journal of the Delta Society* 21:20-27.

48 Field et al. (1998).

_____CHAPTER 8 어린이 · 청소년 · 성인을 위한 마사지 치료

1 Older, J. (1982). *Touching Is Healing*. New York: Stein and Day, 86.

2 Older. (1982, 90).

3 Older. (1982, 92).

4 Field, T. M., G. Ironson, J. Pickens, T. Nawrocki, N. Fox, F. Scafidi, et al. (1996). "Massage Therapy Reduces Anxiety and Enhances EEG Pattern of Alertness and Math Computations." *International Journal of Neuroscience* 86:197-205.

5 Porges, S. W. (2001). "The Polyvagal Theory: Phylogenetic Substrates of a Social Nervous System. "*Psychoneuroendocrinology* 23:837-861.

6 Field, T., and M. Diego. (2008). "Vagal Activity, Early Growth and Emotional Development." *Infant Behavior and Development* 31:361-373.

7 Diego, M. A., T. Field, C. Sanders, and M. Hernandez-Reif. (2004). "Massage Therapy of Moderate and Light Pressure and Vibrator Effects on EEG and Heart Rate." *International Journal of Neuroscience* 114:31-45.

8 Field, T. M., D. Lasko, P. Mundy, T. Henteleff, S. Talpins, and M. Dowling. (1996). "Autistic Children's Attentiveness and Responsivity Improved after Touch Therapy." *Journal of Autism and Developmental Disorders* 27:333-338.

9 Escalona, A., T. M. Field, R. Singer-Strunck, C. Cullen, and K. Hartshorn. (2001). "Improvements in the Behavior of Children with Autism following Massage Therapy." *Journal of Autism and Developmental Disorders* 31:513-516.

10 Lee, M S., J. L. Kim, and E. Ernst. (2011). "Massage Therapy for Children with Autism Spectrum Disorder: A Systematic Review." *Journal of Clinical Psychiatry* 72:406-411. Piravej, K., P. Tangtrongchitr, P Chandarasiri, L. Paothong, and S. Sukprasong. (2009). "Effects of Thai Traditional Massage on Autistic Children's Behavior." *Journal of Alternative and Complementary Medicine* 15:1355-1361.

11 Field, T. M., O. Quintino, M. Hernandez-Reif, and G. Koslovsky. (1998). "Adolescents with Attention Deficit Hyperactivity Disorder Benefit from Massage Therapy." *Adolescence* 33:103-108.

12 Khilnani, S., T. Field, M. Hernandez-Reif, and S. Schanberg. (2003). "Massage Therapy Improves Mood and Behavior of Students with Attention Deficit/Hyperactivity Disorder." *Adolescence* 28:623-638.

13 Hou, W. H., P. T. Chiang, T. Y. Hsu, S. Y., Chiu, and T. C. Yen. (2010). "Treatment Effects of Massage Therapy in Depressed People: A Meta-Analysis." *Journal of Clinical Psychiatry* 71:894-901.

14 Henriques, J., and R. Davidson,. (1991). "Left Frontal Hypoactivation in Depression." *Journal of Abnormal Psychology* 100:535-545.

15 Field and Diego. (2008).

16 Field, T., M. Diego, J. Dieter, M. Hernandez-Reif, S. Schanberg, C. Kuhn et al. (2004). "Prenatal Depression Effects on the Fetus and the Newborn." *Infant Behavior and Development* 27:216-229.

17 Porges. (2001).

18 Field, T., M. Hernandez-Reif, M. Diego, S. Schanberg, and C. Kuhn. (2005). "Cortisol Decreases and Serotonin and Dopamine Increase following Massage Therapy." *International Journal of Neuroscience* 115:1397-1413.

19 Field, T., C. Morrow, C. Valdeon, S. Larson, C. Kuhn, and S. Schanberg. (1992). "Massage Reduces Anxiety in Child and Adolescent Psychiatric Patients." *Journal of the American Academy of Child and Adolescent Psychiatry* 31:125-131.

20 Field et al. (2005).

21 Field, T. (2012). *Yoga Research.*, Thorfare, NJ: Xlibris.

22 Field, T., M. Diego, and M. Hernandez-Reif. (2010). "Tai Chi/ Yoga Effects on Anxiety,

Heartrate, EEG and Math Computations." *Complementary Therapy and Clinical Practice* 16:235 -238.

23 Field, T. (2010). "Touch for Socioemotional and Physical Well-Being: A Review." *Developmental Review* 30:367-383.

24 Field, T. M., S. Seligman, F. Scafidi, and S. Schanberg. (1996). "Alleviating Posttraumatic Stress in Children following Hurricane Andrew." *Journal of Applied Developmental Psychology* 17:37-50.

25 Field, T. M., C. Morrow, C. Valdeon, S. Larson, C. Kuhn, and S. Schanberg. (1992). "Massage Therapy Reduces Anxiety in Child and Adolescent Psychiatric Patients." *Journal of the American Academy of Child and Adolescent Psychiatry* 31:125-131.

26 Diego, M., T. Field, M. Hernandez-Reif, J. A. Shaw, E. M. Rothe, D. Castellanos, et al. (2002). "Aggressive Adolescents Benefit from Massage Therapy." *Adolescence* 37:597-607.

27 Field, T. M., S. Schanberg, C. Kuhn, K. Fierro, T. Henteleff, C. Mueller, et al. (1998). "Bulimic Adolescents Benefit from Massage Therapy." *Adolescence* 33:555-563.

28 Field, T. M., W. Sunshine, M. Hernandez-Reif, O. Quintino, S. Schanberg, C. Kuhn, et al. (1997). "Chronic Fatigue Syndrome: Massage Therapy Effects on Depression and Somatic Symptoms in Chronic Fatigue Syndrome." *Journal of Chronic Fatigue Syndrome* 3:43-51.

29 Adcock, C. L. (1987). "Massage Therapy in Alcohol/Drug Treatment." *Alcoholism Treatment Quarterly* 1:87-101.

30 Hernandez-Reif, M., T. M. Field, and S. Hart. (1999). "Smoking Cravings Are Reduced by Self-Massage." *Preventive Medicine* 28:28-32.

31 Jones, N. A., and T. M. Field. (1999). "Right Frontal EEG Asymmetry Is Attenuated by Massage and Music Therapy." *Adolescence* 34:529-534.

32 Field, T., M. Hernandez-Reif, D. Diego, S. Schanberg, and C. Kuhn. (2005). "Cortisol Decreases and Serotonin and Dopamine Increase following Massage Therapy." *International Journal of Neuroscience* 115:1397-1413.

33 Field, T., M. Diego, and M. Hernandez-Reif. (2007). "Massage Therapy Research." *Developmental Review* 27:75-89.

34 Suresh, S., S. Wang, S. Porfyris, R. Kamasinski-Sol, and D. M. Steinhorn. (2008). "Massage Therapy in Outpatient Pediatric Chronic Pain Patients: Do They Facilitate Significant Reductions in Levels of Distress, Pain, Tension, Discomfort, and Mood Alterations?" *Paediatric Anaesthesia* 18:884-887.

35 Mitchinson, A. R., H. M. Kim, J. M., Rosenberg, M. Geisser, M. Kirsh, D. Cikrit, et al. (2007). "Acute Postoperative Pain Management Using Massage as an Adjuvant Therapy: A Randomized Trial." *Archives of Surgery* 142:1158-1167.

36 Field, T. M., M. Hernandez-Reif, S. Taylor, O. Quintino, L. Burman, C. Kuhn, and S. Schanberg. (1997). "Labor Pain Is Reduced by Massage Therapy." *Journal of Psychosomatic Obstetrics and Gynecology* 18:286-291.

37 Field, T., B. Figuerido, M. Hernandez-Reif, M. Diego, O. Deeds, and A. Ascencio, A. (2008). "Massage Therapy Reduces Pain In Pregnant Women, Alleviates Prenatal Depression in Both Parents and Improves Their Relationships." *Journal of Bodywork and Movement Therapies* 12:146-150. Field, T., O. Deeds, M. Diego, M. Hernadez-Reif, A. Gauler, S. Sullivan, et al.

(2009). "Benefits of Combining Massage Therapy with Group Interpersonal Psychotherapy in Prenatally Depressed Women." *Journal of Bodywork and Movement Therapies* 13:297-303. Field, T., M. Diego, M. Hernandez-Reif, O. Deeds, and B. Figueiredo. (2009). "Pregnancy Massage Reduces Prematurity, Low Birthweight and Postpartum Depression." *Infant Behavior and Development* 32:454-460. Field, T., M. Diego, M. Hernandez-Reif, L. Medina, L. Delgado, and A. Hernandez. (2012). "Yoga and Massage Therapy Reduces Prenatal Depression and Prematurity." *Journal of Bodywork and Movement Therapies* 16:204-209.

38 Field et al. (2012).

39 Field et al. (1997).

40 Janssen, P., F. Shroff, and P. Jaspar. (2012). "Massage Therapy and Labor Outcomes: A Randomized Controlled Trial." *International Journal of Therapy and Massage Bodywork* 5:15-20.

41 Field, T. M., M. Peck, S. Krugman, T. Tuchel, S. Schanberg, C. Kuhn, et al. (1998). "Burn Injuries Benefit from Massage Therapy." *Journal of Burn Care and Rehabilitation* 19:241-244.

42 Hernandez-Reif, M., T. M. Field, S. Largie, S. Hart, M. Redzepi, B. Nieremberg, et al. (2001). "Children's Distress during Burn Treatments Is Reduced by Massage Therapy." *Journal of Burn Care and Rehabilitation* 22:191-195.

43 Field, T. M., M. Peck, M. Hernandez-Reif, S. Krugman, I. Burman, and L. Ozment-Schenck. (2000). "Postburn Itching, Pain and Psychological Symptoms Are Reduced by Massage Therapy." *Journal of Burn Care and Rehabilitation* 21:189-193.

44 Parlak Gurol, A., S. Polat, and M. N. Akcay. (2010). "Itching, Pain, and Anxiety Levels Are Reduced with Massage Therapy in Burned Adolescents." *Journal of Burn Care Research* 31:429-432.

45 Lepresle, M. I., C. Mechet, and B. Debesse. (1991). "Postoperative Pain after Thoracotomy: A Study of 116 Patients." *Revue Des Maladies Respiratoires* 8:213-218.

46 Braun, L. A., C. Stanguts, L. Casanelia, O. Spitzer, E. Paul, N. J. Vardaxis, et al. (2012). "Massage Therapy for Cardiac Surgery Patients— Randomized Trial." *Journal of Thoracic Cardiovascular Surgery* 144:1453-1459. Bauer, B. A., S. M. Cutshall, L. J. Wentworth, D. Engen, P. K. Messner, C. M. Wood, et al. (2010). "Effects of Massage Therapy on Pain, Anxiety, and Tension after Cardiac Surgery: A Randomized Study." *Complementary Therapy and Clinical Practice* 16:70-75.

47 Albert, N. M., A. M. Gillinov, B. W. Lytle, J. Feng, R. Cwynar, and E. H. Blackstone. (2009). "A Randomized Trial of Massage Therapy after Heart Surgery." *Heart and Lung* 38:480-490.

48 Mitchinson, A. R., H. M. Kim, J. M., Rosenberg, M. Geisser, M. Kirsh, D. Cikrit et al. (2007). "Acute Postoperative Pain Management Using Massage as an Adjuvant Therapy: A Randomized Trial." *Archives of Surgery* 142:1158-1197.

49 Field, T. M., M. Hernandez-Reif, S. Seligman, J. Krasnegor, W. Sunshine, R. Rivas-Chacon, et al. (1997). "Juvenile Rheumatoid Arthritis Patients Benefit from Massage Therapy." *Journal of Pediatric Psychology* 22:607-617.

50 Field, T., M. Diego, J. Delgado, D. Garcia, and C. G. Funk. (2013). "Rheumatoid Arthritis in Upper Limbs Benefits from Moderate Pressure Massage Therapy." *Complementary Therapy and Clinical Practice* 19:101-103.

51 Elliott, R., and B. Burkett. (2013). "Massage Therapy as an Effective Treatment for Carpal Tunnel Syndrome." *Journal of Bodywork and Movement Therapies* 17:332–338. Field, T., M. Diego, C. Cullen, K. Hartshorn, A. Gruskin, M. Hernandez-Reif, et al. (2004). "Carpal Tunnel Syndrome Symptoms Are Lessened following Massage Therapy." *Journal of Bodywork and Movement Therapies* 8:9–14.

52 Field, T., M. Diego, J. Delgado, D. Garcia, and C. G. Funk. (2011). "Hand Pain Is Reduced by Massage Therapy." *Complementary Therapy and Clinical Practice* 14:226–229.

53 Melzack, R., and P. D. Wall. (1988). *The Challenge of Pain*. London: Penguin.

54 Hernandez-Reif, M., T. M. Field, J. Dieter, B. Swerdlow, and M. Diego. (1998). "Migraine Headaches Are Reduced by Massage Therapy." *International Journal of Neuroscience* 96:1–11.

55 Sunshine, W., T. M. Field, S. Schanberg, O. Quintino, T. Kilmer, K. Fierro, et al. (1996). "Massage Therapy and Transcutaneous Electrical Stimulation Effects on Fibromyalgia." *Journal of Clinical Rheumatology* 2:18–22.

56 Field, T., M. Diego, C. Cullen, M. Hernandez-Reif, W. Sunshine, and S. Douglas. (2002). "Fibromyalgia Pain and Substance P Decrease and Sleep Improves after Massage Therapy." *Journal of Clinical Rheumatology* 8:72–76.

57 Kalichman, L. (2010). "Massage Therapy for Fibromyalgia Symptoms." *Rheumatology International* 30:1151–1157.

58 Puustjarvi, K., O. Airaksinen, and P. J. Pontinen. (1990). "The Effects of Massage In Patients with Chronic Tension Headache." *Acupuncture and Electro-Therapeutic Research* 15:159–162.

59 Hernandez-Reif et al. (1998).

60 Lawlwe, S., & L. Cameron. (2006). "A Randomized, Controlled Trial of Massage Therapy as a Treatment for Migraine." *Annual Behavior and Medicine* 32:50–59.

61 Munakata, T., and M. Shibasaki. (2010). "Effects of Anma Therapy (Traditional Japanese Massage) on Body and Mind." *Journal of Bodywork and Movement Therapies* 14:55–64.

62 Kong, L. J., H. S. Zhan, Y. W. Cheng, W. A. Yuan, B. Chen, and M. Fang. (2013). "Massage Therapy for Neck and Shoulder Pain: A Systematic Review and Meta-Analysis." *Evidence Based Complementary Alternative Medicine*. Epub ahead of print.

63 Hernandez-Reif, M., T. Field, J. Krasnegor, H. Theakston, and I. Burman. (2000). "Chronic Lower Back Pain Is Reduced and Range of Motion Increased after Massage Therapy." *International Journal of Neuroscience* 99:1–15.

64 Hsieh, L. L., C. H. Kuo, M.F.M. Yen, and T. H. Chen. (2004). "A Randomized Controlled Clinical Trial for Low Back Pain Treated by Acupressure and Physical Therapy." *Preventive Medicine* 39:168–176.

65 Hernandez-Reif, M., T. Field, M. Diego, and M. Frasse. (2007). "Lower Back Pain and Sleep Disturbances Are Reduced following Massage Therapy." *Journal of Bodyworks and Movement Therapies* 11:141–145.

66 Weinrich, S. P., and M. C. Weinrich. (1990). "The Effect of Massage on Pain in Cancer Patients." *Applied Nursing Research* 3:140–145.

67 Kutner, J. S., M. C. Smith, L. Corbin, L. Hemphill, K. Benton, B. K. Mellis, et al. (2008). "Massage Therapy versus Simple Touch to Improve Pain and Mood in Patients with Advanced

Cancer: A Randomized Trial." *Annals of Internal Medicine* 149:138‒142.

68 Russell, N. C., S. S. Sumler, C. M. Beinhorn, and M. A. Frenkel. (2008). "Role of Massage Therapy in Cancer Care." *Journal of Alternative and Complementary Medicine* 14:209‒214.

69 Naliboff, B. D., and K. H. Tachiki. (1991). "Autonomic and Skeletal Muscle Responses to Nonelectrical Cutaneous Stimulation." *Perceptual and Motor Skills* 72:575‒584.

70 Kaada, B., and O. Torsteinbo. (1989). "Increase of Plasma Beta-Endorphins in connective Tissue." *General Pharmacology* 20:487‒490.

71 Melzack and Wall. (1988).

72 Field et al. (2002).

73 Field et al. (2002).

74 Hernandez-Reif, M., G. Ironson, T. M. Field, S. Largie, M. Diego, D. Mora, et al. (2001). "Children with Down Syndrome Improved in Motor Function and Muscle Tone following Massage Therapy." *Early Child Development and Care,* 176: 395‒410.

75 Hernandez-Reif, M., T. M. Field, S. Largie, M. Diego, N. Manigat, J. Seonanes, et al. (2001). "Cerebral Palsy Symptoms in Children Decreased following Massage Therapy." *Early Child Development and Care* 175:445‒456.

76 Hernandez-Reif, M., T. M. Field, and H. Theakston. (1998). "Multiple Sclerosis Patients Benefit from Massage Therapy." *Journal of Bodywork and Movement Therapies* 2:168‒174.

77 Negahban, H. M., S. Rezaie, and S. Goharpey. (2013). "Massage Therapy and Exercise Therapy in Patients with Multiple Sclerosis: A Randomized Controlled Pilot Study." *Clinical Rehabilitation* 12:1126‒1136.

78 Donoyama, N., and N. Ohkoshi. (2012). "Effects of Traditional Japanese Massage Therapy on Various Symptoms in Patients with Parkinson's Disease: A Case-Series Study." *Journal of Alternative and Complementary Medicine* 18:294‒299.

79 Diego, M., M. Hernandez-Reif, T. M. Field, B. Brucker, S. Hart, and I. Burman. (2001). "Spinal Cord Injury Benefits from Massage Therapy." *International Journal of Neuroscience* 112:133‒142.

80 Field, T. M., T. Henteleff, M. Hernandez-Reif, E. Martinez, K. C. Mavunda, C. Kuhn, et al. (1998). "Children with Asthma Have Improved Pulmonary Functions after Massage Therapy." *Journal of Pediatrics* 132:854‒858.

81 Ghazavi, Z., M. Namnabati, J. Faghihinia, M. Mirbod, P. Ghalriz, A. Nekuie, et al. (2010). "Effects of Massage Therapy of Asthmatic Children on the Anxiety Level of Mothers." *Iranian Journal of Nursing and Midwifery Research* 15:130‒134.

82 Fattah, M. A., and B. Hamdy. (2011). "Pulmonary Functions of Children with Asthma Improve following Massage Therapy." *Journal of Alternative and Complementary Medicine* 17:1065‒1068.

83 Field, T. M., K. H. Shaw, and A. LaGreca. (1996). "Massage Therapy Lowers Blood Glucose Levels in Children with Diabetes Mellitus." *Diabetes Spectrum* 10:237‒239.

84 Schachner, L., T. M. Field, M. Hernandez-Reif, A. Duarte, and J. Krasnegor. (1998). "Atopic Dermatitis Symptoms Decrease in Children following Massage Therapy." *Pediatric Dermatology* 15:390‒395.

85 Green, R. G., and M. L. Green. (1987). "Relaxation Increases Salivary Immunoglobulin A."

Psychological Reports 61:623–629.

86 Post-White, J., M. Fitzgerald, K. Savik, M. C. Hooke, A. B. Hannahan, and S. F. Sencer. (2009). "Massage Therapy for Children with Cancer. *Journal of Pediatric Oncology Nursing* 26:16–28.

87 Sims, S. (1986). "Slow Stroke Back Massage for Cancer Patients." *Nursing Times* 82:47–50.

88 Hernandez-Reif, M. T. M. Field, G. Ironson, S. Weiss, and G. Katz. (2003). "Breast Cancer Patients Have Improved Immune Functions following Massage Therapy." *Journal of Psychosomatic Research* 1:1–8.

89 Billhult, A., C. Lindholm, R. Gunnarsson, and E. Stener-Victorin. (2009). "The Effect of Massage on Immune Function and Stress in Women with Breast Cancer— Randomized Controlled Trial." *Autonomic Neuroscience* 150:111–115.

90 Hernandez-Reif et al. (2003). Bilhult et al. (2009).

91 Crane, J. D., D. I. Ogborn, C. Cupido, S. Melov, A. Hubbard, J. M. Bourgeois, and M. A. Tarnopolsky. (2012). "Massage Therapy Attenuates Inflammatory Signaling after Exercise-Induced Muscle Damage." *Scientific Translational Medicine* 4:119–123.

92 Hernandez-Reif, M., T. Field, G. Ironson, J. Beutler, Y. L.Vera, J. Hurley, et al. (2005). "Natural Killer Cells and Lymphocytes Are Increased in Women with Breast Cancer following Massage Therapy." *International Journal of Neuroscience* 115:495–510. Field, T., M. Diego, and M. Hernandez-Reif. (2006). "Massage Therapy Research." *Developmental Review* 27:75–89.

93 Diego et al. (2004).

94 Moraska, A., R. A. Pollini, K. Boulanger, M. Z. Brooks, and L. Teitlebaum. (2010). "Physiological Adjustments to Stress Measures following Massage Therapy: A Review of the Literature." *Evidence Based Complementary Alternative Medicine* 7:409–418.

95 Field, D. A., and S. Miller. (1992). "Cosmetic Breast Surgery." *American Family Physician* 45:711–719.

96 Ironson, G., T. M., Field, F. Scafidi, M. Kumar, R. Patarca, A. Price et al. (1996). "Massage Therapy Is Associated with Enhancement of the Immune System's Cytotoxic Capacity." *International Journal of Neuroscience* 84:205–218.

97 Diego, M., M. Hernandez-Reif, T. M. Field, L. Friedman, and K. Shaw. (2001). "HIV Adolescents Show Improved Immune Function following Massage Therapy." *International Journal of Neuroscience* 106:35–45.

98 Hillier, S. L., Q. Louw, K. Morris, J. Uwimana, and S. Statham. (2010). "Massage Therapy for People with HIV/AIDS." *Cochrane Database System Review* 39:1–13.

99 Field, T., M. Diego, and M. Hernandez-Reif (2010). "Moderate Pressure Is Essential for Massage Therapy Effects." *International Journal of Neuroscience.* 120:381–385.

100 Diego et al. (2004).

101 Field et al. (2010).

102 Field et al. (2009, 2012).

103 Field et al. (2007).

104 Pauk, J., C. Kuhn, T. Field, and S. Schanberg. (1986). "Positive Effects of Tactile versus

Kinesthetic or Vestibular Stimulation on Neuroendocrine and ODC Activity in Maternally-Deprived Rat Pups." *Life Sciences* 39:2081-2087. Schanberg, S., and T. Field. (1987). "Sensory Deprivation Stress and Supplemental Stimulation in the Rat Pup and Preterm Human Neonate." *Child Development* 58:1431-1447.

105 Diego, M., T. Field, M. Hernandez-Reif, O. Deeds, A. Ascencio, and G. Begert. (2007). "Preterm Infant Massage Elicits Consistent Increases in Vagal Activity and Gastric Motility That Are Associated with Greater Weight Gain." *Acta Pediatrica* 96:1588-1591.

106 Kandel, E., J. H. Schwartz, and T. M. Jessell. (2000). *Principles of Neural Science.* 4th ed. New York: McGraw-Hill.

107 O'Keane, V., T. G. Dinan, L. Scott, and C. Corcoran. (2005). "Changes in Hypothalamic-Pituitary-Adrenal Axis Measures after Vagus Nerve Stimulation Therapy in Chronic Depression." *Biological Psychiatry* 58:963-968.

108 Diego et al. (2004). Kubsch, S. M., T. Neveau, and K. Vandertie. (2000). "Effect of Cutaneous Stimulation on Pain Reduction in Emergency Department Patients." *Complementary Therapies in Nursing and Midwifery* 6:25-32. Supa, I., Z. Zakaria, O. Maskon, A. Aminuddin, and N. A. Nordin. (2013). "Effects of Swedish Massage Therapy on Blood Pressure, Heart Rate, and Inflammatory Markers in Hypertensive Women." *Evidence Based Complementary Alternative Medicine.* Epub ahead of print. Ahles, T. A., D. M. Tope, B. Pinkson, M. Whedon, et al. (1999). "Massage Therapy for Patients Undergoing Autologous Bone Marrow Transplantation." *Journal of Pain and Symptom Management* 18:157-163. Givi, M. (2013). "Durability of Effect of Massage Therapy on Blood Pressure." *International Journal of Preventive Medicine* 4:511-516. Hernandez-Reif, M., T. Field, J. Krasnegor, and I. Burman. (2000). "High Blood Pressure and Associated Symptoms Were Reduced by Massage Therapy." *Journal of Bodywork and Movement Therapies* 4:31-38. Kubsch, S. M., T. Neveau, and K. Vandertie. (2000). "Effect of Cutaneous Stimulation on Pain Reduction in Emergency Department Patients." *Complementary Therapies in Nursing and Midwifery* 6:25-32. Moeini, M., M. Givi, Z. Ghasempour, and M. Sadeghi. (2011). "The Effect of Massage Therapy on Blood Pressure of Women with Pre-Hypertension." *Iranian Journal of Nursing and Midwifery Research* 16:61-70. Kim, M. S., K. S. Cho, H. Woo, and J. H. Kim. (2001). "Effects of Hand Massage on Anxiety in Cataract Surgery Using Local Anesthesia." *Journal of Cataract and Refractive Surgery* 27:884-890.

109 Ouchi, Y., T. Kanno, H. Okada, E. Yoshikawa, T. Shinke, S. Nagasawa, et al. (2006). "Changes in Cerebral Blood Flow under the Prone Condition with and without Massage." *Neuroscience Letters* 407:131-135.

110 Porges. (2001).

111 Kaye, A. D., A. J. Kaye, J. Swinford, A. Baluch, B. A. Bawcom, T. J. Lambert, et al. (2008). "The Effect of Deep Tissue Massage Therapy on Blood Pressure and Heart Rate." *Journal of Alternative Complementary Medicine* 14:125-128.

112 Thayer, J. F., and E. Sternberg. (2006). "Beyond Heart Rate Variability: Vagal Regulation of Allostatic Systems." *Annals of the New York Academy of Sciences* 1088:361-372.

113 Field et al. (2005).

_____찾아보기

인명

지은이 · 티파니 필드(Tiffany Field)

마이애미대학교 의과대학 터치 연구소(Touch Research Institute) 소장이며 소아과, 심리학과, 정신의학과 교수이다.

옮긴이 · 한정라

이화여자대학교에서 철학을 공부하고 미네소타대학교(University of Minnesota)에서 사회과학 방법론에 관심을 기울이며 철학 박사과정과 페미니즘 연구과정을 수료했으며 부산대학교 과학학 협동과정에서 박사과정을 수료했다.

터치(개정판) 치유와 성장을 부르는 촉각의 과학

지은이 티파니 필드 ㅣ 옮긴이 한정라
펴낸이 김종수 ㅣ 펴낸곳 한울엠플러스(주) ㅣ 편집 김초록

개정판 1쇄 인쇄 2019년 5월 2일 ㅣ 개정판 1쇄 발행 2019년 5월 16일

주소 10881 경기도 파주시 광인사길 153 한울시소빌딩 3층 ㅣ 전화 031-955-0655 ㅣ 팩스 031-955-0656
홈페이지 www.hanulmplus.kr ㅣ 등록번호 제406-2015-000143호

Printed in Korea.
ISBN 978-89-460-6648-9 03510(양장)   978-89-460-6649-6 03510(무선)
* 책값은 겉표지에 표시되어 있습니다.